침구사 시험 대비를 위한

정통침구의학

임득춘 저

普 文 堂

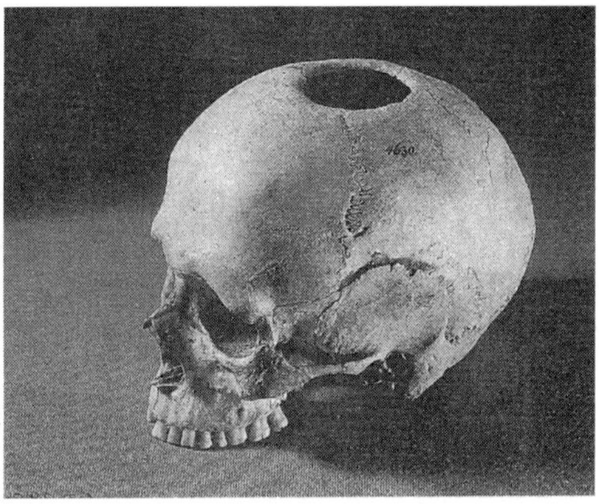

천공술

선사시대의 문화권에서 시행된 외과적인 처치로
두개골 천공 수술이 이루어졌는데 상처 난 뼈 주위의
골화는 수술 후에도 이 환자가 오래 생존했음을 보여주고 있다.

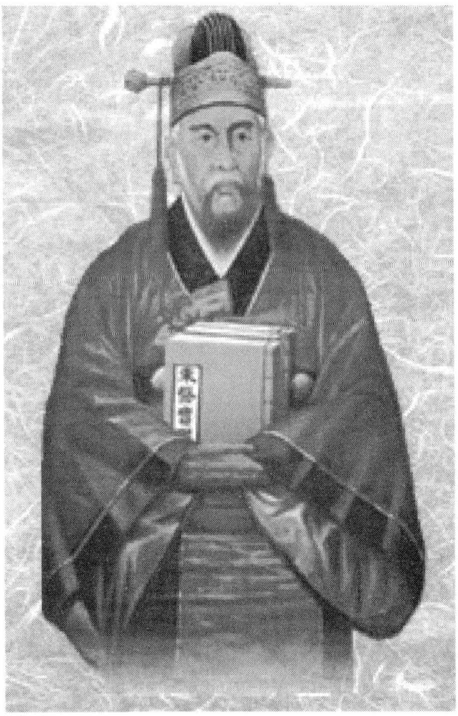

東醫寶鑑의 著者 許浚

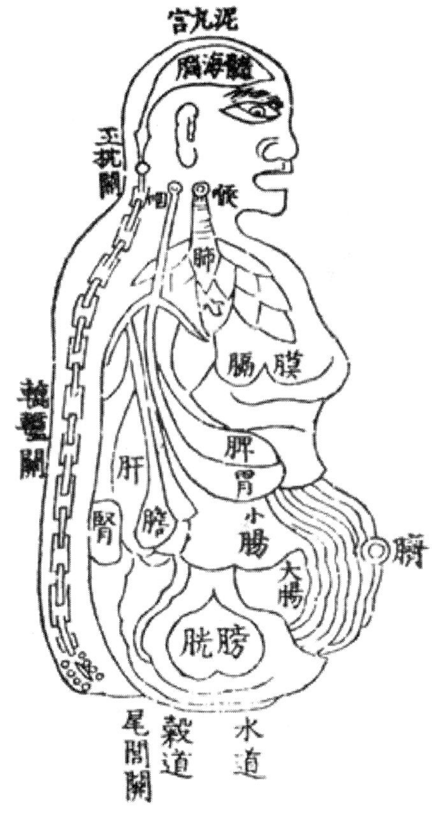

許浚의 身形臟腑圖

출간에 즈음하여

1977년 UN 세계보건기구(WHO)는 "인류 전체 질병의 75%는 침법(鍼法)을 활용한 1차 보건진료만으로 예방과 치료가 가능하다."고 평가하였으며 회원국에게 현대의료에 침·뜸을 병행하여 치료하도록 권장하고 과학적 검증을 거쳐 1998년 1월 27일 "300여 종의 질병을 침으로 고칠 수 있다."고 확인 발표하였다.

오늘날 대부분의 의료 선진국들은 천문학적 의료비 지출로 인한 재정적 부담을 크게 안고 있으며 그 부담은 국민들의 세금으로 충당할 수 밖에 없는 것이므로 의료 수요자인 국민이나 국가가 동시에 만족할 수 있는 침·뜸과 같은 저비용 고효율의 우수한 치료법들이 누구나 쉽게 접하고 활용할 수 있어야 할 것이다.

이와 같은 이유에서 언젠가는 과도기적인 조치로 침구사 국가시험이 있어야 한다고 생각한다. 본 저서는 그때를 대비하기 위한 책이다.

처음 침구공부를 시작하는 대학생들이나 개인 학습으로 침술 공부를 하는 일반인들, 사사로 학원을 운영하여 그룹 지도를 하는 침술 교사, 가정의 건강을 지키기 위해서 침구 치료의 필요를 느끼는 가정주부들을 위해서 확실한 기준지침서가 있어야 한다고 생각했다.

본서는 침술공부를 하면서 실패와 혼란을 겪었던 경험을 바탕으로 독자가 이해하기 쉽고 시각적으로 피곤을 느끼지 않도록 구성 편집되었다.

침구치료법이나 침구에 관한 서적들은 다양하게 많다.

치법에 따라 혈(穴)자리나 혈명(穴名)이 각각 다르고 복잡하여 전문가들조차 구별하고 이해하기 어려운 내용을 초보자들이 이것저것 접하다 보면 혼돈(混沌)을 일으키기 쉽고 어느 하나도 정확히 활용할 수 있는 치술을 습득하기 어려워 시간만 낭비하게 될 것이다. 그러므로 독자들은 황제내경으로부터 전수되어 오는 전통침구 이론과 치료법을 완벽하게 익혀 다른 치법을 접할 때 기준지식으로 삼는 것이 바람직하다고 생각한다.

본 저서의 배부혈(背部穴)과 복부혈(腹部穴)의 설명은 인접 혈과의 위치를 이해하는 데 도움이 되도록 좌우에 근접하여 있는 여러 경락의 혈 자리를 기록하여 놓았다. 그러나 기록된 혈 자리에 따라서는 정확하게 동일 횡선(橫線)에 위치하지 않을 수도 있다. 단지 이해를 돕기 위해서 주변에 위치한 혈 자리의 개략적(槪略的) 파악을 위한 것임을 이해하기 바란다.

2015년 9월

저자 **임 득 춘**

목 차

제1편 총 론

제3편 12정경과 기경팔맥

제4편 부 록

제1편

총 론

제1장
전통 침·뜸 의학

제1절 서 론

1. 침구의 정의

동양의학에서는 우주만물은 어떤 균형(均衡)된 질서의 법칙에 의해서 생성 소멸하고 변화된다고 보았으며 천지자연의 대우주를 구성하고 있는 개체로서 소우주인 인체는 이 법칙이 정상적으로 유지될 때는 정상의 건강상태를 유지하고 이 질서와 법칙이 파괴될 때는 질병이 발생한다고 보았다. 인체에 있어서 질병은 흥분과 억제의 균형이 파괴되는 것이며 치료는 파괴된 균형을 다시 원상태로 회복 유지시켜 주는 작용이라고 할 수 있다. 침은 기계적 자극을 이용한 치료 작용이고 애구(艾灸)는 온열자극(溫熱刺戟)을 이용한 치료이며 약물은 화학적 자극을 이용한 것이다. 침구치료(鍼灸治療)는 인체에 질병 상태가 발생하였을 때 침(鍼)이나 뜸[艾灸]을 이용하여 경맥의 기혈(氣血)을 조절하여 균형을 회복시켜 주는 자극요법(刺戟療法)이다. 침·뜸의 치료는 일반적 작용과 특이적 작용이 있는데 침과 뜸의 조절작용과 소통작용은 침·뜸의 일반적 작용에 속하고, 해열, 진통, 항염증, 혈압 하강, 백혈구 증가, 항알레르기 작용 등은 특이적 치료 작용이다.

2. 역사적 배경

약 200억 년 전에 빅뱅으로부터 우주가 생겨나고 지구가 생긴 것은 50억 년 전이며 인류가 지구상에 존재하게 된 것은 50만년~100만년 이상이라고 한다. 그 중에서 역사를 고증할 수 있는 것은 고작 5000년 정도라고 알려졌다. 인류가 생겨나서 자연환경에 적응하며 본능적 생명활동을 영위하기 위하여 많은 시행착오를 거쳐 스스로 치료 방법들을 습득하여 왔다는 것이 문헌이나 유물들을 통해서 단편이나마 그 사실들이 밝혀지고 있다. 질병이 발생하면 자연에서 얻을 수 있는 동물의 뼈나 폄석(砭石, 돌침)을 치료 도구로 이용한 것이 침의 기원이 되었고 온열요법(溫熱療法)은 원시 유목시대에 불의 발견으로 생활 속에서 열과 빛을 이용하는 방법을 터득하게 되고 점차 질병의 치료 수단으로도 활용하게 되었으리라는 것은 쉽게 이해가 가능한 부분이다. 원시시대에 폄석(砭石)은 돌에 날을 만들어 농포(膿疱)를 절개하거나, 피하를 자파(刺破)하여 출혈시키는 외과적 의료기구로 활용되었다. 폄석(돌침)은 주로 어업을 위주로 하는 중국 동부 연해 일대에 살았던 민족에서 유래되었고 뜸은 목축을 위주로 하는 북부 유목민족에서 유래되었다. 1929년 우리나라 함경북도 옹기면 송평동에서 발굴된 뼈침[骨鍼]과 돌침[砭石]이 현재 국립박물관에 유물번호 제8320번(골침), 제9199번(폄석)으로 보관되어 있다. 우리나라는 폄석(砭石)의 종주국이다. 동양의학의 원전인 황제내경의 의법방심감(宜法方心鑑)에 의하면 폄석(砭石)은 동방, 독약(毒藥)은 서방, 뜸[灸治]은 북방, 구침(九鍼)은 남방, 도인안교(導引按蹻)는 중앙에서 왔음을 밝히고 있다. 이러한 치료기구는 그 후 금속제의 의료용 침과 수술도구가 출현할 때까지 매우 오랜 기간에 걸쳐 사용되어 왔다. 내경(內經)에 기록된 구침(九鍼)은 철기시대에 발전된 것으로 추측되며 문화와 기술이 발전함에 따라 금(金), 은(銀), 동(銅), 철제(鐵製) 침이 출현하게 되었고 오늘날은 강하고 녹이 잘 슬지 않고 값이 저렴한 스테인리스 스틸 제품이 널리 사용되고 있다.

1) 중국 침(鍼) · 구(灸)의 개략(槪略)

중국의약은 중국의약의 비조(鼻祖) 신농씨(神農, BC 3494)로부터 시작되었다. 한방의학의 고전인 황제내경(黃帝內經)은 내경(內經)이라고도 하며, 의학오경(醫學五經)의 하나이다. 중국 신화의 인물인 황제와 그의 신하이며 천하의 명의(名醫)인 기백(岐伯)과의 의술에 관한 토론을 기록한 것이라 하나 사실은 전국시대에 활약하던 음양가(陰陽家)들의 논리(論理)에 맞추어 전승되던 것들을 모아 엮은 것으로 보인다. 춘추전국시대 중 제왕기(BC 770~221)로 추정되며 후대인들에 의해 계속 증보되었다. 이 책은 한의학의 고전으로 평가되는데 소문(素問)과 영추(靈樞)로 구분되며 각각 9권, 162편으로 구성되어 있다. 소문(素問)은 천인합일설(天人合一說), 음양오행설(陰陽五行說) 등 자연학에 입각한 병리학설을 주로 하고 있다. 영추(靈樞)는 침구(鍼灸)와 도인(導引) 등 물리요법을 상술하고 있으며, 약물요법에 대하여는 별로 언급이 없다. 시대별로 많은 의가(醫家)들이 출현하여 한의학을 발전시켜 왔는데 살펴보면 다음과 같다.

- 편작(扁鵲, BC 407~310) : 춘추전국시대 명의(名醫)로 난경(難經)의 저자
- 화타(華佗, AD 110~207) : 중국 후한말의 침(鍼)의 명의(名醫) 외과의(外科醫)로 유명함. 마비산(痲沸散)을 이용하여 마취시키고 수술을 함
- 왕유일(王維, AD 1026경) : 주조경혈동인(鑄造經穴銅人) 제작
- 황보익(皇甫謐, 연대미상) : 황제갑을경(皇帝甲乙經) 및 제왕세기(帝王世記)의 저자

2) 한국 침(鍼) · 구(灸)의 개략(概略)

황제내경에서 말하기를 폄석(砭石)은 동방에서 왔다고 한다. 1929년 우리나라 함경북도 웅기면 송평동에서 발굴된 뼈침과 돌침[砭石]이 현재 국립박물관에 보관되어 있으며 중국 산동성(山東省) 일조현(日照縣)에 있는 신석기시대 무덤에서도 폄석(砭石)이 발견되어 침의 발상지가 내경에서 말하는 중국동부 연안설(沿岸說)을 입증하고 있는데 고대 조선과 중원의 석기시대와 철기시대에 이르는 약 1만 년 전부터 2000년 전의 춘추전국시대까지 현재 중국의 산동지방과 만주지방에는 동이족(東夷族)이 주축이 되는 북방세력이 형성되어 한반도와 만주 중국 동북부지방은 동이족(東夷族)인 우리 민족의 문화적 영향권에 있었을 것으로 추측된다. 우리 문화권에서 발전한 당시의 의술은 동방에서 중원을 거쳐 중국에 전파되었다가 다시 중국의학이 우리나라로 역전입된 것이다. 중국의학이 우리나라로 전입된 것은 주대(奏代)이며 한의방(漢醫方)의 수입은 문헌적으로 삼국시대로 알려졌다.

(1) 삼국시대 및 통일신라시대

고구려(高句麗)는 고구려 평원왕(平原王) 3년 서기 561년 중국 강남에 건국한 오(吳)나라 사람 지총(知聰)이 내외전(內外典) 약서(藥書) 명당권(明堂圈) 등 164종을 가지고 고구려를 거쳐 일본에 귀화하였다고 전해지고 있다.

백제(百濟)는 의학발달에 관한 내용이 별로 없고 일본 의학서 『의심방(醫心方)』에 백제의 『백제신집(百濟新集)』에서 인용하였다는 기록이 있는 것을 보아 백제신집(百濟新集)란 의서가 있었을 것으로 추측할 뿐이다.

신라(新羅)는 AD 672년(문무왕 12년)에 침 · 구 서적을 중국에 수출하였다는 기록이

있고 AD 642년에는 신라 선덕여왕 9년 기기남마려(幾記男麻呂)라는 사람이 신라에서 침술을 배우고 일본 황극천황(皇極天皇) 원년(신라 선덕왕 11년)에 일본으로 돌아가 침박사(鍼博士)가 되었다는 기록이 있다. 삼국사기에는 효소왕 원년에 의학을 두고 박사 2명으로 하여금 학생을 양성시켰는데 난경(難經), 본초경(本草經), 소문(素問), 갑을경(甲乙經), 맥경(脈經), 침경(鍼經), 명당경(明堂經) 등이 교재로 사용되었다.

(2) 고려(高麗) 시대

고려(高麗)는 신라의 의학을 계승하면서 독특한 의학을 발전시켰고 제도상 많은 발전을 가져왔다.

그 내용은 대략 다음과 같다.

- 태조 왕건은 930년(태조개국 12년) 서경에 귀족계급을 위한 태의감(太醫監), 서민계층을 위한 혜민국(惠民局)을 설치하여 의료사업을 실시하였다.
- 서경에 학교를 세워 의 · 복(醫 · 卜) 양과 설치
- 4대 광종 9년 의업의 과거제도 시행
- 11대 문종 재위시 침의서(鍼醫書)인 팔십일난경(八十一難經) 등 각종 의서를 출간하고 의료제도를 정비하여 대의감(大醫監) 상약국(上藥局) 사선서(司膳署) 등 의료기관을 설치하고 대의감(大醫監)에는 판사(判事), 감(監), 소감(小監), 박사(博士), 승(丞), 의정(醫正), 조교(助敎), 주업박사(主業博士), 의침리(醫鍼吏)의 관직을 두었음.
- 17대 인종 15년에 과거제도를 확충하고 난경(難經), 소문(素問), 갑을경(甲乙經), 침경(鍼經), 구경(灸經), 명당경(明堂經) 등이 시험 과목으로 선택되었음.
- 고려시대에는 세계 최초의 금속활자(1377년 직지심경이 금속활자로 인쇄됨)가 발명되어 구선활인심방(臞仙活人心方), 제중입효방(濟衆立效方), 어의촬요(御醫撮要), 향약구급방(鄕藥救急方), 진맥도결(診脈圖訣) 등 많은 의서들이 발간됨.

(3) 조선시대

조선시대는 중국에서 고구려에 침구서적이 최초로 한반도에 유입된 후 천여 년 동안 학문이나 제도상 별로 발전 없이 중국의 의방(醫方)을 종전(宗典)으로 의존하여 오다가

고려시대를 거치면서 제도에 조금씩 변화를 가져왔고 조선시대에 들어와서는 제도상의 발전은 물론 학문과 이론이 적립되고 훌륭한 의가(醫家)들이 배출되어 많은 의서(醫書)들이 편찬되었으며 전통 한의학의 학문적 황금기를 이루게 되었다.

- 세종대왕 시대는 독자적 연구와 의방서(醫方書)의 분류 정리를 하였고 많은 의서(醫書)와 의가(醫家)들을 배출했다.
- 1431년(세종 13년) 유성룡의 침구요결(鍼灸要訣)이 저술됨.
- 1438년(세종 20년) 의료제도를 정비하고 침 · 뜸을 독립분과로 분리하여 침구전문의(鍼灸專門醫) 제도를 실시함.
- 1406년(태종 6년)에는 여자 노비 중에서 선발한 미혼녀를 소정의 의교육(醫敎育)을 시켜 여자 의사를 양성하고 제생원(濟生院)에 배치시켜 환자를 치료하는 의녀제도(醫女制度)를 실시함.
- 1431년(세종 13년) 세종이 유호통, 노중례, 박윤덕 등에게 명하여 향약집성방(鄕藥集成方)을 1433년(세종 15년)에 완성시킴.
- 1596년(선조 29년)에 허준(許浚)이 왕의 명을 받아 집필을 시작하여 16년만인 1610년(광해군 2년)에 총 25권의 동의보감(東醫寶鑑)을 편찬함.
- 사암도인(연대 미상)의 사암침구요결(舍岩鍼灸要訣)이 저술됨.

① 의가(醫家)

가. 허준(許浚, 1537~1615) 조선 중기의 의학자

선조와 광해군의 어의(御醫)

동의보감(東醫寶鑑)의 저자[1610년(광해군 2년) 완성]

본관은 양천(陽川), 자는 청원(淸源), 호는 구암(龜巖)

경상도우수사(慶尙道右水使)를 지낸 허곤(許琨)의 손자

무관으로 용천부사를 역임한 허론의 아들

벼슬의 가정에서 서자로 자람

1592년 임진왜란 때 선조의 의주 피난길 수행

<저서> 동의보감(東醫寶鑑), 의방유취(醫方類聚)

동향약집성방(鄕藥集成方), 의림촬요(醫林撮要)

언해태산요집(諺解胎産要集), 구급방(救急方)
언해두창집요(諺解痘瘡集要)

나. 허임(許任, ?)
조선 중기 선조 광해군 때 침구 제일의 명의(名醫)
허준(許浚)과 동시대 침의 대가(鍼醫大家)
1592년 임진왜란 당시 선조의 피난길 수행
1644년(인조 22년) 침구갑을경(鍼灸甲乙經) 저술
<저서> 침구갑을경(鍼灸甲乙經), 동의문견방(東醫聞見方)

다. 사암도인(연대미상)
연대 성명 미상으로 사암침구요결 저자
<저서> 사암침구요결(舍岩鍼灸要訣)

라. 이제마(李濟馬, 1838~1900)
조선 말기의 의학자
1838년(헌종 7년) 함경남도 함흥에서 출생
1894년 동의수세보원 2권을 저술
주역(周易)의 태극설(太極說)인 태양(太陽)·소양(少陽)·태음(太陰)·소음(少陰)의 사상(四象)을 인체에 적용, 기질과 성격에 따라 인간을 4가지 형으로 분류하고 사람의 체질과 성질에 따라 치료를 달리해야 한다는 사상의학론 제창
<저서> 동의수세보원(東醫壽世保元)

② 의서(醫書)

가. 동의보감(東醫寶鑑)

동의보감(東醫寶鑑)은 조선시대인 1596년(선조 29년)에 허준(許浚, 1537~1615)이 선조(宣祖, 재위 1567~1608)의 명을 받아 중국과 우리나라의 의학서적을 하나로 모아 편집에 착수하여 16년에 걸쳐 1610년(광해군 2년)에 완성하고 1613년에 훈련도감 활자로 간행한 의학서적(醫學書籍)으로 25권 25책으로 되어 있다. 동의보감은 한국과 중국의 의서를 모아 집대성한 한의학 백과사전격이다.

이 책에 인용된 의서(醫書)는 세종(世宗, 재위 1418~1450) 때의 향약집성방(鄕藥集成方), 의방유취(醫方類聚)와 선조 때의 의림촬요(醫林撮要)를 비롯해 중국의 한(漢)·당(唐)나라 이래 명(明)나라까지의 의방서가 인용되었으며 내경편(내과) 4권, 외형편(외과) 4권, 유행성병·급성병·부인과·소아과 등의 잡병편 11권, 약제학·약물학에 관한 탕액편(湯液篇) 3권, 침구편(鍼灸篇) 1권, 목차편 2권 등 모두 25권으로 되어 있다. 1991년 9월 30일 보물 제1085호로 지정되고 2009년 7월 31일 세계기록유산으로 등재되어 현재 국립중앙도서관에 소장되어 있다.

나. 침구갑을경(鍼灸甲乙經)

1644년(인조 22년) 허임이 자신의 경험을 토대로 저술한 의서(醫書)로 침구제혈(鍼灸諸穴)의 대체(大體)로부터 시작하여 각 증세에 따른 침구치료법을 기술하고 있으며 침구치료의 날을 가리는 것과 보사법(補瀉法)에 있어서 독자적인 방법을 보여주고 있다.

다. 의방유취(醫方類聚)

향약집성방(鄕藥集成方)·동의보감(東醫寶鑑)과 함께 조선 시대의 3대 의서(醫書)로 꼽히는 266권 264책으로 집대성한 저작이다. 세종은 조선의 자주적 의학을 발전시키기 위하여 1433년(세종 15년) 한약집성방(鄕藥集成方)을 완성한 후, 세종(世宗)의 명으로 1437~1439년에 북경(北京)에 사신과 역관(譯官)이 파견되어 내경(內經)에서부터 당·송·원과 명초까지의 의서들을 폭넓게 수집(蒐集)하여 1442~1445년에 집현전의 김예몽(金禮蒙)·유성원(柳誠源)·민보화(閔普和)·김문(金汶)·신석조(辛碩祖)·이예(李芮)·김수온(金守溫) 등과 의사인 전순의(全循義)·김유지(金有知)등에 의해 365권으로 편찬·완성되었다. 그 후 세조의 명으로 성종대에 이르기까지(1465~1477) 양성지(梁誠之)의 주관 아래 유신(儒臣)과 의관(醫官)이 함께 교정해 도합 266권으로 간행되었다.

라. 향약집성방(鄕藥集成方)

향약집성방은 활자본이며, 85권 30책으로 국립 중앙도서관에 소장되어있다. 1431년(세종 13년)에 권채(權採), 유효통(俞孝通), 노중례(盧重禮), 박윤덕(朴允德) 등이 재래의 여러 의서를 참고하여 편찬, 1433년에 간행한 것으로 1488년(성종 19년)에 부분적으로 된 한글 번역본이 간행되었고 다시 인조 11년(1633년)에 중간(重刊)되었다. 수록 내용은 질병을 57개의 줄거리로 나누고 병증(病症) 959종의 발병원인과 증상 치료처방 및 민간요법 등을 출전(出典)과 함께 일일이 기록하였는데 약방문(藥方文) 1만 706종, 침구법 1,416종 향약본초(鄕藥本草) 포제법(炮製法) 등으로 되어 있다.

마. 사암도인 침구요결(舍岩道人鍼灸要訣)

사암도인의 침구요결(鍼灸要訣)은 오수혈(五兪穴)에 침을 놓아 경락의 기를 조절하는 독특한 침법을 내용으로 하는 침구서(鍼灸書)이다. 오수혈은 12경락에서 팔꿈치 아래와 무릎 아래에 위치한 5개혈(穴)로 팔과 다리의 끝에서부터 팔꿈치와 무릎 방향으로 정(井)·형(滎)·수(兪)·경(經)·합(合)으로 분류되며, 모두 60개의 오수혈이 인체에 존재한다. 사암(舍岩)은 이 60개의 오수혈을 활용하여 몸의 부조화를 치료하였다. 침법의 원리는 자경보사(自經補瀉)·타경보사(他經補瀉)를 원칙으로 하며 허즉보기모(虛卽補其母), 허즉억기관(虛卽抑其官), 실즉사기자(實卽瀉其子)·실즉보기관(實卽補其官) 등이다. 자경보사는 치료하고자 하는 부위의 경락에서 혈을 선택하여 기운을 보태거나 덜어주는 것이고, 타경보사는 해당 경락 외의 경락에서 혈을 선택하여 기운을 보태거나 덜어주는 보사방법이다. 이는 오행이론의 상생상극(相生相克)의 원리를 응용한 것이다.

(사암 오행침 취혈법은 제4장 경락과 경혈편을 참고 바람)

바. 동의수세보원(東醫壽世保元)

1894년 이제마(李濟馬)가 지은 의서(醫書)로 4권 2책(목활자본)으로 구성되어 있다. 동의수세보원(東醫壽世保元)은 저자의 대표적인 의학서로서 1893년 7월 13일부터 저술에 착수하여 다음해 4월 13일에 완성하였다. 사람의 체질을 태양인(太陽人)·태음인(太陰人)·소양인(小陽人)·소음인(小陰人)으로 나누고 같은 병이라도 체질에 맞게 약을 써야 한다는 학설로 사상의학은 체질의학(體質醫學)이라고 할 수 있다.

즉 소음인 체질은 비소신대(脾小腎大), 소양인 체질은 비대신소(脾腎小), 태음인 체질은 간대폐소(肝大肺小), 태양인 체질은 폐대간소(肺大肝小)라 하여, 실(實)은 사(瀉)하고, 허(虛)는 보(補)하는 방법으로 사람의 병을 고치는 설을 주창하였다. 태음인이 제일 많고 소양인, 소음인 순서이며 태양인은 극히 적다.

사상체질(四象體質)

소음인(少陰人) → 비소신대(脾小腎大)
소양인(少陽人) → 비대신소(脾大腎小)
태음인(太陰人) → 간대폐소(肝大肺小)
태양인(太陽人) → 간소폐대(肝小肺大)

(4) 일제시대

침, 뜸, 부황요법, 수기요법, 약초요법, 단식요법, 생활요법 등은 우리 민족이 수천 년간 전승하여 내려오는 전통 민간요법으로 면허나 자격에 의한 제한 없이 활용하여온 것들이다. 그러나 일본이 1905년 을사보호조약으로 우리의 외교권과 경찰권을 박탈하고 1910년 한일합방을 통하여 주권을 빼앗아 조선왕조는 27대 519년 만에 멸망하고 한국은 일본의 식민지가 되었다. 일제(日帝)는 1913년 11월 15일에 『조선총독부령 제 102호』로 "1914년 1월 1일부터 이 법을 시행한다."는 부칙을 달아 의생규칙(醫生規則)이라는 법안을 반포한다.

의생규칙(醫生規則) 제2조의 자격 규준에 의하면

1. 조선인으로서 20년 이상의 자
2. 본령 시행 전 조선에서 2년 이상 의업(醫業)을 위한 자

로 정하고 이상의 조건을 갖춘 자로 의업을 위함이 적당할 때는 의생면허증을 하부(下付)한다고 되어 있다. 이 법에 의하여 1914년에 『안마술, 침술, 구술 영업 취체 규칙』을 제정·공포하여 시각장애인에게도 침사 등의 면허증이 발급되었다. 1914년 1월 1일에 이 법안(法案)이 시행되어 3개월 만에 의생면허증(醫生免許證)을 획득한 사람이 전국적으로 5,813명이었다. 당시 조선인 양의사가 144명이었음을 감안할 때 그 숫자는 매우 많은 것이었다. 그러나 이 법은 1946년에 미 군정청이 이 법령의 효력을 정지시킴으로써 끝이 나고 1951년 『국민의료법』의 시대로 넘어가게 된다.

(5) 대한민국 수립 이후

1945년 8월 15일 일제로부터 해방이 되고 1948년 5·10 남한만의 총선거가 실시되어 제헌국회가 구성되었으며 제헌국회는 7월 17일에 헌법을 제정 공포하였다. 1948년

8월 15일 대한민국 정부가 수립되었음을 국내외에 선포하였다. 동년 12월 파리에서 열린 제3차 UN총회는 대한민국이 한반도의 유일한 합법정부임을 승인하였다. 대한민국이 탄생되고 대한민국 제1공화국은 1951년 9월 기존의 의료법을 개정하면서 "종래에 규정된 접골, 침술(鍼術), 구술(灸術), 안마술 등 유사의료업자 제도는 주무부령으로 정한다."(제59조)라고 규정하여 침구사제도를 존속시켰다. 그러나 주무부령의 제정을 지연시켜오다가 1960년 11월 28일에 보건사회부령 제55호로 유사의료업자령을 제정하였는데 "접골사, 침사, 구사 또는 안마사가 되고자 하는 자는 서울특별시장 또는 도지사가 행하는 접골사, 침사, 구사 및 안마사 자격시험에 합격하고 그 자격을 받아야 한다."(제3조) "자격시험에 관하여 필요한 사항은 보건사회부령으로 따로 정한다."(제7조)라고 규정하고 있다. 또한 보건사회부령 제56조는 접골사, 침사, 구사 및 안마사 자격시험을 매년 1회씩 실시하도록 규정하고 있으나 한 번도 실시하지 않고 1962년 3월 20일 『국민의료법』이 전면 개정되어 명칭도 『의료법』으로 바뀌면서 유사의료업자제도에 관한 규정은 삭제되어 버리고 기존 자격취득자의 기득권만 보호하게 되었는데 유사의료업자령 제3조 및 제7조의 침구사시험에 관한 규정도 1962년 7월 21일 보건사회부령 제85조에 의하여 삭제되는 바람에 결국 우리나라는 해방 후 한명의 침구사도 배출하지 못하고 있다. (황종국 : "의사가 못 고치는 환자는 어떻게 하나?" 2권 P.146)

(6) 6년제 한의과대학 탄생

우리 민족의 전통의학을 되살리기 위한 한의사들의 관심과 노력이 해방과 더불어 고조되기 시작하였으며 마침내 한의들을 중심으로 1945년에 조선의사회(朝鮮醫士會)라는 단체가 만들어지고 이어 1947년에는 동양의학회(東洋醫學會)가 창립되었다. 동년 한의학 교육기관인 동양대학관(東洋大學館)이 설립되면서 한의학 부흥을 위한 기틀이 점차 마련되어 갔다.

1951년 부산 피난시절 한의사제도 도입에 대한 안건이 국회에서 통과되어 한의사제도가 도입됨에 따라 한의학은 발전을 거듭하게 된다. 1952년 대한한의사협회의 창립, 1954년 동양의학지(東洋醫學誌)의 창립 등과 동양의학관의 서울한의과대학으로의 승격과 동양의학대학으로의 발전(1953년) 등 한의학 발전의 기틀이 이루어지게 되었다.

정치 경제 교육 사회 문화 등 각 분야의 근대화의 추세에 따라 사회는 변화 발전해 갔고 5 · 16군사정부는 국민의료법(國民醫療法)을 의료법(醫療法)으로 1차 전면개정

(1962. 3. 20)하면서 한의사 제도를 폐지하려는 조치를 시도하다가 한의학계의 강한 반발에 부딪혀 그 이듬해인 1963년 12월 13일에 의료법을 재개정하는 과정을 거치면서 한의사 제도가 비로소 현대적인 모습을 갖추게 되었고 한의학 수업연한은 양의학 교육제도와 동등한 6년제로 승격발전하게 되면서 한의사 교육제도의 정상화를 이루게 된 것이다. 1962년 학교정비령에 따라 동양의학대학은 위기를 맞이하게 되지만 1964년 6년제 한의과대학으로 승격하고 이듬해 경희대학교에 흡수 병합되었다.

6년제 한의과대학은 1965년 경희대학교 한의과대학 신입생모집을 시작으로 한의과대학들이 탄생되어 2011년 현재 한국에는 경희대(1964), 원광대(1972), 동국대(1978), 대구한의대(1980), 대전대(1981), 상지대(1987), 우석대(1987), 동의대(1989), 경원대(1990), 세명대(1991), 동신대(1993), 부산대 한의전문대학원(2008) 순서로 11개 한의과대학과 1개의 한의학전문대학원이 설립되어 4,800여명의 한의학도를 교육시키고 있으며 2011년 한국한의학 연감의 자료에 의하면 이들 의과대학을 거쳐 사회에서 한의사로 활동하는 인원만도 2만여 명에 달한다.

이들 한의사의 근무형태 분석을 보면 다음과 같다.

① 한의사의 근무형태 분석

- 한의원→13,131명
- 한방병원→1,337명
- 보건기관→914명
- 요양병원→603
- 병원→43명

※2011년 한국한의학 연감 자료

② 2011학년도 한의대 입학정원, 재학생수 및 교수현황

- 교수→211명
- 부교수→152명
- 조교수→105명
- 강사→24명
- 정규조교→143명

※한의과대학은 11개교로 매년 600명의 한의사를 양성
한의사 수는 1997년 9,289명에서 매년 증가하고 있다.

2011학년도 한의대 입학정원, 재학생수 및 교수 현황표

연번	학 교 명	소재지	설립연대	모집정원	재학생수	교수
1	경희대	서울	1964	110	678	97
2	원광대	익산	1972	95	566	62
3	동국대	경주	1978	75	491	40
4	대구한의대	경산	1980	115	670	48
5	대전대	대전	1981	79	493	46
6	상지대	원주	1987	63	371	24
7	우석대	완주	1987	36	299	26
8	동의대	부산	1989	50	284	33
9	경원대	성남	1990	33	170	17
10	세명대	제천	1991	46	287	22
11	동신대	나주	1993	50	311	35
12	부산대한의 전문대학원	양산	2008	50	193	42
계				802	4,813	492

* 교수 통계에 정규 조교 143명은 포함되지 않음.

③ 한의학연구기관

- 국립 한국한의학연구원
- 사립 한의과대학 부설 한의학연구소
- 사설 한의학연구소 12개소

④ 한방병원수와 병상수

- 학교법인 23개소→6,459병상

- 의료법인 41개소→2,144병상
- 개인 한방병원 50개소→2,103병상
- 국립의료원 한방진료부→32병상
- 한방병원 115개소→6,459병상
- 협진한방병원→83개소

3. 침·뜸 치료의 우수성

침·뜸 치료는 우리 조상들로부터 수천 년간 시행착오를 거쳐 발전 전수되어온 가장 오래된 치료법 중의 하나이다. 침구의 역사를 유물로써 판단할 수 있는 폄석(砭石)이 침의 도구로 이용되었던 구석기 시대에서부터 지금까지 침·뜸을 이용한 질병치료법이 활용되어오고 있다는 그 사실 자체가 바로 침·뜸의 효과를 증명하는 것이 된다. 왜냐하면 치료에 효과가 없었다면 지금까지 그 치법이 이어져 올 수 없기 때문이다. 또한 침구치료는 시행착오를 거쳐 발전 전수되어오는 동안 직접 인체를 대상으로 가장 많은 임상실험이 수천 년간 이루어져 확립되어온 안정성 있는 경험치료법이라고 할 수 있다. 침·뜸이 비과학적이라고 서양의학만 맹신하는 사람들은 과학이란 본래 경험주의 바탕에서 나온 축적된 통계적 결과로 평가 된다는 사실을 모르는 사람들의 견해이다. 과학이란 통계적 결과를 대상으로 한다. 현대의술이나 의약품이 우리의 침·뜸만큼 수천 년을 거쳐 임상이 이루어지고 그 효과가 검증된 것이 과연 있었던가?

현대의술로 치료하다가 발생한 의료사고나 부작용에 비하여 침·뜸 치료는 침 자체를 무서워하는 사람은 있어도 침의 부작용을 무서워하는 사람은 거의 없으며 침·뜸 사고에 대한 기록들이 거의 없다는 것 역시 침·뜸의 안전성과 과학성을 증명하는 결과가 된다.

침·뜸 치료의 우수성을 살펴보면 다음과 같다.

1) 수천 년간 임상적으로 효과가 검증된 치료법이다.
2) 이동성(移動性)과 간편성이 우수한 치료법이다.
3) 치료의 활용범위가 넓은 치료법이다.
4) 저비용 고효율의 치료법이다.

5) 오래 활용하여도 중독성이나 금단현상이 없는 치료법이다.

6) 즉효성과 특효성이 매우 높은 치료법이다.

7) 부작용이 거의 없는 치료법이다.

8) 화학적 약물을 사용하지 않는 자연치료법이다.

9) 현장성이 강하여 신속한 치료가 용이하다.

10) 고가의 의료장비나 거대한 고정시설이 필요하지 않는 경제적 치료법이다.

4. 침 · 뜸 의술의 발전과 전망

오늘날 현대의학은 응급처치의 신속성, 전염병의 예방과 치료에 크게 공헌하여 왔으며 과학의 발달과 의료기술의 발달에 힘입은 새로운 의료기기의 생산은 질병을 조기 발견하고 치료하는데 놀라운 발전을 거듭하고 있다는 것은 부정할 수 없는 사실이다. 그러나 이와 같은 발전에도 불구하고 어떤 질병에서는 치료의 정체성(停滯性)과 한계성을 벗어나지 못하고 있으며, 지나친 전문화와 세분화, 환자상담의 비인간화와 상업화, 그리고 고비용 저효율에 대한 국가 재정난의 심화 등은 현대의학이 안고 있는 가장 큰 문제점 들이다. 이러한 문제점을 해결하기 위해서 서구 여러 나라들은 서구 정통의학과 대체의학을 포함한 통합의학에 관심이 집중되고 있으며 국가의 재정적, 제도적 후원으로 동양의학과 대체의학에 많은 연구가 활발히 진행되고 있다. 서양의 입장에서 보면 서양의학을 제외한 동양의학이나 기타 치료방법 등은 대체의학의 범주에 속하고 한국이나 중국의 입장에서는 서양의학과 한의학을 제외한 민간요법이나 기타 치료방법을 대체의학의 개념으로 받아들인다.

그러나 우리나라에서는 기득권자들의 폐쇄적이고 이기적인 생각으로 대체의학을 활용한 치료법에 개방적이고 포용적이지 못한 듯하다. 세계 각국에서는 침구치료법을 대체의학으로 받아들이는데 주저하지 않고 있으며 세계보건기구(WHO)는 "인류 전체 질병의 75%는 침법(鍼法)을 활용한 1차 보건진료만으로 예방과 치료가 가능하며 300여 종의 질병을 침으로 고칠 수 있다."고 확인 발표한 바 있음에도 불구하고 1962년 의료법개정 이전만큼의 상태로 돌아가는 것마저도 요원한 실정이다.

다음을 통해서 침술의 발전과 전망에 관해서 살펴본다.

1) 1970년대 후반부터 동양의학의 일부인 침술에 대한 관심과 연구가 서양 의학계에서 치솟기 시작했으며 대체의학에 대한 관심이 환자나 의사들 사이에서 높아지고 있다. 미국의 경우 대체의학을 이용하여 치료한 환자 수가 서양 현대의학을 이용하여 치료하는 환자 수를 넘어서고 있는 실정이다. 서구 유럽이나 북미 대륙의 의료선진국들의 동양의학에 대한 신뢰와 관심은 바로 침 · 뜸 치료의 우수성 때문이다.

2) 세계 각국은 치료 효과가 있는 의술은 무엇이든지 받아들인다는 열린 자세로 동 · 서양의 의술을 융합한 통합의학(전일의학)으로 나아가고 있다. 서구에서도 대체의학과 서양의학을 공용으로 치료하는 의사들이 매년 크게 증가하고 있는 실정이다.

3) 현대의학이 엄청난 발전을 하여 왔음에도 불구하고 암, 퇴행성관절염, 성인병, 알레르기, 당뇨병 등 어떤 질병에서는 치료의 한계성을 벗어나지 못하고 있어 통합대체의학에서 그 해결책을 찾으려는 연구들이 진행되고 있다.

4) 대부분의 의료 선진국들이 천문학적 의료비 지출로 인한 재정적 부담을 크게 안고 있으며 그 부담은 국민들의 세금으로 충당할 수밖에 없는 것이므로 의료 수요자인 국민이나 국가가 동시에 만족할 수 있는 침 · 뜸과 같은 저비용 고효율의 우수한 치료법과 민중의술을 언제까지 모르는 척 끌고 갈 수만은 없으며 그럴 경우 언젠가는 역사와 국민의 준엄한 심판을 받게 될 것이다.

5) 서양에서는 현대 서양의학, 동양의학, 대체의학 등을 포괄하여 통합의학의 관점에서 질병을 다루려는 의학적 관심이 증대되고 있으며 독일 프랑스 등 유럽 국가들은 물론 미국 중국 일본 등 선진의료 국가 들이 동양의학의 과학적 연구에 집중하고 있다. 특히 침 · 뜸은 간편하고 편리하며 치료의 활용범위가 넓고 저비용 고효율의 치료법이란 점에서 집중적 연구가 진행되고 있기 때문에 앞으로 침 · 뜸은 전망이 매우 밝은 치료법이다.

6) 세계 의학의 추세는 종합의학 쪽으로 빠르게 변하고 있다. 우리나라도 침과 뜸의 종주국이라고 입으로만 외치고 있을 것이 아니라 제도적 뒷받침과 과학적 연구를 통해 1962년 의료법 개정으로 반세기 동안 역주행한 의술의 격차를 줄이고 침과 뜸의 종주국의 위상을 되찾을 수 있도록 한 · 양의는 물론 국민적 각성이 절실히 필요하다. 세계에서 유독 우리나라만 국민건강의 보호증진을 도모하기 위하여 만들어진 국가의료제도 자체가 국민 건강추구권을 가로막고 소수 집단의 이익 추구에 발이 묶여 지극히 폐쇄적이고 고립적이며 이기적인 의료 제도를 고집하고 있을 수만은 없을 것이다. 제주도와

인천 송도의 경제 자유 구역에 외국인의 투자로 운영되는 투자병원 설립을 위한 『투자병원 법안』이 국회 처리를 기다리고 있는 시점에서 우리의 전통의술인 침구의 발전과 전망에 대해서 심각하게 고민해 보아야 하며 이 땅에서 제한적이지만 의료 개방은 시작되고 있으며 이제 외국과의 침구의 대결은 불가피하게 되었다.

7) 국가의 의료정책의 목표는 국민이 정신적, 육체적, 영적으로 건강한 질 높은 행복한 삶을 영위할 수 있도록 보호하는 것이며 국민전체가 그 대상이 되어야 한다. 의사나 약사, 의약품 제조업자들의 이익만을 대변한 것이어서는 안 된다. 이웃 일본은 1년에 몇 천 명씩 침·구사를 양성하여 2001년 현재 침사, 구사가 각각 12만 명에 이르며 국민에게 보다 많은 의료혜택을 제공하기 위하여 노력하고 있다는 것을 우리는 눈여겨 볼 필요가 있다. (황종국 : 의사가 못고치는 병 환자가 어떻게 하나?, 2권, 222P.)

8) 생명은 절대적 가치로서 그에 대한 처분권은 환자 자신에게 있으므로 생명을 좌우하는 치료수단의 선택권도 환자 자신에 주어져야 한다. 앞으로 침구치료의 호응도 향상의 세계적 추세에 부응하여 의료법에 침구사의 의료 행위에 대한 변화가 오면 간편하고 편리하며 즉효성과 특효성이 매우 높고 중독성이나 부작용이 거의 없으며 저비용 고효율의 침구치료가 국민이 가장 많이 이용하는 치료수단이 될 것이다.

9) 닉슨 미국 대통령의 중국 방문(1972년)은 침술과 동양의학의 우수성을 서양의학에 일깨워주는 계기가 되었으며 동양의학 전반에 관한 국제 사회의 관심을 고조시키는 계기가 되었다.

1977년 세계보건기구(WHO)는 "인류 전체 질병의 75%는 침법(鍼法)을 활용한 1차 보건진료만으로 예방과 치료가 가능하다."고 평가하였으며 회원국에게 현대의료에 침·뜸을 병행하여 치료하도록 권장하고 과학적 검증을 거쳐 1998년 1월 27일 "300여종의 질병을 침으로 고칠 수 있다."고 확인 발표하였다.

10) 미래의학은 질병을 발견하고 제거하는 수술이나 화학적 약물에 의존하는 처치 위주의 치료의술에서 자연 질서와 이치에 순응하는 조화로운 건강관리를 통하여 질병이 아예 발생할 수 없게 하는 예방의학 쪽으로 의학의 패러다임이 바뀌어 가고 있으며 환자 자신들도 자연의학을 선호하는 쪽으로 국민의식 수준이 높아가고 있다. 즉 침·뜸이나 민중의술은 미래가 추구하는 예방의학으로 각광을 받게 될 것이다.

11) 우리나라는 노령화가 세계에서 가장 빠른 나라이다. 65세 이상 인구가 총인구 중 차지하는 비율이 7% 이상을 고령화 사회(aging society), 14% 이상을 고령사회(aged

society), 20% 이상을 후기고령사회(post-aged society) 또는 초령사회라고 하는데, 우리나라는 2010년 현재 노령인구가 11%를 넘어섰으며 2018년에 고령사회로 들어선다. 고령화 사회든, 고령사회든, 초고령사회든 고령이란 노인 인구가 많아지는 사회를 말한다. 현재도 시골은 부락 단위로 볼 때 이미 초고령사회를 넘어서고 있다. 평균수명이 높은 나라가 선진국이고 평화롭고 안정된 사회를 상징한다는 단순한 의미에서 본다면 장수(長壽)는 바람직하지만, 반면 고령에 따르는 질병 · 빈곤 · 고독 · 무직업 등에 대응하는 사회 · 경제적 대책이 고령화 사회의 당면 과제로 등장하게 되었다. 노인의 질병은 주로 당뇨 같은 만성이나 성인병, 퇴행성 질환, 고혈압, 뇌졸중 등 심혈관 질환, 암과 같은 질병으로 현대의학이 한계성을 보이는 질환들이어서 앞으로는 침 · 뜸 같은 전통의술에 대한 연구와 관심이 높아질 것이며 노인들을 대상으로 하는 실버산업이나 직업이 발전할 것으로 전망된다.

제2장 전통의술의 근본 원리

우리의 전통의학(한의학)은 인체는 자연과 조화를 이루면서 살아가는 대우주 속의 하나의 소우주로서 대우주를 구성하는 개체라는 동양적 철학관에서 출발한다. 우주를 구성하는 모든 것은 서로 상호작용하는 통일된 정체성(整體性)을 가지고 있으며 우주 자연의 모든 물질의 생장 소멸의 현상변화를 음양오행사상에 근거하여 관찰하여 왔다. 소우주인 인체의 질병도 천 · 지 · 인이 하나라는 전일적(全一的) 정체관의 입장에서 장부, 조직, 경락, 병인, 병기 등을 귀납적으로 분석, 종합하고 판단하는 변증론치(辨證論治)에 근거하여 질병을 치료한다. 침구치료는 인체에 분포되어 있는 경맥을 이용하여 침이나 뜸으로 경맥의 기혈을 조절하여 질병의 완화, 치료, 예방을 하는 것이므로 침구학설은 동양의학의 핵심적 이론 중의 하나이다.

전통의술의 근본원리는 다음의 4가지로 요약된다.

- 정체관념(整體觀念)
- 음양오행론(陰陽五行論)
- 변증론치(辨證論治)
- 경락학설(經絡學說)

제1절 정체관(整體觀)

한의학의 기초적 특성의 하나로 인간과 자연과 우주가 하나의 통일된 규칙에 의해 상호관계가 유지된다고 보는 철학관으로 인체 자체의 통일성과 완전성 및 인체와 자연계의 상호 연관성을 의미하며 유기체 자신의 정체적(整體的) 사상을 정체관념(整體觀念)

이라고 한다.

1. 유기적 정체(整體)로서 인체

인체는 오장과 육부가 상호 관련하여 조화를 이루며 경락을 통하여 내부의 장부와 외부의 사지관절이 연결되어 있을 뿐만 아니라 생리기능에 있어서도 상호의존, 제약으로 질서정연한 통일체를 이루며 정(精), 기(氣), 혈(血), 진액(津液) 등의 대사 작용을 통해 생명활동을 유지하는 하나의 유기적인 정체(整體)이다.

2. 인체와 자연의 통일성

자연계는 생명의 원천이며 인간은 자연 속에서 자연과 상응하며 살아간다. 자연의 음양사시는 만물의 근원이고 생명의 근본이며 자연계의 규율(법칙)에 순응함으로써 건강한 삶을 영위할 수 있는 것이다. 인체는 소우주이다. 태양, 지구, 달 등의 운동변화에 따라 사계절이 바뀌고 밤낮이 구별되며 기후가 달라진다. 인체는 생활환경과 지역에 따라 적응하기 위하여 자연계의 변화법칙에 따라 생리활동에 상응하는 변화가 나타난다. 『영추 : 순기일일분기사시』에 보면 "아침에는 양기가 생겨 사기를 쇠퇴하게 하므로 환자가 상쾌하게 느끼고, 낮에는 양기가 왕성해져서 사기를 억누르므로 병세가 안정되며, 저녁에는 양기가 점점 쇠퇴하고 사기가 강해지므로 병세가 가중되고, 밤에는 양기가 내장에 잠복하여 사기만 성하므로 병세가 현저하게 심해진다."고 하는 것은 밤낮의 변화도 병세에 영향을 미친다는 것이며 이렇게 인간은 자연의 지배를 받는 하나의 개체에 불과하다는 것을 의미한다.

제2절 음양오행학설(陰陽五行學說)

음양오행(陰陽五行)은 음양(陰陽)과 오행(五行)의 합칭(合稱)으로 자연을 인식하고 자연현상을 해석하며 자연규율을 탐구하는 방법론이다.

음양론은 우주 만물은 음(陰)과 양(陽)이 있어 음과 양의 운동변화로 이루어진다는 관점이며, 오행론(五行論)은 모든 사물이 목(木), 화(火), 토(土), 금(金), 수(水)의 다섯 가지 성질의 운동변화에 의하여 조화가 이루어진다고 보는 개념이다. 음양오행설은 한의학이론의 바탕으로 모든 분야에 일관되게 적응되며 생명의 기원, 생리기능, 병리변화를 통해 질병의 본질과 유형, 변화과정 등을 분석하고 귀납적 접근 방법으로 질병을 예방하고 치료하는 근거가 된다.

1. 음양(陰陽)관계

음과 양은 자연계 사물의 성질과 변화 발전의 원칙에 대한 인식범주에 속하며 음양의 대립과 통일, 성쇠와 변화라는 관점에서 인간과 자연과의 관계를 설명한다. 자연계의 사물과 현상이 서로 대립하는 쌍방을 개괄한 것이며 동일한 사물의 내부에도 음양이 존재하며 상호 대립하고 협조하여 조화를 이루고 있다. 음양(陰陽)이란 하나가 둘로 나누어지는 것이며 결국 음양은 하나이다. 음양은 음(陰)과 양(陽)으로 각각 홀로 존재할 수 없으며 음이 있어야 양이 있고 양이 있어야 음이 있다. 음양의 속성은 양(陽)은 동적인 것으로 흩어지므로 형체가 없는 기(氣)로 변하고 음(陰)은 정적인 것으로 엉켜 형체(形體)를 이룬다.

『영추 : 수요강유편』에서 "내부에도 음양이 있고 외부에도 음양이 있는데 내부에서 오장은 음이고 육부는 양이며, 외부에서는 근육과 뼈가 음이고 피부가 양이다."라고 하였으며 『소문 : 생기통천론』에서 "음은 체내의 정을 저장하고 내부를 지키고 끈임 없이 양기를 돕는 작용을 하고 양은 체표를 호위하여 사기가 침입하는 것을 막아준다."고 하였다.

음이 성하면 양이 쇠약해져 양병이 발병하고 양이 성하면 음이 쇠약해져 음병이 발병하며, 양이 성하면 외열이 발생하고 음이 성하면 내한이 발생한다.

『소문 : 陰陽應象大論』에는 "양이 허하면 외한증이 발생하고 음이 허하면 내열증이 발생한다. 양병은 음을 다스리고 음병은 양을 다스린다."고 하였다. 또한 『소문 : 陰陽應

사물의 음양 기본 개념표

속성	사 물	현 상	동 태
양(陽)	天日火	晝 春 夏 溫 熱 光 明	活動 上昇 外向 興奮 亢進 機能
음(陰)	地月水	夜 秋 冬 寒 冷 晦 暗	停止 下降 內向 抑制 衰退 物質

象大論, 조경론』에서는 음양을 병증의 속성을 분류하는 강령으로 삼았다.

1) 음양의 상호대립성(相互對立性)

음양의 상호대립성은 상호 제약(制約)과 상호 소장(消長)으로 나타난다. 예를 들어 1년을 하나의 주기로 보면 봄, 여름, 가을, 겨울에는 온(溫), 열(熱), 양(凉), 한(寒)으로 기후변화가 나타난다.

봄, 여름의 기후가 온열(溫熱)한 것은 양기(陽氣)가 상승하여 냉한(冷寒)한 기를 억제하여 주기 때문이며 가을, 겨울의 기가 냉한(冷寒)한 것은 음기(陰氣)가 상승하여 온열(溫熱)을 억제하기 때문이다.

2) 음양의 상호의존성(相互依存性)

음양은 상호대립과 상호 제약(制約)하면서 상호 의존한다. 음은 양의 뿌리이고 양은 음의 뿌리인데 음이 없으면 양이 존재할 수 없고 양이 없으면 음이 존재할 수 없다. 음은 인체의 물질을 가리키고 양은 기능을 의미하는데 물질은 체내에 있고 기능은 외적인 기의 작용으로 발생하는 생명활동을 뜻한다. 그러므로 양은 음의 일꾼이며 음은 인체기능 활동을 일으키는 물질적 기초이므로 음은 양의 보호자이며 생성자이다. 음양이 서로 의지하는 상보적 관계가 파괴되어 고음(孤陰)과 독양(獨陽)이 생겨 생명을 잃을 수도 있게 된다.

3) 음양의 상호소장성(相互消長性)

음양의 상호 대립성과 의존성은 고정 불변한 상태로 존속하는 것이 아니고 음이 감소하고 양이 증가하거나 양이 감소하고 음이 증가하는 변화 과정을 끊임없이 거치며 생명활동을 영위하게 된다. 인체가 생명활동을 영위하기 위해서는 일정량의 영양물질을 반드시 소모하게 되는데 이때 물질인 음(陰)은 줄고 영양물질에서 얻어지는 에너지인 양(陽)은 증가하게 된다. 또한 음식물을 소화하기 위한 신진대사는 일정량의 에너지(陽)가 소모되므로 이때는 양(陽)이 줄게 되는 것이다. 만약 소장(消長)의 관계가 일정한 정도를 초과하여 음양의 균형을 잃게 되면 음양이 어느 한쪽에 치우치게 되는 편성편쇠(偏盛偏衰)가 생겨 질병상태로 발전하게 되는데 이러한 변화가 병리변화에 반영되어 열이 성하면 음액과 진을 상하는 열성상진(熱盛傷津), 음이 허하면 양이 항성하는 음허양항(陰虛陽亢), 음이 성하면 양이 쇠약해지는 음성양쇠(陰盛陽衰) 등으로 나타나게 된다.

음(陰)이 이기면 양병(陽病)이 나타나고 양(陽)이 이기면 음병(陰病)이 나타나며, 양이 음보다 왕성하면 열증(熱症)이, 음이 양보다 왕성하면 한증(寒症)이 나타난다.

4) 음양의 상호전화(相互轉化)

전화(轉化)란 전환과 변화의 뜻이다. 음과 양이 일정한 조건하에서 음이 양으로, 양이 음으로 바뀌는 것을 말한다. 질병이 발전하는 과정에 있어서 음양전화는 항상 일정한 조건이 되면 표증(表證)과 이증(裏症), 한증(寒症)과 열증(熱症), 허증(虛症)과 실증(實證), 양증(陽症)과 음증(陰證)의 상호전화로 나타난다.

양은 음에서 발생하고 음은 양에서 생겨 서로의 근원(陰陽互根)이 되는데 이것은 기능(陽)과 물질(陰)의 전환이다. 병리상으로 보면 음이 극도에 이르면 양으로 변하며, 양이 극도에 이르면 음으로 변하는 중양필음(重陽必陰) 현상이 나타나고, 음이 극도에 이르면 양으로 변하는 중음필양(重陰必陽) 현상이 나타난다. 또한 한(寒)이 극도에 이르면 열(熱)로 변하고, 열(熱)이 극도에 이르면 한(寒)으로 변하게 된다(寒極生熱, 熱極生寒).

(1) 음양과 인체조직 구조

인체는 유기적 정체로서 음양 두 방면으로 나누어진다. 모든 사물과 현상도 모두 음양으로 나누어지며 이렇게 나누어진 음양도 다시 음양으로 무한히 나누어진다.

인체의 음양구분

속성	인 체 부 위
음(陰)	리(裏) 내 하부 체내 장(臟) 심음(心陰) 신음(腎陰) 간신(肝腎) 배[腹]
양(陽)	표(表) 외 상부 체표 부(腑) 심양(心陽) 신양(腎陽) 심폐(心肺) 등[背]

(2) 인체의 생리기능과 음양

인체의 생리기능 역시 음양으로 개괄할 수 있다. 인체의 정상적 생리활동은 음양의

대립, 제약, 협조, 통일의 조화로운 균형이 유지되어야 건강을 유지할 수 있는 것이다. 그래서 "생명의 근원은 바로 음양이다."라고 하는 것이다.

(3) 인체의 병리변화와 음양

인체는 표리(表裏), 상하, 내외의 각 부분 및 물질과 기능 사이에는 서로 협조하고 제약하며 균형 있는 조화를 이루어야 정상적인 생리활동을 유지할 수 있으나, 어떤 원인에 의하여 균형이 깨져 한쪽이 지나치게 왕성하거나 쇠약하여지면 질병 발생의 원인이 된다. 질병 발생과 발전 상태는 정기(正氣)와 사기(邪氣)의 싸우는 과정의 변화이다. 정기(正氣)란 인체의 조직과 기능이 질병에 저항하는 능력, 내외환경에 적응하는 능력, 스스로 조절하고 회복하는 능력이며, 사기(邪氣)란 질병을 발생시키는 내외 각종 요인 등을 모두 의미한다. 정기는 음정(陰精)과 양기(陽氣)로 대표가 되며 사기는 풍(風), 서(暑), 습(濕), 조(燥), 한(寒), 화(火)의 육음사기(六淫邪氣)가 대표된다. 이중 습(濕)과 한(寒)은 음사이고 풍(風) 열(熱) 조(燥) 화(火)는 양사이다. 양사(陽邪)가 병을 일으키면 양이 왕성하여 음(陰)을 상하고 열증(熱症)이 나타나며, 음(陰)이 성하면 양을 상하고 허증(虛症)이 나타난다. 양기가 약하여 음을 제약하지 못하면 허한증(虛寒證)이 나타나며, 체액이 부족하여 양을 제약하지 못하면 허열증(虛熱證)이 나타난다.

음성즉한(陰盛則寒) 양성즉열(陽盛則熱)
양허즉외한(陽虛則外寒) 음허즉내열(陰虛則內熱)

(4) 질병의 진단과 증상

『소문 : 음양상응대론』에 "진찰을 잘하는 의사는 색을 살피고 맥을 짚어보아 먼저 음

속성	팔강변증	색 상	음 성	맥 상
陰	裏 虛 寒	靑 白 黑 어두운 색	낮고 약한 소리 힘없고 꺼진 소리	尺脈 遲 沈 澁 細 小脈
陽	表 實 熱	黃 赤 밝은 색	높고 강한 소리 크고 뚜렷한 소리	寸脈 數 浮 大 洪 滑脈

양 속성을 분별한다."고 하였다. 이는 질병의 발생 발전 변화하는 근본은 음양실조에 기인함을 뜻한다.

(5) 질병치료와 음양

질병의 치료란 질병의 발생 발전은 음양의 실조에서 기인하는 것이므로 음양을 조정하여 그 편차를 시정하고 부족한 것은 보(補)하여 주고 과도한 것은 사(瀉)하여 음양의 균형을 정상상태로 유지하도록 회복시켜 주는 것이다. 예를 들면 양열(陽熱)이 지나치게 왕성하여 음액(陰液)을 손상하여 발생하는 병은 열자한지(熱者寒之)의 치법을 이용하여 양열(陽熱)을 꺾어 낮추어 주어야 하며, 음액(陰液)이 부족하여 양기를 제압하지 못하면 양기가 항진하게 되는데 허(虛)한 것은 보하고 실한 것은 사하여주는 허즉보(虛則補), 실즉사(實則瀉)의 치법을 이용하여 균형을 이루게 하여 주어야 한다.

2. 오행학설(五行學說)

오행학설(五行學說)은 목(木), 화(火), 토(土), 금(金), 수(水)의 다섯 가지 물질의 속성 및 그 상생(相生) 상극(相剋)의 규율로서 자연을 인식하고 자연현상을 해석하며 자연 규율을 탐구하는 우주관이자 방법론이다.

1) 사물 특성의 오행귀속

목(木) – 나무로서 줄기는 곧게 뻗고 가지는 구부러지는 곡직(曲直)의 특성을 가지고 있다.

화(火) – 불로서 뜨겁게 타오르며 주위의 것을 태워버리는 염상(炎上)의 특성을 가지고 있다.

토(土) – 흙으로 곡식을 심어 자라나게 하고 거두게 하는 가색(稼穡)의 특성을 가지고 있다.

금(金) – 금속으로서 녹여서 다른 물건을 의도한 대로 만들 수 있다. 종혁(縱革)의 특성을 가지고 있다.

수(水) – 물은 아래로 흘러가며 만물을 적셔서 윤택하게 한다. 윤하(潤下)의 특성을 가지고 있다.

事物 特性의 五行歸屬表

오 행(五行)		木	火	土	金	水
자연	五季	春	夏	長夏	秋	冬
	五方	東	南	中	西	北
	五氣	風	暑	濕	燥	寒
	五色	靑	赤	黃	白	黑
	五味	酸	苦	甘	辛	鹹
	五化	生	長	化	收	藏
	五臭	臊	焦	香	腥	腐
	時間	平旦	日中	日西	日入	夜半
	五音	角	徵(치)	宮	商	羽
	五畜	鷄	羊	牛	馬	豚
	五穀	麥	黍(기장 서)	粟(조 속)	稻	豆
	天干	甲乙	丙丁	戊己	庚申	壬癸
	地支	寅卯	巳午	辰戌丑未	辛酉	子亥
인체	臟	肝	心	脾	肺	腎
	腑	膽	小腸	胃	大腸	膀胱
	五官	目	舌	口	鼻	耳
	形體	筋	脈	肌肉	皮毛	骨
	情志	怒	喜. 驚	思	悲. 憂	恐. 慄
	五神	魂	神	意	魄	志
	五液	淚(눈물)	汗(땀)	涎(침)	涕(콧물)	唾液(타액)
	五聲	呼(호)	笑(웃음)	歌(노래)	哭(곡)	呻(신음)
	五常	仁	禮	信	義	智
	變動	握	憂	噦	咳	慄

*噦 새소리 홰, 딸국질 얼

2) 오행의 상생(相生), 상극(相剋)과 제화(制化)

자연계의 모든 사물은 목(木), 화(火), 토(土), 금(金), 수(水)의 다섯 가지 특성으로 독립된 개체로서 영원히 불변하는 것이 아니라 개체 간에 조장과 억제의 상호작용을 통하여 끊임없이 전화 발전함으로써 상호 협조와 평형의 통일성을 유지하여간다.

(1) 상생(相生)

오행의 상생(相生)이란 한 사물이 다른 사물에 대하여 자생, 촉진, 조장을 하여주는 작용으로 목(木)→화(火)→토(土)→금(金)→수(水)의 순서에 따라 목생화(木生火) 화생토(火生土) 토생금(土生金) 금생수(金生水) 수생목(水生木)의 순서로 끊임없이 생성 변화하는 작용이다. 상생관계를 모자(母子) 관계라고 한다. 상생관계에는 나를 낳아준 생아자(生我者, 어머니)가 있고 내가 낳은 아생자(我生者, 자식)가 있다. 목생화(木生火)에서 화(火)의 입장은 목(木)은 화(火)를 생하게 히여준 화(火)의 모(母)이며 토(土)는 화(火)의 자식(子)과 같은 관계이다.

상생관계표

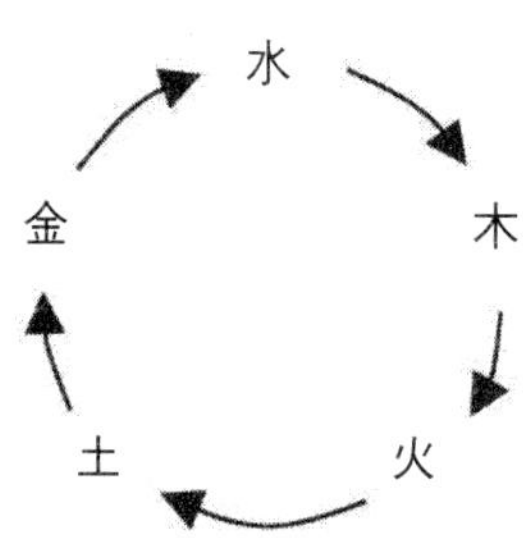

상극관계표

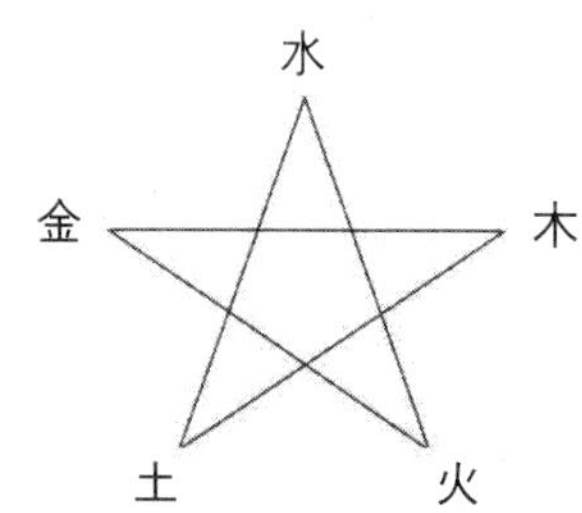

(2) 상극(相克)

상극(相克)이란 오행에서 상대방을 억제(抑制) 제약(制約)하는 정상적인 상호작용 관계를 말한다. 상극(相克)에서는 목극토(木克土) 토극수(土克水) 수극화(水克火) 화극금(火克金) 금극목(金克木)의 순서로 끊임없이 돌아간다. 상극에서도 내가 상대방을 억제하거나 통제하는 아극자(我克者, 내가 이기는 관계)의 입장과 나를 극하는 극아자(克我者, 내가 지는 관계)의 관계가 있다. 즉 상극관계는 내가 이기는 것과 이기지 못하는 관계이다. 목→토→수→화→금→목의 순서로 순환한다.

(3) 제화(制化)

「제(制)」는 제약(制約), 극제(克制)의 의미이고 「화(化)」는 화생(化生), 변화의 의미이다. 제화(制化)란 지나치게 성해지는 것을 억제하고 이미 성해진 것은 자제(自制)하여 주는 작용을 뜻한다.

그러므로 제화는 상극(相克)의 의미이며 사물은 제약하는 가운데 생화가 있고 생화하는데 제화가 있음으로써 상대적인 협조와 조화의 평형이 이루어지게 되는 것이다.

3) 오행의 상승(上乘) 상모(上侮)

(1) 상승(上乘)

상승의 「승(乘)」은 "깔보다. 허를 틈타 침범하다"의 뜻이다. 상극은 사물변화의 정상적인 생리활동인데 상극의 정도가 지나친 것은 병리현상이다. 상승(上乘)이란 제약이 지나쳐 정상적인 제약의 한계를 벗어나 병리현상으로 발전한 것을 말한다. 목승토(木乘土)란 木(간・담)이 土(비・위)를 과도하게 억압하므로 토(비・위)가 더욱 허약해져 병이 발생하는 경우이다.

(2) 상모(上侮)

상모는 반극(反克) 관계로 나타나는 병리현상이다. 정상적인 상황에서 금(金)은 금극목(金克木)으로 목(木)을 이기는데 만약 금기(金氣)가 부족하거나 목기(木氣)가 지나치게 왕성(旺盛)하면, 목기(木氣)가 금기(金氣)를 억눌러 폐금허손(肺金虛損) 증상과 간목항성(肝木亢盛) 병증이 나타난다.

제3절 변증론치(辨證論治)

1. 변증론치의 개념

한의학의 특징 중의 하나로 병을 진단하고 치료하는 방법이다. 변증(辨證)은 치료의 원칙과 방법을 결정하기 위한 전제와 근거 탐구를 위하여 망진(望診), 문진(問診), 문진(聞珍), 절진(切診) 등에 의한 각종 현상과 신체적 징후에 근거하여 질병의 발생원인

성질 부위 및 정기와 사기관계 등을 분석 종합 개괄하여 증후를 파악하는 것이고, 론치(論治)는 질병을 치료하기 위한 수단과 방법을 결정하는 것이다.

1) 질병을 판단하여 치료하는 기본과정이다.
2) 질병의 증후는 병인(病因), 병기(病機), 병위(炳位), 병질(病質)등 병의 발전추세 및 예후와 그에 상응하는 치료방향을 제공한다.
3) 증(證)은 치료를 결정하는 전제와 근거이고 논치(論治)는 치료하는 방법이다.
4) 병증의 성질상 동병이치(同病異治), 이병동치(異病同治)의 치법을 활용한다.
5) 질병발생의 요인에 의거 적절한 치법을 선택한다.
   인시제의(因時制宜) : 계절의 기후에 따라 치료 방법을 적용하는 것
   인지제의(因地制宜) : 지역이나 환경에 따라 치료법을 적용하는 것
   인인제의(因人制宜) : 환자의 체질, 성별, 나이, 생활 습관 및 병력에 따라 적당한 치료 방법을 정하는 것.

2. 변증의 내용

변증은 질병을 인식하고 진단하는 방법으로 사진(四診)을 통하여 수집한 병력, 증상, 신체소견 등의 정보를 수집 분석하여 병인, 병위, 병질과 정사의 성쇠 상태 및 각종 병리변화 관계를 종합적으로 판단하여 진단을 내리는 과정이다. 변증에는 팔강변증, 장부변증, 육경변증, 위기영혈변증, 삼초변증 등이 있다. 그중 팔강변증(八綱辨證)은 각 변증의 대강(大綱)이며 기초가 된다.

1) 팔강변증(八綱辨證)

각 변증의 대강(大綱)이며 기초가 되는 변증으로 음 · 양(陰陽), 표 · 리(表裏), 한 · 열(寒熱), 허 · 실(虛實)의 여덟 가지 기본 증후로 귀납하여 질병을 진단하는 변증으로 어떤 질병이든 다음과 같이 분류된다.

- 음양별로는 양증(陽證)과 음증(陰證)으로 분류되고,
- 부위별로는 표증(表證)과 이증(裏證)으로 분류되고,
- 성질별로는 한증(寒證)과 열증(熱證)으로 분류되고,

• 병세별로는 허증(虛證)과 실증(實證)으로 분류된다.

(1) 음양변증(陰陽辨證)

• 음증(陰證) → 인체에 양기가 허약하여져 음기가 편성(偏盛)하게 되어 나타난 증후이다. 대개 한(寒)과 허(虛)에 속하며 병 부위는 체내 이(裏)에 있고 병증은 쇠퇴성 반응으로 나타나게 된다. 원기부족, 체력감퇴, 안색이 창백하고 추위를 싫어하고 손발이 차고 숨이 차며 목소리가 낮고 약하며 대변이 묽고 소변이 맑으며 설질은 담하고 맥박은 느리다.

• 양증(陽症) → 양증(陽症)은 열증(熱證)과 실증(實證)에 속하며 체내 열사(熱邪)가 막히거나 양기가 지나치게 왕성한 증후로 항진성 반응을 나타내며 신열이 나고 얼굴은 붉으며 냉수를 좋아하고 숨결이 세차고 변비가 생기며 소변양은 적고 색깔은 붉다. 소변단적(小便短赤)

• 망음증(亡陰證) → 망음증(亡陰證)은 사기가 체내에 오래 머물러 음을 심하게 손상하거나 만성병 또는 오랜 투병으로 음(陰)의 대사능력이 모두 쇠퇴하여 나타나는데 고열, 격렬한 구토, 설사, 충혈 등 음액(陰液) 또는 양기가 신속히 망실되는 위중한 증세로 점착성이 있는 땀, 호흡이 촉박하고 손발이 따뜻하고 초조 불안하여 목이 마른데 찬 것을 좋아하고 안색은 홍조를 띄며 혀는 붉고 건조하며 맥은 빠르고 가늘며 힘이 없다. 망양증과 공통점은 둘 다 허한상(虛寒象)이 있으나 망음증의 차이점은 음허내열(陰虛內熱)의 증상이 있다.

• 망양증(亡陽證) → 망양증(亡陽證)은 사기(邪氣)가 지나치게 극성해 정기(正氣)가 쇠약하여지거나 원래 양기가 허약하여 정기가 부족한 상태에서 과로하여 기를 손상하거나 구병, 실혈 등으로 진(津)과 혈(血)이 손상되면 체내의 양기가 심하게 소모되어 양기가 허탈하여 나타난 증상인데 식은땀이 많이 나며 안색은 창백하고 정신이 혼미하며 추위를 싫어하고 수족이 싸늘해지며 따뜻한 것을 좋아하고 뜨거운 음료를 좋아하고 설질은 담(淡)하고 맥상은 끊어질 듯 약하다. 음과 양은 서로의 뿌리가 되므로(陰陽互根) 망음(亡陰)은 망양을 초래하고 망양(亡陽)은 망음(亡陰)을 초래하여 음양은 서로 의지할 곳이 없어 떨어져 나가버리고 생명 또한 지탱할 수 없게 된다.

(2) 표리변증(表裏辨證)

표리변증은 병변의 부위, 병세의 경중을 판별하는 강령이다.

- 표증(表證) → 인체의 체표, 피모기주(皮毛肌腠), 외사(外邪), 질병의 초기이며 병이 얕고 짧은 경미한 것은 표에 속한다.
- 이증(裏症) → 병변이 장부에 있으며 깊고 길며 중하다.
- 표리동병 → 표증과 이증이 동시에 나타난다. 표증이 아직 풀리지 않았는데 사기가 내부로 들어갔거나 사기가 동시에 표와 이를 침범하거나 구병을 앓고 있는데 새로운 외사가 침범하면 표리동병이 된다.
- 표리전화 → 정기와 사기의 투쟁에 의하여 표증(表症)이 이증(裏症)으로, 이증(裏症)이 표증으로 전화될 수 있다.

표리의 한 · 열 · 허 · 실 관계표

강 령		증 상	설 태	맥 상
表	한증	오한 발열 관절통 불갈(不渴) 불한(不汗)	稀白苔	부긴(浮緊)
	열증	발열 오한 소한(小汗) 구갈(口渴) 소변황색	엷고 힘	부삭(浮數)
	허증	비색 오풍 발열 자한	설질 연함	부완(浮緩)
	실증	표한증 불한(不汗)	稀白苔	부긴(浮緊)
裏	한증	형한지냉 안색창백 소변청 구갈무소(口渴無小) 가래白 변 묽음	희고 미끄러움	침지(沈遲)
	열증	면적 심번 구갈 냉음 변결 황색가래점착성 소변소적	설홍태황	침삭(沈數)
	허증	식욕부진 기약 현운 심번	설적태황	침약(沈弱)
	실증	홍복창만 통증외안(痛症畏按) 대변비결	설태황 번들거림	침실(沈實)

(3) 한열변증(寒熱辨證)

- 질병의 성질을 판단하는 강령이다.
- 질병의 성질에 따라 치료한다.
- 양성즉열(陽盛則熱)하고, 음성즉한(陰盛則寒)한다.
- 양허즉외한(陽虛則外寒)하고, 음허즉내열(陰虛則內熱)한다.

한열변증(寒熱辨證) 구별표

증	안색	사지	한열	구갈	대변	소변	설태	맥상
한증	蒼白	냉(冷)	畏寒	喜溫水 口渴 小	묽음	淸長	백태 습윤 설질 연	遲脈
열증	적(赤)	潮熱	發熱	喜冷水 口渴	便結 굳음	赤小	태 적황 건조	數脈

(4) 허실변증(虛實辨證)

팔강(八綱) 가운데 정기(正氣)와 사기(邪氣)의 성쇠를 변별(辨別)하는 강령(綱領)으로 사기가 성(盛)하면 실증(實證)이고, 정기(正氣)가 쇠(衰)하면 허증(虛症)이다. 허실(虛實)은 침·뜸 치료의 보정거사(補正祛邪)를 결정하는 근거가 된다.

① 허증(虛證)

인체의 정기가 부족하여 장부 경락의 조직 기관 및 생리기능이 감퇴되고 사기를 방어하는 능력이 저하되어 발생하는 허약증후를 허증(虛症)이라 한다.

- 혈허증(血虛證) → 체내에 정·기·혈·진액이 손상된 것이다. 피를 많이 흘리거나 지나친 사려(思慮), 장부허손(臟腑虛損)으로 인해 수곡의 정미(精微)를 생화(生化)하지 못하여 혈분(血分)에 이상을 초래한 것이다. 얼굴 화색이 좋지 않고 입술이 핏기가 없이 담백하고 머리가 어지럽고 눈에 안화(眼花)가 보이며 가슴이 두근거리고 손이 저리며 맥은 가늘고 힘이 없다.
- 기허증(氣虛證) → 구병(久病), 중병(重病), 권노(倦勞) 등으로 원기가 소모 손상되어 장부의 정기(正氣)가 허약한 것을 말한다. 얼굴색이 창백하고 두현(頭眩), 이명

(耳鳴), 심계(心悸), 단기(短氣), 현운(眩暈), 피로, 권태 등이 나타나며 자한(自汗)이 있다.

- 음허증(陰虛證) → 진액(津液), 정혈(精血)등 음액(陰液)이 결손되어 나타나며 진음이 쇠약하여 지거나 열병으로 진음(眞陰)이 쇠약하여지거나 구병으로 진액이 손상된 결과이다. 오후에 조열이 나며 도한(盜汗) 있으며 오심번열(五心煩熱), 두현, 구조인건(口燥咽乾), 면홍권적(面紅顴赤), 이명이 있고 설질은 홍색이며 맥은 허세(虛細)하고 빠르다.
- 양허증(陽虛證) → 양기가 쇠하여 나타난다. 만성질환자나 양기가 허약하거나 사기가 양기를 손상시켜 발생하다. 정신이 권태롭고 사지가 차며 추운 것을 싫어하고 소변은 맑고 변은 묽으며 설태(舌苔)는 담박(淡薄)하고 맥은 가늘고 힘이 없다.

허증(虛證)

혈허증(血虛證)　기허증(氣虛證)

음허증(陰虛證)　양허증(陽虛證)

② 실증(實證)

실증(實證)은 밖으로부터 육음사기(六淫邪氣)가 침범하여 사기가 성하지만 정기가 아직 허약해지지 않는 상태에서 발생하는 증후이다. 열성 병의 실증은 고열, 면적(面

허 · 실증 구별 표

구별	병력	증상	통증여부	배설상태	설 상	맥 상
허(虛)	구병	허약ii 정신무력 피로ii 호흡허약	은은한 통증 희안(喜按)	대변 묽음 소변 맑고 많음	설질 연함 설태 적음	무력(無力) 세약(細弱)
실(實)	신병	장실ii 정신흥분 음성강함 숨결거침	외안(畏按)	대변 굵음 소변량은 적고 붉음	설태 두껍고 끈적끈적	충실 유력

積), 구갈, 섬어(譫語), 번조(煩燥)하거나 복부가 창만(脹滿)해져 통증이 일어나고 만지는 것을 싫어한다. 요단적(尿短赤), 변비, 설태(舌苔)는 황색을 띄며 건조하고 지저분하며 맥은 실하고 힘이 있다. 실증에서 쌓인 사기로 인하여 혈액울결(血液鬱結), 열사(熱邪), 수음(水飮), 정담(停痰), 식적(食積) 증가, 적취 등의 증상을 나타내기도 한다. 장부기능의 실조로 담음(痰飮), 수습(水濕), 어혈(瘀血) 등 병리적 산물이 체내에 머물러 생기기도 한다.

- 허실협잡(虛實夾雜) → 허증과 실증이 서로 뒤섞여 나타나는 증후를 말한다. 허증에 실증이 낀 경우는 전신에 허증이 나타나지만 한두 부위에서는 실증이 나타나는데 실증이 더 긴박하고, 실증에 허증이 낀 경우 전신에 실증이 나타나지만 한두 군데 허증이 나타나고 허증이 더욱 긴박한 경우다.
- 허실전화(虛實轉化) → 질병이 진행되는 동안 정기와 사기는 서로 경쟁하게 되고 허증이 실증으로, 실증이 허증(虛證)으로 변화될 수 있다. 임상시 허증 실증의 가상에 주의해야 하는데 위중한 질병 상태에서는 진허가실(眞虛假實) 상태가 나타날 수 있기 때문이다.

2) 장부변증(臟腑辨證)

장부의 생리적 병리적 특징을 기초로 하여 팔강 사진을 통해 오장육부의 음양(陰陽), 기혈(氣血), 허실(虛實), 한열(寒熱) 등의 변화를 변별함으로써 치료의 근거를 제공한다.

3) 육경변증(六經辨證)

육경(六經)은 양명(陽明), 소양(少陽), 태양(太陽), 태음(太陰), 궐음(厥陰), 소음(少陰)을 말하며 육경을 토대로 외감열병(外感熱病)을 진단하는 변증방법이다.

4) 위기영혈변증(衛氣營血辨證)

온병(溫病)의 변증방법으로 위분(衛分), 기분(氣分), 영분(營分), 혈분(血分)으로 나누어지며 상응하는 증후가 있다. 위분(衛分), 기분(氣分), 영분(營分), 혈분(血分) 순서로 발전하면 순전(順傳)이라 하고, 위분에서 혈분으로 발전하면 역전(逆傳)이라 한다.

5) 삼초변증(三焦辨證)

온열병이 상초, 중초, 하초로 전변하는 것을 요강으로 병증을 변별하는 방법이다. 상초(上焦)는 폐(肺)와 심(心), 중초(中焦)는 비(脾)와 위(胃), 하초(下焦)는 간(肝)과 신(腎)의 병변이 나타난다.

제4절 경락학설(經絡學說)

1. 경락(經絡)의 구성과 개념

경락은 경맥, 낙맥, 경근, 피부 네 부분으로 나누어진다. 인체는 하나의 정리체(整理體)로서 체내와 체외(體外), 장부와 장부 사이가 밀접한 유기적 관계를 갖고 상호제약 상호협조를 통하여 생명활동을 유지하며 평행과 협조의 기본 조직망(network)을 유지하고 있는데 이것을 경락(經絡, Maridians)이라고 한다.

경락은 인체의 장부 및 사지 관절을 이어주고 인체의 상하 좌우 내외를 연결시켜 기혈을 운행시키고 영양을 공급하며 근골을 자양하여 관절운동을 원활케 하여주는 기혈운행의 통로이다.

경락은 경맥(經脈)과 낙맥(絡脈)으로 나누어지며 경맥은 낙맥보다 굵고 깊은 곳에 분포되어 있는 기본 통로이며 종(縱, 상하)으로 흐르고 낙맥은 경맥에서 갈라져 나와 체표의 비교적 낮은 부위에서 횡(橫, 좌우)으로 흐른다.

경락(經絡)
- 경맥(經脈)
- 낙맥(絡脈)
- 경근(經筋)
- 피부(皮膚)

1) 경맥(經脈)

경락은 경맥(經脈)과 낙맥(絡脈)으로 나누어지며 경맥(經脈)은 다시 12경맥, 12경근, 12경별, 기경8맥으로 나누어지는데 12경맥(經脈)을 12정경이라고 한다. 12정경은 모든 경맥에서 기본을 이루며 좌우 각각 12혈로서 24개의 경맥(정경)이 있다.

경맥(經脈)
- 12경맥
- 12경근
- 12경별
- 기경8맥

(1) 12경맥(經脈)

12경맥과 12정경(正經)은 같은 말이다. 12경맥은 그것이 분포되어 있는 인체의 장부 및 사지 관절을 이어주고 인체의 상하 좌우 내외를 연결시켜 기혈을 운행시키고 영양을 공급하여 주는 기혈 운행의 통로가 되는데 그 부위에 따라 경맥의 이름이 붙여진다.

팔이나 다리의 안쪽을 흐르는 기혈의 통로를 음경(陰經), 바깥쪽을 흐르는 통로를 양경(陽經)이라 한다. 팔과 다리의 안쪽을 흐르는 음경은 외측으로부터 내측으로 태음(太陰), 궐음(厥陰), 소음(少陰)이 있으며, 팔과 다리의 바깥쪽을 흐르는 양경은 외측으로부터 내측으로 양명(陽明), 소양(少陽), 태양(太陽) 경의 순서로 흐른다.

12정경 경락 이름

수·족	음경(陰經)	양경(陽經)
(手) 팔	수태음폐경(手太陰肺經)	수양명대장경(手陽明大腸經)
	수궐음심포경(手厥陰心包經)	수소양삼초경(手少陽三焦經)
	수소음심경(手少陰心經)	수태양소장경(手太陽小腸經)
(足) 다리	족태음비경(足太陰脾經)	족양명위경(足陽明胃經)
	족궐음간경(足厥陰肝經)	족소양담경(足少陽膽經)
	족소음신경(足少陰腎經)	족태양방광경(足太陽膀胱經)

(2) 12경근(經筋)

경락계통이 체표에 연속된 부분으로 경근(經筋)이라고 한다. 이것의 분포 부위 및 증후가 근육(筋肉) 방면에 중점적으로 나타나기 때문에 경근(經筋)이라고 하며 12경근(經

筋)의 분포 특징은 12경맥과 일치한다.

(3) 12경별(經別)

12경맥에서 별도로 갈라져 나간 가지로서 신체의 비교적 깊은 부위를 순행하는 경맥의 간선이다. 낙맥보다는 굵고 길며 일정한 부위를 순행하면서 표리 관계의 경맥들 사이에 연계를 보장하는 기능을 수행한다.

(4) 기경8맥

기경팔맥(奇經八脈) **주행**(周行)

기경명(寄經名)	주 행(시→종)
임맥(任脈) 24혈	회음(會陰)→승장(承漿) 24혈
독맥(督脈) 28혈	장강(長强)→은교(齦交) 28혈
충맥(衝脈) 좌우 24혈 12혈(좌우 24혈)	① 생식기→신경과 함께 배꼽을 끼고 상행→가슴부위→목구멍→입술→눈자위 아래 ② 신 하부→대퇴부 안쪽→오금→경골 안쪽→발바닥[횡골 대혁 기혈 사만 중주 황수 상곡 석관 음도 통곡 유문]
대맥(帶脈) 3혈(좌우 6혈)	11늑골앞→장골 상→비스듬히 하행, 횡행→일신주위회전 [대맥(帶脈)→오추(五樞)→유도(油桃)]
음교맥(陰蹻脈) 7혈(좌우 14혈)	발뒤꿈치 뼈→안 복사뼈→다리안쪽→배 가슴부위→목경동맥→눈 안쪽 구석(目內眥)[조회(照會) 교신(交信) 정명(睛明)]
양교맥(陽蹻脈) 14혈(좌우 28혈)	발뒤꿈치 뼈→바깥 복사뼈→비골후연→대퇴외측→등가슴 어깨→목경동맥→구각→눈 외측 구석(目外眥) [신맥 복삼 부양 노수 거골 견우 지창 거료 목외자 풍지]
음유맥(陰維脈) 7혈(좌우 12혈)	정강이 안쪽 축빈혈→대퇴내측→하복부→가슴부위 기문→젖가슴→경부 천돌 염천[축빈 부사 대횡 복애 기문 천돌 염천] ※천돌혈, 염천혈은 좌우가 없음
양유맥(陽維脈) 20혈(좌우 38혈)	발뒤꿈치 금문혈→외 복사 뼈→담경양교→비골뒷면→대퇴외측→옆가슴 →어깨→귀뒤→머리담경→이마 양백[금문 양교 일월 견정 천료 노수 비노 노회 아문 풍부 풍지 뇌공 승령 정령 목창 임읍 본신 양백] ※풍부혈, 아문혈은 좌우가 없음

기경8맥은 내장과 직접 관계되어 있는 12경맥 이외의 여덟 경맥을 가리키며 모두 경(經)에 구속되지 않으므로 기경이라 한다. 8경 중 인체의 정중선을 흐르는 음경의 경기가 모이는 임맥(任脈)과 양경이 모이는 독맥(督脈)을 제외하고 기경8맥은 자기의 경혈을 가지고 있지 않다는 것이 정경과 다른 특징이다.

2) 낙맥(絡脈)

낙맥은 경락의 분지로서 별락(別絡), 손락(孫絡), 부락(浮絡)으로 나눈다. 별락(낙맥)은 낙맥에서도 비교적 큰 것으로 12경맥에서 표리를 이루는 양경(兩經)의 관계를 강화

15낙맥(絡脈)과 장부(臟腑)

경락(經絡)	장부(臟腑)	낙혈(絡穴)
수태음폐경	폐	열결(列缺)
수양명대장경	대장	편력(偏歷)
족양명위경	위	풍륭(豊隆)
족태음비경	비장	공손(公孫), 대포(大包)
수소음심경	심장	통리(通里)
수태양소장경	소장	지정(支正)
족태양방광경	방광	비양(飛揚)
족소음신경	신장	태종(太鍾)
수궐음심포경	심포	내관(內關)
수소양삼초경	삼초	외관(外關)
족소양담경	담	광명(光明)
족궐음간경	간	여구(蠡溝)
임 맥	*	구미(鳩尾)
독 맥	*	장강(長强)
혈 수	*	15혈 / 좌우 28혈

하며 음락(陰絡)과 양락(陽絡)의 모든 관계를 통솔한다. 낙맥은 12경락마다 1개씩 있고 비경은 공손(公孫)혈과 비(脾)의 대락(大絡)인 대포혈(大包穴)이 하나 더 있어 12정경에 낙맥이 13개가 되며 임맥(任脈)의 구미(鳩尾)혈과 독맥(督脈)의 장강(長强)혈을 합하여 15낙맥이 되며 365락이 있다.

12경맥의 별락은 사지의 팔꿈치나 무릎 밑에 분포하는데 서로 표리를 이루는 두 경맥의 체표에서 연계된다. 임맥의 별락은 구미혈로 복면(腹面)에 분포하고 독맥의 별락은 장강혈로 등에 분포하며 비(脾)의 대락(大絡)은 몸통의 측면에 분포하여 앞뒤 측면의 관계를 강화한다.

3) 경근(經筋)

주로 힘줄과 관계되어 있는 경맥이다. 경근은 경맥의 기가 뭉치고(結), 모이고(聚), 흩어지고(散), 연결(絡)되는 힘줄과 관계되면서 근육의 운동을 조절하는 기능을 수행한다. 근육은 경맥기혈의 자양을 받아야 하므로 전신의 모든 근육은 경맥이 순행하는 경로를 따라 분포한다. 특히 관절 부위와 밀접히 연계되어 있기 때문에 경근에 병변이 발생하면 비증(痺證) 및 관절 통증이나 근육이 당기거나 약해져 추스르지 못하는 증상이 나타난다. 경근은 12경락에 따른 12경근이 있다.

4) 피부(皮膚)

피부는 경맥과 낙맥이 인체 표면에 12경맥의 기가 산포된 신체부위로서 경맥의 명칭에 따라 12피부로 나누어진다. 피부는 외사가 침범하는 기점이 각종 질병이 발생할 때는 먼저 피모에서 침입하여 주리(腠理)를 열고 표(表)에서 낙맥을 타고 침입한 사기(邪氣)가 초기 체표에 있을 때 제거되지 않으면 깊은 곳을 흐르는 경맥을 타고 리(裏)로 들어가며 병은 점점 중한 상태로 되어간다. 피부의 색깔과 윤택한 상태를 보고 경락의 질병을 관찰할 수 있다.

2. 12경맥(經脈)

1) 유주순서(流注順序)

(1) 수태음폐경(手太陰肺經)

(2) 수양명대장경(手陽明大腸經)

(3) 족양명위경(足陽明胃經)

(4) 족태음비경(足太陰脾經)

(5) 수소음심경(手少陰心經)

(6) 수태양소장경(手太陽小腸經)

(7) 족태양방광경(足太陽膀胱經)

(8) 족소음신경(足少陰腎經)

(9) 수궐음심포경(手厥陰心包經)

(10) 수소양삼초경(手少陽三焦經)

(11) 족소양담경(足少陽膽經)

(12) 족궐음간경(足厥陰肝經)

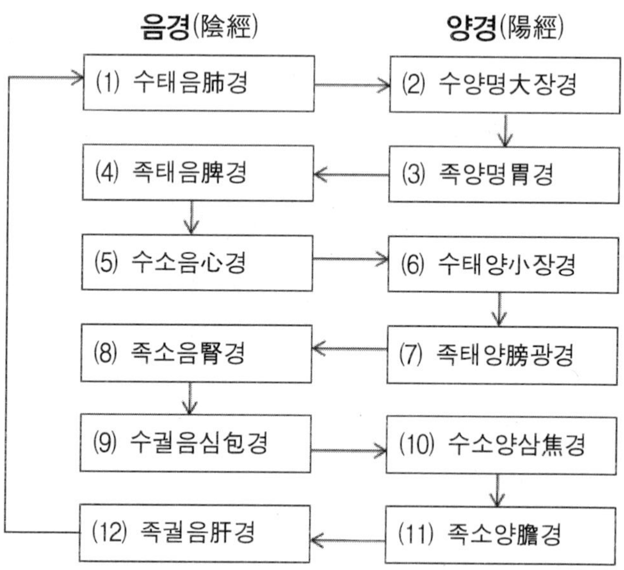

제3장 침 · 뜸의 이론과 방법

제1절 침 · 뜸의 치료 작용에 대한 이론

침 · 뜸의 작용은 경락과 경혈에 자극을 주어 인체의 생리활동이 원활하게 이루어지도록 도와주는 작용을 말한다. 음양의 동적 평행의 불균형 상태가 질병이며 이 불균형 상태를 경락을 통하여 바로 잡아주는 작용을 치료라고 한다. 인체 기혈의 조절작용과 소통작용이라고 할 수 있다. 침 · 뜸의 작용은 일반 작용과 특이적 작용으로 구별되는데 침 · 뜸의 조절작용과 소통작용은 일반작용이며 해혈, 진통, 진정, 혈압강하, 항염증, 백혈구 수 증가, 항알레르기 등과 같은 작용은 침 · 뜸의 특이적 치료 작용에 속한다.

1. 침(鍼) 작용의 발생기전

침을 놓으면 "왜 병이 낫는가?" 어떤 자극 인자가 어떻게 작용해서 질병이 치료되고 병이 낫는가 하는 문제에 대해서 아직 과학적으로 명확히 밝혀진 이론은 없다.

북한 의학자 지만석 박사 저(著) 『이것이 북한의 고려의학』을 참고로 침자극에 대한 다음 몇 가지 이론을 살펴본다.

1) 기계적 자극설

신경근육에 대한 기계적 자극의 세기와 시간의 길이에 따라 신경계통의 형태와 배열에서 변화가 생겨 신경근육이 흥분 또는 억제된다고 하는 학설이다.

지지자들이 가장 많이 받아들이고 있는 학설이다.

2) 전기설

침을 놓을 때 금속인 침은 양전기, 조직은 음전기로 대전되어 양자 간에 전류가 흐르기 때문에 이 작용으로 질병이 치료된다고 하는 학설이다.

부도체인 나무침(木鍼), 대침(竹鍼)을 사용하여도 거의 같은 효과가 나타난다는 점에서 부정되고 있다.

3) 변질설

침 · 뜸의 굵기와 길이에 따라 손상 정도에 차이가 생기고 침자한 국소에 따라 변질이 다르게 생기므로, 이것에 의하여 흥분 또는 억제 과정이 일어나며 생체 기능이 회복된다고 하는 학설이다.

침의 재질에 따라 치료 효과에 차이가 있음이 연구되고 있다.

- 금침 → 보(補)하는 작용
- 은침 → 사(瀉)하는 작용
- 백금침 → 중성 작용

2. 뜸(灸) 작용의 발생기전

뜸을 뜨면 인체 내에서 여러 가지 변화가 일어난다는 것은 많은 검증을 통해서 밝혀지고 있다. 그러나 이런 변화가 어떻게 해서 일어나는지에 대해서는 침과 마찬가지로 아직 명확히 밝혀진 이론은 없다. 뜸[灸] 자극에 대한 다음 몇 가지 이론을 살펴본다.

1) 항체생성 작용설

뜸은 일종의 비특이적 담백요법으로 조직에 교감성 변질을 일으키기 때문에 조직세포는 자극상태가 저항성이 높아진다는 것이다. 뜸을 뜬 자리에서 화상 독소나 화상조직 성분 등의 담백체가 혈액에 흡수되어 2차 생체반응을 일으킨다고 보고 있다. 즉 화상 독소는 항원이고 항원에 대항하는 항체가 생겨 백혈구의 식작용(食作用)과 T세포를 활성화시켜 면역작용이 강화된다. 뜸은 작은 화상을 일으켜 생긴 자기 단백체의 작용이며 영양요법이라고 할 수 있다.

2) 진정진통 작용설

뜸은 신경계통과 내분비계통의 기능을 조절하여 진정작용과 진통작용을 한다. 뜸 자극은 교감신경 계통을 자극하여 심장박동을 증가시켜 기혈순행을 활성화시키고 통각신경 기능을 억제하여 통증을 완화 또는 해소시켜 준다. 부신수질의 내분비 기능을 항진시켜 아드레날린이나 노어아드레날린을 증가시켜 준다.

3) 혈관확장 작용설

뜸은 혈관 벽의 투과성을 높이는 작용을 하며 혈관 확장작용을 한다. 뜸뜰 때 혈청 중에는 말초신경을 줄어들게 하는 물질과 심장기능을 촉진시키는 물질이 생기는데 뜸을 뜨면 뜸을 뜬 직후는 혈관이 줄어들고 다음에는 늘어난다. 뜸을 뜨면 혈압의 동요가 일어나는데 뜨거움을 느끼는 동안은 늘어나고 뜨거운 자극이 없어지면 혈압이 내려간다.

※관원에 뜸을 뜨면 다리 동맥이 넓어지고 혈액순행이 잘됨.
심계항신, 협심증, 부정맥, 고혈압 등에 효과가 있음.

4) 뜸 성분이 피부에 흡수되어 치료 효과를 나타낸다는 주장이 있다.

3. 침 · 뜸 자극이 인체에 미치는 효과

1) 침 · 뜸 자극이 염증과정에 영향을 미쳐 항염증작용을 한다.

백혈구가 증가되어 염증이 확산되는 것을 막고 낫게 하는 작용이 있다. 생체의 방어기능을 활성화하여 세균성 염증이나 무균성 염증을 막론하고 억제작용을 하기 때문에 세포 면역도 높아지고 체액의 면역능력도 높아진다.

※양성 침(금침, 은침) → 세균성 염증에 효과
음성 침(알루미늄, 아연침) → 무균성 염증에 효과

2) 침 · 뜸 자극이 면역력반응에 영향을 미쳐 면역력 증강과 항알레르기 작용을 한다.

뜸을 떠서 생겨난 화상독소가 항원성을 띄기고 그것에 대항하는 항체가 생산되어 저항작용을 하게 된다. 침 · 뜸은 알레르기 항원에 관계없이 알레르기성 질병에 효과적이다.

※천식성 기침, 두드러기, 알레르기성 구진, 피부소양증 등에 효과
강자극의 뜸은 면역마비를 일으킬 수 있다(주의).

3) 침 · 뜸 자극이 소화기계통의 질병에 효과가 크다.

중완혈과 족삼리가 소화기 질병에 효과가 크며 태충, 양능천 등은 간장(肝臟) 질병에 효과적이다.

4) 침 · 뜸 자극이 심장 혈관계통에 영향을 미친다.

침 · 뜸 자극이 모세혈관을 확장되고 심장박동수가 변화되며 혈류의 순환상태에 영향을 미친다. 임상적으로 심계항진, 협심증, 부정맥, 고혈압 등에 효과가 있다.

5) 침 · 뜸 자극이 호흡기 계통에 좋은 영향을 미친다.

호흡불량, 기관지천식에 효과적이며 족삼리에 침을 놓으면 폐활량과 환기량이 높아진다. 신경 반사적 기전에 의한 호흡의 리듬에 변화가 나타나며 염증성 호흡기 질환에 좋은 치료 작용을 한다.

※감기, 기관지염, 폐렴, 결핵 등에 효과

6) 침 · 뜸이 신경계통과 내분비계통에 영향을 미친다.

신경계통과 분비계통에의 기능을 조절하여 진정작용과 진통작용을 한다. 교감신경계통을 자극하여 심장박동을 증가시켜 기혈 순행을 활성화시키고 통각신경 기능을 억제하여 통증을 해소시켜 준다.

7) 침 · 뜸 자극이 혈액의 조성 성분에 뚜렷한 영향을 미친다.

침 · 뜸은 백혈구의 증가에 뚜렷한 영향을 미치고 혈중 콜레스테롤 감소에 영향을 미친다.

※침·뜸 후 백혈구 증가를 보면 다음과 같다.
침·뜸 5분 후→백혈구 증가 시작
1~2시간 후→평상시 2배 증가
4~5시간 후→약간 감소
8시간 후→2~5배 증가하여 4~5일간 지속
침·뜸 1주 이후→적혈구 숫자가 8주 후 최고로 증가
6주간 계속 침·뜸→적혈구 50~100만개 증가(2달간 지속) (손봄들 : 작은 의사가 본 구당침뜸 상권 p.55)

8) 침 · 뜸이 질병예방에 영향을 미친다.

침 · 뜸이 질병에 대한 예방에 효과적이며 예후관리에 도움을 준다.

• 고전 장수 뜸→중완, 관원, 명문, 기해, 족삼리

- 감기 예방→합곡, 족삼리
- 뇌출혈 예방→현종, 족삼리
- 어린이 폐렴 예방→신주혈
- 구당 김남수 무극보양 뜸

  남자⋯→백회, 폐수, 고황, 곡지, 중완, 족삼리, 관원, 기해

  여자⋯→백회, 폐수, 고황, 곡지, 중완, 족삼리, 중극, 수도

4. 침·뜸 치료 선택

1) 팔강변증에 의거하여 맞는 침·뜸 치료법을 선택해야 한다.
2) 따뜻한 봄, 여름 계절에는 얕게, 찬 가을, 겨울에는 깊게 자침 깊이를 계절에 따라 다르게 적용해야 한다.
3) 천체의 운동을 고려하여 치료해야 한다.
   인체도 자연의 변화에 영향을 받으므로 자연의 달이 둥글기 시작할 때는 인체의 피와 기운도 충실하여지기 시작하고 살도 단단하여진다. 달이 작아 갈 때는 살이 빠지고 경락도 허(虛)해지며 위기도 부족해지고 쇠약하여진다. 그러므로 1일부터 15일까지는 사법을 쓰지 말고 달이 이지러질 때는 침을 놓지 않는 것이 좋다.
4) 음증과 한증에는 침은 적게 놓고 뜸을 주로 하며 침을 놓을 경우 깊이 찌르고 유침(溜鍼) 시간을 길게 하며 발침(拔鍼)은 천천히 한다.
5) 양증과 열증에는 뜸은 뜨지 않으며 침을 얕게 놓고 유침은 하지 않으며 발침은 비교적 빨리 한다.
6) 허증은 보법을 쓰며 침을 적게 놓고 뜸을 많이 뜨고 실증에는 사법을 쓰며 침 치료를 위주로 한다.
7) 표증에는 침을 얕게 놓고 뜸은 적게 뜨고 이중에는 침은 깊이 놓으며 뜸을 많이 뜬다.

팔강변증 및 기타 질병의 침 · 뜸 치료 선택

팔강변증 기타		침	뜸	참 고
팔강변증	음 증	깊이 자침 길게 유침 서서히 발침	뜸 위주	뜸 위주
	양 증	얕게 자침 유침 안함 서서히 발침	뜸은 적게	침 위주
	표 증	얕게 자침	뜸은 적게	침 위주
	이 증	깊이 자침	뜸 위주	뜸 위주
	허 증	침은 적게	뜸 위주	보법 치료
	실 증	침 위주	뜸은 적게	사법 치료
	한 증	깊이 자침 길게 유침 서서히 발침	뜸 위주	보법 치료
	열 증	얕게 자침 유침 안함 서서히 발침	뜸은 적게	사법 치료
기 타	신경계	침 위주	뜸도 가능	신경 근육 관절통
	혈관계	침도가능	뜸 위주	고혈압 혈액 혈관
	급성병	침 위주	뜸도 가능	급성방광염 뇨빈삭 배뇨통 뜸 즉효
	만성병	침도 가능	뜸 위주	뜸 효과는 오래 지속 뜸이 시간 절약

제2절 취혈법 · 사진법 · 치법

1. 취혈법(取穴法)

취혈(取穴)할 때 혈의 위치를 측정하기 위한 방법을 골도분촌법(骨度分寸法)이라고 한다. 이를 골도법(骨度法), 등분법(等分法), 절양법(折量法)이라고도 하는데 지촌법(指寸法)과 간편법(簡便法)이 있다. 골도분촌법(骨度分寸法)은 황제내경의 영추 골도편(骨度編)에 있는 취혈법(取穴法)으로 신체를 두부(頭部), 흉복부(胸腹部), 요배부(腰背部), 상지부(上肢部), 하지부(下肢部)로 구분하여 절량 단위를 촌(寸)으로 호칭한다. 부분별 분절 간의 절양(折量)의 길이가 다르며 신체의 어느 부위는 몇 등분하여 각 몇 촌으로 한다고 정해 놓은 것이다. 예를 들면 흉복부의 양쪽 유두 사이는 8촌으로 정한 것이고 배꼽(제중)에서 치골까지는 5촌으로 정하였기 때문에 유두 사이의 1촌과 배꼽과 치골 사이의 1촌은 그 길이가 같지 않다. 같은 부위의 1촌이라도 키에 따라 키 큰 사람과 키 작은 사람의 1촌은 길이가 다르다. 지촌법(指寸法)은 동신촌법(同身寸法)이라고도 하며 환자 수지(手指)의 크기를 기준촌수(基準寸數)로 잡는 방법이며 중지촌(中指寸), 무지촌(拇指寸), 횡지촌(橫指寸) 등이 있다

1) 골도분촌절양법(骨度分寸折量法)

• 두부	발제와 후발제 사이	→ 직촌 12촌
	두유와 두유 사이	→ 횡촌 9촌
	유양돌기와 유양돌기 사이	→ 횡촌 9촌
• 흉복부	유두와 유두 사이	→ 횡촌 8촌
	천돌과 검상돌기 사이	→ 직촌 9촌
	검상돌기와 배꼽 사이	→ 직촌 8촌
	배꼽와 치골상연 사이	→ 직촌 5촌
• 흉복협부	액하와 계늑(장문혈) 사이	→ 직촌 12촌
	계늑(장문혈)과 대전자골두 사이	→ 직촌 5촌

- 요배부 견봉외연과 후정중선 사이 → 횡촌 8촌
  견갑골내연과 후정중선 사이 → 횡촌 3촌

- 상지부 액횡문과 주횡문 사이 → 직촌 9촌
  주횡문과 완횡문 사이 → 직촌 12촌

- 하지부 오금횡문과 내과첨 사이 → 직촌 13촌
  대전자와 오금횡문 사이 → 직촌 19촌
  오금횡문과 외과첨 사이 → 직촌 16촌
  외과첨과 족저 사이 → 직촌 3촌

골도분촌정면도

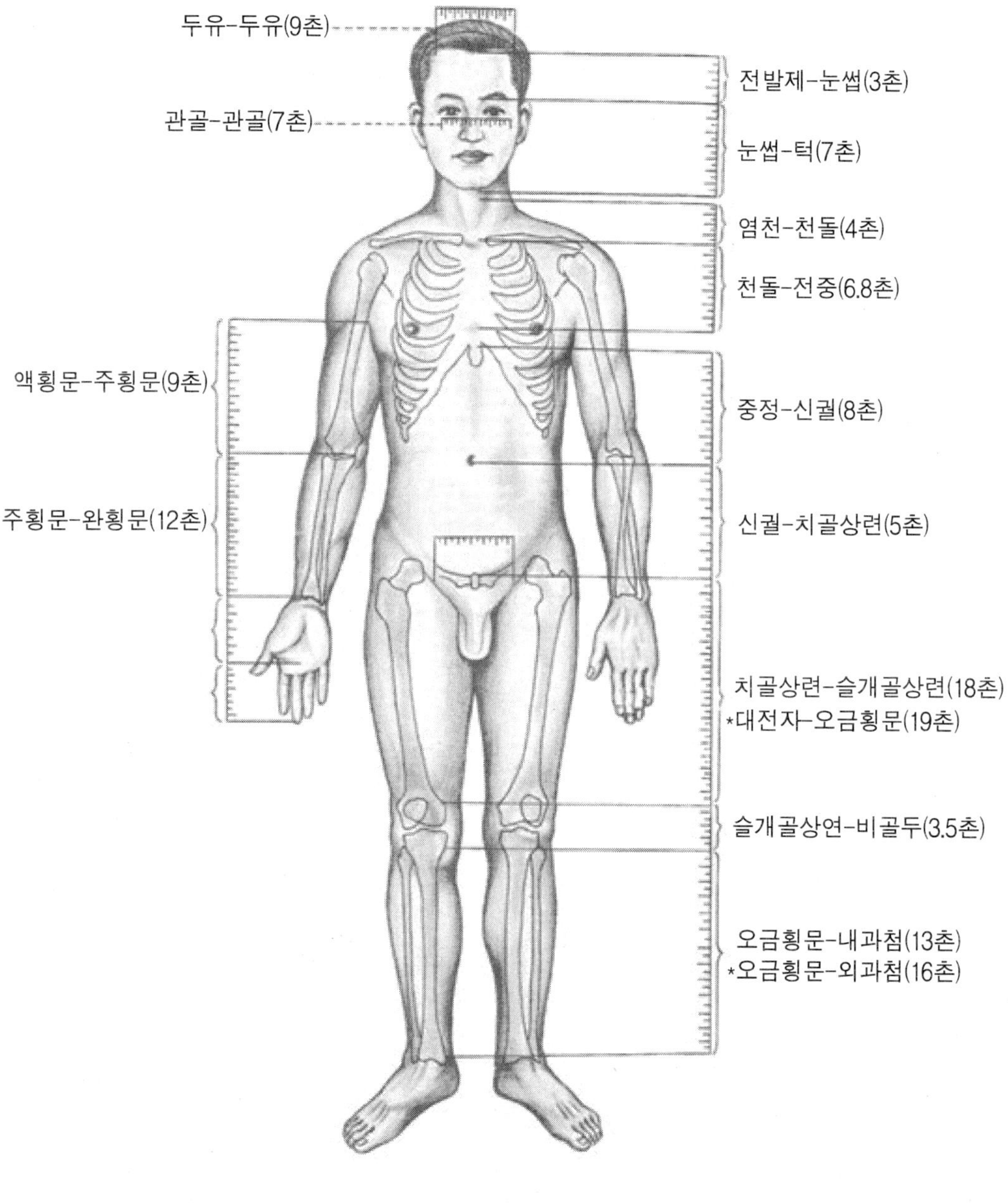
두유-두유(9촌)
관골-관골(7촌)
액횡문-주횡문(9촌)
주횡문-완횡문(12촌)
전발제-눈썹(3촌)
눈썹-턱(7촌)
염천-천돌(4촌)
천돌-전중(6.8촌)
중정-신궐(8촌)
신궐-치골상련(5촌)
치골상련-슬개골상련(18촌)
*대전자-오금횡문(19촌)
슬개골상연-비골두(3.5촌)
오금횡문-내과첨(13촌)
*오금횡문-외과첨(16촌)

골도분촌측면도

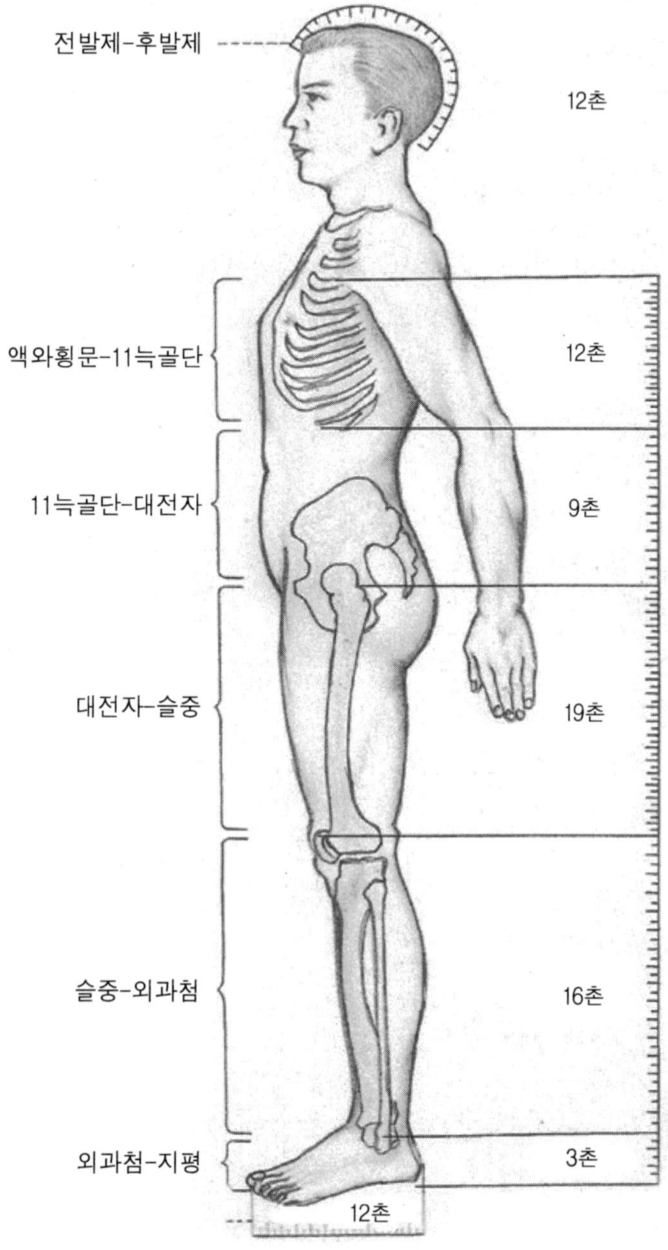
전발제-후발제
12촌
액와횡문-11늑골단
12촌
11늑골단-대전자
9촌
대전자-슬중
19촌
슬중-외과첨
16촌
외과첨-지평
3촌
12촌

골도분촌후면도

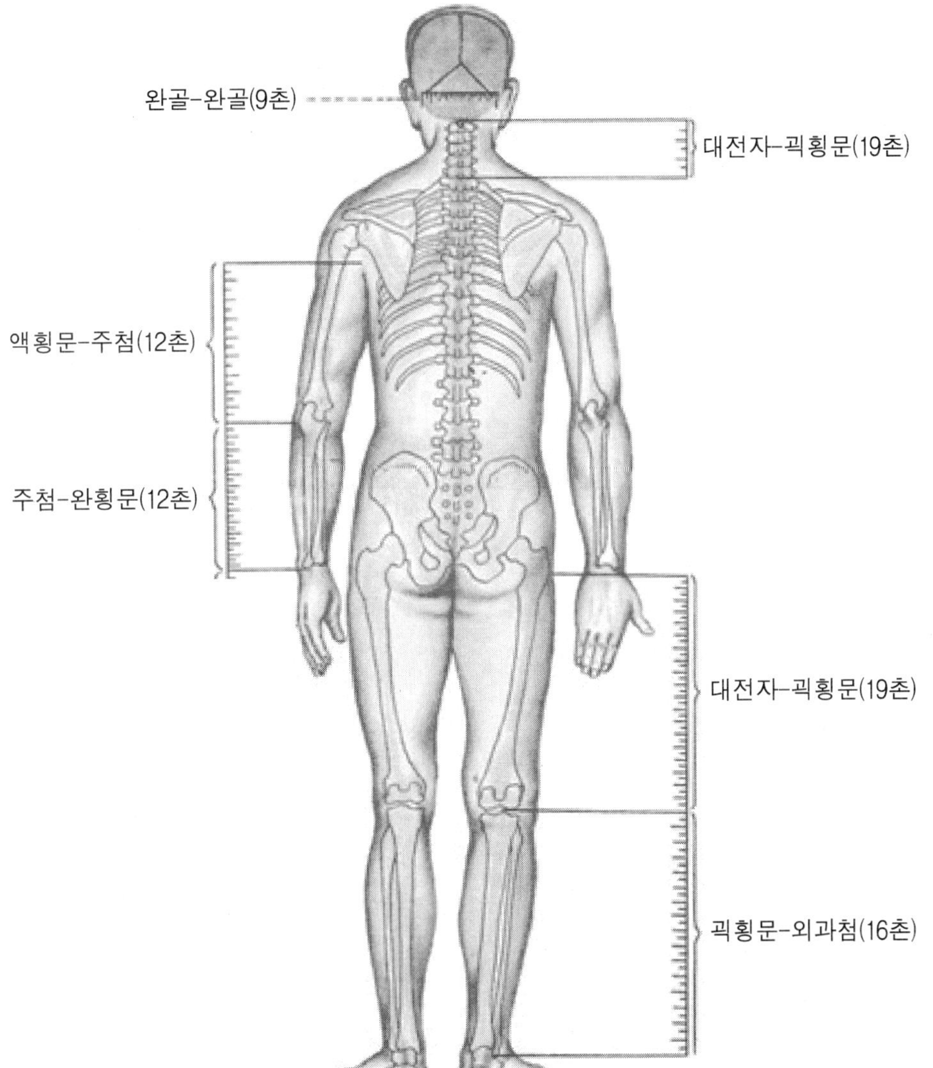

취혈골도분촌표(取穴骨度分寸表)

구분 / 부위	시작 ↔ 끝	도량	촌(寸)	참 고
頭部 두부	전발제 ↔ 후발제	직촌	12촌	전발제 불분명자 眉心 ← 15촌 → 후발제 후발제 불분명자 大椎 ← 15촌 → 전발제 전후발제 불분명자 眉心 ← 18촌 → 大椎
	두유 ↔ 두유	횡촌	9촌	두유 ← 4.5촌 → 신정 ← 4.5촌 → 두유
	유양돌기 ↔ 유양돌기	횡촌	9촌	完骨 ← 9촌 → 完骨(유양돌기)
胸腹部 흉복부	유두 ↔ 유두	횡촌	8촌	양유지간 8촌 임맥 ← 4촌 → 젖꼭지
	천돌 ↔ 검상돌기	직촌	9촌	1늑간격을 1촌 6분으로 계산
	검상돌기 ↔ 배꼽	직촌	8촌	검상돌기 ← 8촌 → 배꼽[神闕]
	배꼽 ↔ 치골상연	직촌	5촌	배꼽[神闕] ← 5촌 → 치골상연
胸腹脇部 흉복협부	액하 ↔ 계늑(장문혈)	직촌	12촌	<극천 ← 12촌 → 장문혈> 11늑골 끝은 장문혈임
	계늑 ↔ 대전자골두	직촌	9촌	대전자골두 = 고관절골두
背腰部 요배부	후정중선 ↔ 견봉외연	횡촌	8촌	견봉 ← 16촌 → 견봉
	정중선 ↔ 견갑골내연	횡촌	3촌	후정중선(독맥) ← 3촌 → 견갑골내연
上肢部 상지부	액횡문 ↔ 견봉단	직촌	4촌	내측 액횡문 ↔ 견봉단
	액횡문 ↔ 주횡문	직촌	9촌	내측 액횡문 ↔ 내측 주횡문
下肢部 하지부	주횡문 ↔ 완횡문	직촌	12촌	내측 주횡문 ↔ 내측 완횡문
	오금횡문 ↔ 내과첨	직촌	13촌	괵횡문 ← 13촌 → 내과첨
	대전자 ↔ 괵횡문	직촌	19촌	고관절두 ↔ 오금 횡문
	괵횡문 ↔ 외과첨	직촌	16촌	오금 횡문 ↔ 바깥 복사뼈
	외과첨 ↔ 족저	직촌	3촌	바깥 복사뼈 ↔ 발바닥

2) 지촌법(指寸法)

(1) 중지촌(中指寸) → 중지를 안으로 굽혔을 때 나타나는 중지 중절골의 양 횡문과 횡문 사이를 1촌으로 한다.

(2) 무지촌(拇指寸) → 엄지손가락 너비 간격을 무지 1촌으로 한다.

(3) 횡지촌(橫指寸) → 엄지를 제외한 네 손가락 중절 골 마디의 너비를 일부법(一夫法)라 하고 3촌으로 한다.

지촌법(指寸法)

무지 1촌	중지 1촌	횡지촌(1부) 3촌
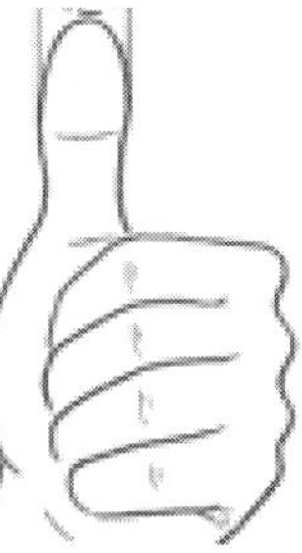	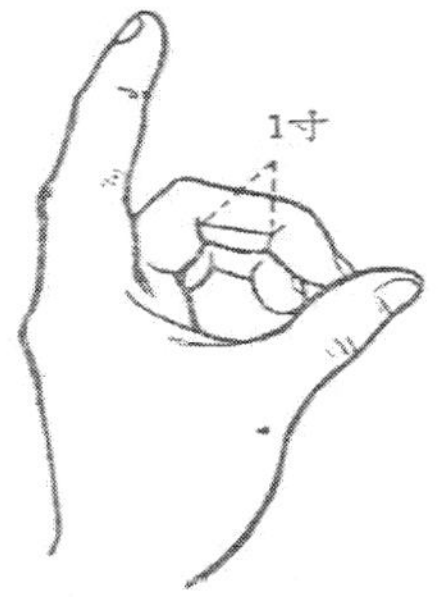	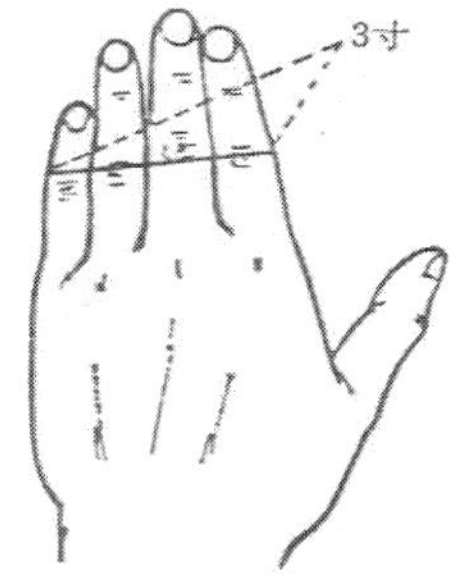

3) 간편법(簡便法)

골도법에 의하여 정해진 부분별 분절치수에 의거 정확히 분절하여 혈을 찾는 것이 아니고 어떤 혈은 대략 관행적으로 찾는 방법이 있는데 이를 간편법(簡便法)이라 한다. 예를 들면 하지(下肢)의 안쪽은 내과(內踝) 〈안쪽 복숭아 뼈〉에서 무릎 관절까지를 13등분을 하여 1분절 길이를 1촌으로 계산하는데 삼음교(三陰交)는 내과 상 3촌에 있는 혈이다. 환자의 내과(內踝) 위에 엄지손가락을 제외한 네 개의 손가락을 올려놓고 일부(一夫) 점을 찾고 일부법(一夫法)은 3촌으로 계측하므로 안쪽 복숭아뼈 윗쪽 일부(一夫) 지점의 경골과 근육 사이가 바로 삼음교(三陰交)가 된다. 혈(穴)을 찾는데 일일이 계측하지 않아 간편하지만 사람마다 신체 특성의 개인차가 있기 때문에 정확성은 떨어진다.

2. 사진법(四診法)

1) 망진(望診) → 시각을 통해서 환자의 정신상태, 혈색, 형태, 설상(舌狀), 분비물, 배설물 등을 통해 비정상적인 변화를 관찰하여 병정을 알아내는 진단 방법으로 아래와 같은 것을 망(望)의 대상으로 한다.

① 정신(望神), ② 면색(望色), ③ 형태(形態)

④ 오관(目 · 舌 · 口 · 鼻 · 耳), ⑤ 피부, ⑥ 배설물

2) 문진(問診)→발병 정황과 현재의 증상을 환자와 명확히 문답을 통하여 환자의 병의 상태를 판단한다. 문진은 다음 내용을 포함한다.

① 유전여부, ② 병력관계

③ 자각증상, ④ 통증유무

⑤ 한열관계, ⑥ 땀(汗)유무

⑨ 배설관계, ⑩ 생리관계

3) 문진(聞珍)→음성을 듣거나 냄새를 맡아서 질병의 상태를 알아보는 방법이다.

① 음성의 강약, ② 호흡상태

③ 트림〈애기(噯氣)〉, ④ 딸꾹질〈홀역(吃逆)〉

⑤ 각종 냄새(구취, 대소변, 가래, 대하)

4) 절진(切診)→환자 체표의 일정한 부위를 누르거나 만져 감촉을 통해 병정을 알아보는 진찰 방식이다.

① 맥진(脈診), ② 안진(按診)

맥진부위

三部脈 / 左右	촌맥(寸脈)	관맥(關脈)	척맥(尺脈)
좌수(左手)	心	肝	腎
우수(右手)	肺	脾	腎(命門)

맥상의 구별

양맥	삭(數)	實	浮	활(滑)	大
음맥	지(遲)	虛	沈	삽(澁)	細

3. 치법(治法)

치료의 원칙은 정체관(整體觀)과 변증론치(辨證論治)의 원칙에 의거하여 치법, 처방, 용약 등 질병을 치료하는 구체적인 방법이다. 치법(治法)이란 일정한 치칙(治則)에 따라 치료하여야 하는데 한법(汗法), 토법(吐法), 하법(下法), 화법(和法), 보법(補法), 온법(溫法), 청법(淸法), 소법(消法) 등이 있고 이 치료 8법을 치료대법(治療大法)이라고 한다.

1) 치료팔법(治療八法)

(1) 한법(汗法)

8법의 하나로 외감질병의 초기에 병사가 표(表)에 있는 오한, 발열, 두통, 신통 등을 땀을 내서 치료하는 발한법(發汗法)이다. 개설주리(開泄腠理), 조화영위(調和營衛), 발한거사(發汗祛邪)를 통해 표사(表邪)를 풀고 제거하는 치법으로 해표법(解表法)이라고도 한다. 자한(自汗), 도한(盜汗), 실혈(失血), 진액휴손(津液虧損)은 한법(汗法)을 이용하면 안 된다.

(2) 토법(吐法)

위환부에 식적(食積)이 쌓이거나 담연(痰涎)이 흉격(胸膈)이나 기도를 막아 담체(痰滯)가 일어나거나 독극물을 먹어 위급한 경우 토출해 내는 구급요법으로 최토법(催吐法)이라고도 한다. 토법(吐法)은 임산부나 허약자는 등에게는 부적한 치법이다.

(3) 하법(下法)

하법(下法)을 사하(瀉下), 공하(攻下), 통리(通裏), 통하법(通下法)이라고도 한다. 설사를 유도하여 체내의 적체(積滯)나 적수(積水)를 제거하고 실열온결(實熱溫結)을 해제하는 치법이다. 정기가 부족한 환자, 월경기간, 임신 중에는 금한다.

(4) 화법(和法)

외감사기가 표(表)에도 있지 않고 이(裏)에도 있지 않거나 반표반리(半表半裏)에 있는 사기를 제거하고 정기를 도와 조화를 이루게 하는 치법이다. 반표증(半表證)은 춥고

열이 나는 증상이 교체되고 가슴과 옆구리가 빠근한 증세이며, 반이증(半裏證)은 입이 쓰고 목이 마르며 어지러운 증상인데 간비조화(肝脾調和), 간위조화(肝胃調和)를 이루어주는 치법이다.

(5) 온법(溫法)

온열약이나 침구를 이용하여 이한증(裏寒證), 한실증(寒實證), 허한증(虛寒證) 등 주로 한증(寒症)을 치료하는 방법이다. 신궐에 격염구(隔鹽灸)나 격강구(隔薑灸)를 활용하여 회양고탈(回陽固脫), 중풍탈증(中風脫證), 허한복통(虛寒腹痛), 행기지통(行氣止痛)하는 것은 온법(溫法)에 속한다.

(6) 청법(淸法)

청열법(淸熱法)이라고도 하며 화열증(火熱證)을 제거하는 치료법이다. 주로 이실열증(裏實熱證)에 사용하며 양화(凉化), 사화(瀉化), 양혈(養血)시켜 열을 제거하는 치료팔법(治療八法) 중의 하나이다.

(7) 보법(補法)

보익법(補益法)이라고도 하며 인체의 기혈음양(氣血陰陽)이 부족한 것을 보양하여 각종 허증(虛證)을 치료하는 치법이다. 허증(虛證)은 기허(氣虛), 혈허(血虛), 음허(陰虛), 양허(陽虛) 등이 있으므로 보법(補法) 역시 보기(補氣), 보혈(補血), 보음(補陰), 보양(補陽)의 방법이 있다.

(8) 소법(消法)

소산법(消散法)이라고 하며 음식물을 소화 촉진하여 식체(食滯), 기혈어체(氣血瘀滯)로부터 발생하는 비적(痞積)을 제거하는 방법이다.

2) 치병구본(治病求本) 기초한의학 506-507

변증론치 중 근본원칙으로 같은 질병도 그 원인이 다를 수 있으며 겸증(兼證)도 있을 수 있고 진가(眞假)가 나타날 수도 있기 때문에 질병에 대한 근본 원인을 정확히 탐구하고 아울러 근본 원인에 대한 치료법을 확정하여 운용하는 것이다. 질병에서 표(標)와 본(本)은 상대적인 것이다.

- 사기와 정기 : 정기는 본(本)이고 사기는 표(標)이다.
- 병인병기와 증상 : 병인병기는 본(本), 증상은 표(標)이다.
- 원발병과 속발병 : 원발병은 본(本)이고 속발병은 표(標)이다.
- 신병과 구병 : 구병은 본(本)이고 신병은 표(標)이다.
- 체표와 내장 : 내장은 본(本)이고 체표는 표(標)이다.

(1) 정치법(正治法) 반치법(反治法)

① 정치법(正治法) : 질병의 표현과 본질이 일치할 때 그 증후의 성질과 반대로 치료하는 방법으로 정치법(正治法)을 역치법(逆治法)이라고도 한다.

가. 한증(寒證)은 열(熱)로, 한자열지(寒者熱之)
나. 열증(熱證)은 한(寒)으로, 열자한지(熱者寒之)
다. 허(虛)하면 보(補)하고, 허즉보지(虛則補之)
라. 실(實)하면 사(瀉)한다. 실즉사지(實則瀉之)

② 반치법(反治法) : 질병의 표현과 본질이 일치하지 않고 가상이 나타났을 때 그 증후의 가상에 따라 치료하는 방법으로 반치법(反治法)을 종치법(從治法)이라고도 한다.

가. 가상이 열증이면 열법으로 치료한다. 열인열용(熱因熱用=以熱治熱)
나. 가상이 한증이면 한법(寒法)으로 치료한다. 한인한용(寒因寒用=以寒治寒)
다. 막힌 폐색증은 허하니 보하여 막힌 것을 터주어 치료한다. 색인색용(塞因塞用)
라. 통설(通泄)증후는 통리(通利)시킨다. 통인통용(通因通用)
마. 상병하치(上病下治)
바. 하병상치(下病上治)
사. 음병치양(陰病治陽)
아. 양병치음(陽病治陰)
자. 좌병우치(左病右治), 우병좌치(右病左治)－무자법(繆刺法)

(2) 치표(治表)와 치본(治本)

① 급즉치기표(急則治其標) : 급한 것은 표(標)를 먼저 치료한다.

② 완즉치기본(緩則治其本) : 표본(標本)이 급하지 않을 때 본(本)을 먼저 치료한다.

③ 표본겸치(標本兼治) : 표본동치(標本同治)와 같은 말이다. 표증이 해소되지 않았는데 이증이 나타나면 표증과 이증을 동시 치료한다.

3) 부정거사(扶正祛邪)

(1) 개념 및 상호관계

질병은 정기(正氣)와 사기(邪氣)의 투쟁이다. 부정거사란 정기(正氣)를 북돋아 사기(邪氣)를 제거하는 치료법이다. 부정(扶正)이란 보법으로 정기를 부양시켜 저항력과 면역력 및 자연치유력을 증강시켜 사기를 이기고 건강을 회복하게 하는 것이며 거사(祛邪)란 사법으로 사(邪)를 제거하여 정(正)를 회복시키는 것이다. 즉 허즉보(虛則補) 실즉사(實則瀉)의 방법이다.

(2) 부정과 거사의 운용원칙

① 부정(扶正)

약물, 침구, 애구(艾灸), 기공, 식이요법, 체력단련 등의 방법으로 정(精)·기혈·진액 등의 부족을 보충하여 생리기능을 회복시켜 준다. 보음(補陰), 장양(壯陽), 익기(益氣), 양혈(養血), 증액(增液) 등의 치료법이 활용된다.

② 거사(祛邪)

사기(邪氣)를 제거하여 정기(正氣)를 회복시키는 방법으로 다음 방법 등을 활용한다.

- 외사가 표(表)에 있으면 발한해표법(發汗解表法)
- 담연(痰涎)이 상부에 있으면 용토담연법(涌吐痰涎法)
- 병이 상부에 있으면 토법(吐法)
- 병이 중초에 있어 창만(脹滿)하면 하사법(下瀉法)
- 병이 하부에 있으면 소도법(消導法)으로 치료한다.

가. 부정과 거사의 겸용 : 정허(正虛)가 위주고 사실(邪實)이 부차일 때

나. 선(先) 거사 후 부정 : 정허와 사실이 동시에 존재할 때

다. 선(先) 부정 후 거사 : 정허(正虛)와 사실(邪實)이 동시에 존재하지만 정기허약이 극에 달했을 때 치법이다.

4) 인시(因時) · 인지(因地) · 인인제의(因人制宜)

질병의 발생 발전은 많은 요인이 있으며 계절, 지역, 남녀, 성별, 나이, 체질 등에 따라 다르게 나타난다. 그러한 조건을 고려하여 그 특성요인에 맞게 치료하는 것이 최상의 방법이라는 것이다.

(1) 인시제의(因時制宜)

사계절의 기후가 다름을 고려하여 적합한 치료 원칙을 결정한다.

(2) 인지제의(因地制宜)

지리적 특성과 생활환경 조건이 인체와 질병에 대하여 미치는 영향에 근거하여 치법의 원칙을 세우는 것이다.

(3) 인인제의(因人制宜)

환자의 연령, 성별, 체질 등의 특성에 근거하여 치료 및 약물 사용의 원칙을 고려해야 한다.

제4장
중요 경락과 경혈

제1절 중요 혈의 종류

1. 오수혈(五輸穴=오행혈)

오수혈은 경혈 분류 명칭의 하나로 12경맥 중에서 팔꿈치와 무릎관절 아래 위치한 혈로 아래서부터 위로 향하여 정(井), 형(滎), 수(輸), 경(經), 합(合)의 다섯 가지 특정 혈을 말하며 경기(經氣)가 시작하는 혈을 정혈(井穴)이라 하고, 얕게 흐르는 혈을 형혈(滎穴)이라 하며, 깊게 흐르는 곳을 수혈(輸穴)이라고 하고, 힘차게 운행되는 곳을 경혈(經穴)이라 하고, 본 장부(本臟腑)로 들어가는 곳을 합혈(合穴)이라고 한다.

1) 오수혈(五輸穴)의 활용

정혈(井穴) → 〈出〉 湧出之井 심하만(心下滿) 신지병(神志炳)
형혈(滎穴) → 〈流〉 溪流之樣 신병발열(身病發熱) 열병치료
수혈(輸穴) → 〈注〉 川流之形 체중절통(體重節痛) 관절통치료
경혈(經穴) → 〈行〉 江流之穴 해천한열(咳喘寒熱) 냉증치료
합혈(合穴) → 〈合〉 合海之境 역기이설(逆氣而泄) 역기를 내림

(1) 정혈(井穴) → 〈出〉 용출지정(湧出之井)

심하만(心下滿), 신지병(神志病), 협심증
심하번민(煩悶), 기사회생, 구급처치
순환기계통질환, 심계항진, 혼수, 가사증
고혈압, 중풍증, 졸도, 실신, 의식상실

shock, 흉민, 흉통, 학질발열, 간병(肝木病)

소아경풍발열, 소아발열, 경기 등에 특효

(2) 형혈(滎穴) **→ 〈流〉 계류지양**(溪流之樣) **수성소류**(水成小流)

신병발열(身炳發熱), 신열(身熱)

심화병(心火病)치료, 급격한 고열발열

순환기질환의 발열, 내상발열, 외감발열

탈수현상에서 오는 발열

(3) 수혈(輸穴) **→ 〈注〉 천류지형**(川流之形)

체중절통(體重節痛) 〈관절통증치료〉

체중절통비주병(體重節痛痺主病)

주슬관절통(肘膝關節痛), 류마치스관절염

풍습비통(風濕痺痛), 신경통(神經痛)

다발성관절통, 관절염(關節炎)

(4) 경혈(經穴) **→ 〈行〉 강류지형**(江流之形)

해천한열(咳喘寒熱) 〈냉증치료〉

해천한열폐금병(咳喘寒熱肺金病), 인후부병증

호흡기질환, 해수, 천해, 천식, 기관지천식, 단기(短氣)

감모(感冒=감기), 인후부병증, 편도선염, 인후염, 후두염, 흉통 등에 활용

(5) 합혈(合穴) **→ 〈合〉 합해지경**(合海之境) **역기이설**(逆氣而泄)

〈기가 오를 때 내리는 혈〉 만성질환에 특효

역기이설(逆氣而泄), 신수병(腎水病)

장위(腸胃) 등 6부 병증, 만성신장염

소변유뇨 및 소변빈삭, 소변불금, 변비

비뇨생식기계 질환, 만성위장질환, 하리

2) 음 · 양증(陰陽症)별 치법 원칙

(1) 음증(陰症)

허증(虛症) → 허즉기모보(虛則其母補) (虛하면 자기 母穴을 보한다.)

한증(寒症) → 經穴을 보한다.

이증(裏症) → 絡穴을 보한다.

(2) 양증(陽症)

실증(實證) → 실즉기자사(實則其子瀉) (자혈(子穴) 또는 원혈(原穴)을 사함)

열증(熱症) → 형혈(滎穴)을 사한다.

표증(表症) → 극혈(隙穴)을 사한다.

3) 음 · 양 오수혈의 오행적용

오수혈 \ 음양	음경(陰經)	양경(陽經)
정(井)	정목(井木)	정금(井金)
형(滎)	형화(滎火)	형수(滎水)
수(輸)	수토(輸土)	수목(輸木)
경(經)	경금(經金)	경화(經火)
합(合)	합수(合水)	합토(合土)

(1) 음경오수혈(陰經五輸穴)

수족	장부	경락명 \ 오수혈	정(井)	형(滎)	수(輸)	경(經)	합(合)
수족	오장	경 락 명	木	火	土	金	水
수삼음경	폐	수태음폐경	소상	어제	태연	경거	척택
	심포	수궐음심포경	중충	노궁	대능	간사	곡택
	심	수소음심경	소충	소부	신문	영도	少海
족삼음경	비	족태음비경	은백	대도	태백	상구	음능천
	간	족궐음간경	대돈	행간	태충	중봉	곡천
	신	족소음신경	용천	연곡	태계	복류	음곡

(2) 양경오수혈(陽經五輸穴)

수족	장부	경락명 \ 오수혈	정(井)	형(滎)	수(輸)	경(經)	합(合)
수족	오장	경 락 명	金	水	木	火	土
수삼양경	대장	수양명대장경	상양	이간	삼간	양계	곡지
	삼초	수소양삼초경	관충	액문	중저	지구	천정
	소장	수태양소장경	소택	전곡	후계	양곡	小海
족삼양경	위	족양명위경	여태	내정	함곡	해계	족삼리
	담	족소양담경	규음	협계	임읍	양보	양능천
	방광	족태양방광경	지음	통곡	속골	곤륜	위중

(3) 12정경의 상생 · 상극 관계

오행	경락경	상생(母子관계)		상극(賊乘관계)	
		母 經	子 經	賊 經 (克我者)	乘 經 (我克者)
金	폐경	비경·토	신경·수	심경·화	간경·목
	대장경	위경·토	방광경·수	소장경·화	담경·목
土	위경	소장경·화	대장경·금	담경·목	방광경·수
	비경	심경·화	폐경·금	간경·목	신경·수
火 (君火)	심경	간경·목	비경·토	신경·수	폐경·금
	소장경	담경·목	위경·토	방광경·수	대장경·금
水	방광경	대장경·금	담경·목	위경·토	소장경·화
	신경	폐경·금	간경·목	비경·토	심경·화
火 (相火)	심포경	간경·목	비경·토	신경·수	폐경·금
	삼초경	담경·목	위경·토	방광경·수	대장경·금
木	담경	방광경·수	소장경·화	대장경·금	위경·토
	간경	신경·수	심경·화	폐경·금	비경·토

※극아자(克我者) : 나를 극(克)하는 것(상대가 나를 이기는 관계)
아극자(我克者) : 내가 극(克)하는 것(내가 상대를 이기는 관계)

2. 사암 오행침 취혈법

1) 사암 허 · 실 보사법

補瀉 / 臟腑	虛證〈보법〉→ 正格				實證〈사법〉→ 勝格			
	母經母穴補 自經母穴補		賊經賊穴瀉 自經賊穴瀉		賊經賊穴補 自經賊穴補		子經子穴瀉 自經子穴瀉	
폐	태백	태연	소부	어제	소부	어제	음곡	척택
대장	족삼리	곡지	양곡	양계	양곡	양계	통곡	이간
위	양곡	해계	임읍	함곡	임읍	함곡	상양	여태
비장	소부	대도	대돈	은백	대돈	은백	경거	상구
심장	대돈	소충	음곡	少海	음곡	少海	태백	신문
소장	임읍	후계	통곡	전곡	통곡	전곡	족삼리	小海
방광	상양	지음	족삼리	위중	족삼리	위중	임읍	속골
신장	경거	복류	태백	태계	태백	태계	대돈	용천
심포	대돈	중충	음곡	곡택	음곡	곡택	태백	대능
삼초	임읍	중저	통곡	액문	통곡	액문	족삼리	천정
담	통곡	협계	상양	규음	상양	규음	양곡	양보
간	음곡	곡천	경거	중봉	경거	중봉	소부	행간

※정격(正格) → 虛證을 보(補)하여 주는 치법
승격(勝格) → 實證을 사(瀉)하여 주는 치법

2) 사암 허 · 실 보사법의 분석

補瀉 / 臟腑	虛證〈보법〉→ 正格				實證〈사법〉→ 勝格			
	母經母穴補 自經母穴補		賊經賊穴瀉 自經賊穴瀉		賊經賊穴補 自經賊穴補		子經子穴瀉 自經子穴瀉	
폐	비土 태백	폐土 태연	心火 소부	폐火 어제	心火 소부	폐火 어제	신水 음곡	폐水 척택
대장	위土 족삼리	대장土 곡지	소장火 양곡	대장火 양계	소장火 양곡	대장火 양계	방광水 통곡	대장水 이간
위	소장火 양곡	위火 해계	담木 임읍	위木 함곡	담木 임읍	위木 함곡	대장金 상양	위金 여태
비장	심火 소부	비火 대도	간木 대돈	비木 은백	간木 대돈	비木 은백	폐金 경거	비金 상구
심장	간木 대돈	심木 소충	신수 음곡	심수 少海	신수 음곡	심수 少海	비토 태백	심토 신문
소장	담목 임읍	소장목 후계	방광수 통곡	소장수 전곡	방광수 통곡	소장수 전곡	위토 족삼리	소장토 小海
방광	대장금 상양	방광금 지음	위토 족삼리	방광토 위중	위토 족삼리	방광토 위중	담목 임읍	방광목 속골
신장	폐금 경거	신금 복류	비토 태백	신토 태계	비토 태백	비토 태계	간목 대돈	신목 용천
심포	산목 대돈	심포목 중충	신수 음곡	심포수 곡택	신수 음곡	심포수 곡택	비토 태백	심포토 대능
삼초	담목 임읍	삼초목 중저	방광수 통곡	삼초수 액문	방광수 통곡	삼초수 액문	위토 족삼리	삼초토 천정
담	방광수 통곡	담수 협계	대장금상 양	담금 규음	대장금상 양	담금 규음	소장火 양곡	담화 양보
간	신수 음곡	간수 곡천	폐금 경거	간금 중봉	폐금 경거	간금 중봉	심화 소부	간화 행간

3) 사암 한 · 열 보사법

補瀉 / 臟腑	寒證 → 發熱				熱證 → 退熱			
	補 →(火혈) 賊 · 自 · 子 · 母穴		瀉 →(水혈) 賊 · 自 · 子 · 母穴		補 →(水혈) 賊 · 自 · 子 · 母穴		瀉 →(土혈) 賊 · 自 · 子 · 母穴	
폐	소부	어제	척택	음곡	척택	음곡	태백	태연
대장	양곡	해계	이간	통곡	이간	통곡	양곡	해계
위	해계	양곡	내정	통곡	내정	통곡	족삼리	위중
비장	대도	소부	음능천	음곡	음능천	음곡	태백	테계
심장	소부	연곡	少海	음곡	少海	음곡	소부	연곡
소장	양곡	곤륜	전곡	통곡	전곡	통곡	小海	족삼리
방광	양곡	곤륜	통곡	전곡	통곡	전곡	족삼리	위중
신장	소부	연곡	음곡	少海	음곡	少海	태백	태계
심포	소부	노궁	곡택	少海	곡택	少海	태백	대능
삼초	지구	곤륜	액문	통곡	액문	통곡	지구	곤륜
담	양보	양곡	협계	통곡	협계	통곡	위중	양능천
간	행간	소부	음곡	곡천	음곡	곡천	태충	태백

※한증치법(寒證治法) : 發熱→賊經 · 自經 · 子經 · 母經穴을 보하거나 사하여 한증을 치료하는 치법
※열증치법(熱證治法) : 退熱→賊經 · 自經 · 子經 · 母經穴을 보하거나 사하여 열증을 치료하는 치법

4) 사암 한 · 열 보사법의 분석

補瀉 / 臟腑	寒證 → 發熱				熱證 → 退熱			
	補 →(火혈) 賊 · 自 · 子 · 母穴		瀉 →(水혈) 賊 · 自 · 子 · 母穴		補 →(水혈) 賊 · 自 · 子 · 母穴		瀉 →(土혈) 賊 · 自 · 子 · 母穴	
폐	賊火 소부	自火 어제	自水 척택	子水 음곡	自水 척택	子水 음곡	母土 태백	自土 태연
대장	賊火 양곡	母火 해계	自水 이간	子水 통곡	自水 이간	子水 통곡	賊火 양곡	母火 해계
위	自火 해계	母火 양곡	自水 내정	賊水 통곡	自水 내정	賊水 통곡	自土 족삼리	賊土 위중
비장	自火 대도	母火 소부	自水 음능천	賊水 음곡	自水 음능천	賊水 음곡	自土 태백	賊土 테계
심장	自火 소부	賊火 연곡	自水 少海	賊水 음곡	自水 少海	賊水 음곡	自火 소부	賊火 연곡
소장	自火 양곡	賊火 곤륜	自水 전곡	賊水 통곡	自水 전곡	賊水 통곡	自土 小海	子土 족삼리
방광	賊火 양곡	自火 곤륜	賊水 전곡	自水 통곡	賊水 전곡	自水 통곡	子土 족삼리	自土 위중
신장	賊火 소부	自火 연곡	自水 음곡	賊水 少海	自水 음곡	賊水 少海	賊土 태백	自土 태계
심포	自火 소부	自火 노궁	自水 곡택	心水 少海	自水 곡택	心水 少海	子土 태백	自土 대능
삼초	自火 지구	賊火 곤륜	自水 액문	賊水 통곡	自水 액문	賊水 통곡	自火 지구	賊火 곤륜
담	自火 양보	子火 양곡	自水 협계	모수 통곡	自水 협계	母水 통곡	母土 위중	自土 양능천
간	自火 행간	子火 소부	母水 음곡	自水 곡천	母水 음곡	自水 곡천	自土 태충	賊土 태백

5) 사암오행침 허 · 실 · 한 · 열 조견표

구분/오행	경락	虛卽補其母 實卽瀉其子					證	補		瀉		刺針擇時
		井木 井金	滎火 滎水	輸土 輸木	經金 經火	合水 合土						
金	手太陰 <肺>	소상	어제	태연	경거	척택	虛症	태백	태연	소 부	어 제	卯時
							實證	소 부	어 제	음 곡	척 택	寅時
							寒證	소 부	어 제	척 택	음 곡	
							熱證	척 택	음 곡	태 백	태 연	
	手陽明 <大腸>	상양	이간	삼간	양계	곡지	虛症	족삼리	곡 지	양 곡	양 계	辰時
							實證	양 곡	양 계	통 곡	이 간	卯時
							寒證	양 곡	해 계	이 간	통 곡	
							熱證	이 간	통 곡	양 곡	해 계	
土	足陽明 <胃>	여태	내정	함곡	해계	족삼리	虛症	양 곡	해 계	족임읍	함 곡	巳時
							實證	족임읍	함 곡	상 양	여 태	辰時
							寒證	해 계	양 곡	내 정	통 곡	
							熱證	내 정	통 곡	족삼리	위 중	
	足太陰 <脾>	은백	대도	태백	상구	음릉천	虛症	소 부	대 도	대 돈	은 백	午時
							實證	대 돈	은 백	경 거	상 구	巳時
							寒證	대 도	소 부	음릉천	음 곡	
							熱證	음릉천	음 곡	태 백	태 계	
火	手少陰 <心>	少衝	소부	신문	영도	少海	虛症	대 돈	소 충	음 곡	소 해	未時
							實證	음 곡	소 해	태 백	신 문	午時
							寒證	소 부	연 곡	소 해	음 곡	
							熱證	소 해	음 곡	소 부	연 곡	
	手太陽< 小腸>	소택	전곡	협계	양곡	小海	虛症	족임읍	후 계	통 곡	전 곡	申時
							實證	통 곡	전 곡	족삼리	소 해	未時
							寒證	양 곡	곤 륜	전 곡	통 곡	
							熱證	전 곡	통 곡	족삼리	小 海	
水	足太陽 <膀胱>	지음	통곡	속골	곤륜	위중	虛症	상 양	지 음	족삼리	위 중	酉時
							實證	족삼리	위 중	족임읍	속 골	申時
							寒證	양 곡	곤 륜	전 곡	통 곡	
							熱證	전 곡	통 곡	족삼리	위 중	
	足少陰 <腎>	용천	연곡	태계	복류	음곡	虛症	경 거	복 류	태 백	태 계	戌時
							實證	태 백	태 계	대 돈	용 천	酉時
							寒證	소 부	연 곡	음 곡	少 海	
							熱證	음 곡	少 海	태 백	태 계	
火	手厥陰 <心包>	중충	노궁	태릉	간사	곡택	虛症	대 돈	중 충	음 곡	곡 택	亥時
							實證	음 곡	곡 택	태 백	태 릉	戌時
							寒證	소 부	노 궁	곡 택	少 海	
							熱證	곡 택	少 海	태 백	대릉	
	手小陽 <三焦>	관충	액문	중저	지구	천정	虛症	족임읍	중 저	통 곡	액 문	子時
							實證	통 곡	액 문	족삼리	천 정	亥時
							寒證	지 구	곤 륜	액 문	통 곡	
							熱證	액 문	통 곡	지 구	곤 륜	
木	足少陽 <膽>	규음	협계	족임읍	양보	양릉천	虛症	통 곡	협 계	상 양	규 음	丑時
							實證	상 양	규 음	양 곡	양 보	子時
							寒證	양 보	양 곡	협 계	통 곡	
							熱證	협 계	통 곡	위 중	양능천	
	足厥陰 <肝>	태돈	행간	태충	중봉	곡천	虛症	음 곡	곡 천	경 거	중 봉	寅時
							實證	경 거	중 봉	소 부	행 간	丑時
							寒證	행 간	소 부	음 곡	곡 천	
							熱證	음 곡	곡 천	태 충	태 백	

6) 사암 오행보사법의 특징

사암(舍岩)은 음·양, 허·실, 표·리, 한·열의 8강 변증 중 허·실, 한·열의 4강 변증을 중심으로 독특한 보사법을 발전시켰다. 원칙은 음양오행의 운행관계와 일치하는 것도 아니고 장부의 표리관계와 일치하는 것도 아니다. 허증과 실증은 일정한 원칙이 성립된다. 그러나 한증과 열증은 일정한 하나의 통일된 보사 원칙만으로는 해석되지 않는다. 사암은 독자적 임상경험에 의하여 보다 효과적인 방법을 발견했던 것으로 파악된다.

① 허증(虛證) → 허즉기모보(虛則其母補)의 원칙에 의거 모경(母經)의 모혈(母穴)을 보(補)하고 자경(自經)의 모혈(母穴)을 보하여 주며 나를 극(克)하는 적경(賊經)의 적혈(賊穴)과 자경(自經)의 적혈(賊穴)을 사(瀉)한다.

② 실증(實證) → 실즉기자사(實則其子瀉)의 원칙에 의거 적경(賊經)의 적혈(賊穴)을 보하여 주고 자경(自剄)의 적혈(賊穴)을 보하여 주며 자경(子經)의 자혈(子穴)을 사하고 자기 경락(自經)의 자혈(子穴)을 사한다.

③ 한증(寒證) → 한증은 전통침법에서는 해당 경맥의 오수혈(五俞穴) 중 경혈(經穴)을 취혈(取穴)하였는데 사암침법에서는 자경(自經) 및 타경(他經)의 화혈(火穴)을 보하고 수혈(水穴)을 사(瀉)하여 발열(發熱)시켜주는 방법을 사용하였으며 한증치료를 「열(熱)하게 하려면」이라고 하였다.

④ 열증(熱證) → 열증은 한증과 마찬가지로 전통침법에서는 해당 경맥의 오수혈(五俞穴) 중 형혈(滎穴)을 취혈(取穴)하였는데 사암침법에서는 자경(自經) 및 타경(他經)의 수혈(水穴)을 보하고 화(火)혈이 아닌 토혈(土穴)을 사(瀉)하여 퇴열(退熱)시켜주는 방법을 사용하였으며 열증 치료를 「한(寒)하게 하려면」이라고 하였다.

3. 사총혈(四總穴)

1) 복부(腹部) → 족삼리(足三里) 족양명위경
2) 두경부(頭頸部) → 열결(列缺) 수태음폐경(앞뒤 목병)
3) 면목부(面目部) → 합곡(合谷) 수양명대장경

4) 요배부(腰背部) → 위중(委中) 족태양방광경

4. 육총혈(六總穴)

1) 복부(腹部) → 족삼리(足三里) 족양명위경
2) 두정부(頭頂部) → 열결(列缺) 수태음폐경(앞뒤 목병)
3) 면목부(面目部) → 합곡(合谷) 수양명대장경
4) 요배부(腰背部) → 위중(委中) 족태양방광경
5) 흉협부(胸脇部) → 내관(內關) 수궐음심포경
6) 구급혈(救急穴) → 수구(水溝) 독맥(督脈)

5. 사관혈(四關穴)

사관혈(四關穴)은 좌우 4개혈로 혈압조절, shock, 알레르기 방지, 기혈행통(氣血行通), 신경안정, 기사회생의 특효혈(特效穴)이다. 자침시 30분 이상 유침(溜鍼)하면 눈이 충혈된다.

1) 합곡(合谷) → 수양명대장경(手陽明大腸經)의 원혈(原穴)
2) 태충(太衝) → 족궐음간경(足厥陰肝經)의 원혈

6. 팔요혈(八要穴)

1) 두항부(頭項部) → 후계(後溪), 열결(列缺)
2) 심흉부(心胸部) → 내관(內關), 합곡(合谷)
3) 요배부(腰背部) → 위중(委中), 은문(殷門), 곤륜(崑崙)
4) 면목부(面目部) → 합곡(合谷), 곡지(曲池)
5) 위복부(胃腹部) → 족삼리(足三里)
6) 흉복부(胸腹部) → 내관(內關), 족삼리(足三里)
7) 두면부(頭面部) → 곡지 족삼리(열을 끌어내리는 최고혈)
합곡(合谷), 곡지(曲池), 풍지(風池)

8) 대퇴외측부위 → 환도(環跳), 양능천(陽陵泉), 풍시(風市)

※곡지 족삼리 → 열을 끌어내리는 최고혈
※후계(後谿) → 독맥기가 막힌 경우
앞 목 → 열결(列缺)
뒷 목 → 후계(後溪)
앞머리 → 상관(上關)
뒷머리 → 풍지(風池)

7. 육부하합혈(六腑下合穴)

6부(六腑)의 병증을 치료할 때 사용하는 혈(穴)로, 기(氣)가 들어와 머무르고 출입하는 중요한 부위로 무릎 아래 족삼양경의 상부에 하나씩 합혈이 있어 하합혈(下合穴)이라고 한다.

1) 위(胃) → 족삼리(足三里) 족양명위경
2) 대장(大腸) → 상거허(上巨墟) 족양명위경
3) 소장(小腸) → 하거허(下巨墟) 족양명위경
4) 방광(膀胱) → 위중(委中) 족태양방광경
5) 삼초(三焦) → 위양(委陽) 족태양방광경
6) 담(膽) → 양능천(陽陵泉) 족소양담경

8. 회혈(會穴)의 특성

하나의 혈이 여러 개의 경(經)에 공동으로 속한 것을 회혈(會穴)이라 한다. 교회혈은 팔맥교회혈(八脈交會穴) 팔회혈(八會穴)처럼 상호 교회하며 임상 범위가 넓고 효과가 크다.

1) 팔회혈(八會穴)

장(臟), 부(腑), 기(氣), 혈(血), 근(筋), 맥(脈), 골(骨), 수(髓)의 정기가 모이는 혈로 열병이 내부에 있을 때 사용하는 혈이다. 실제로 위의 8가지와 관계있는 모든 질병에 활용되는 중요한 혈이다.

(1) 장회(臟會) → 장문(章門) 장(臟)의 병

(2) 부회(腑會) → 중완(中脘) 부(腑)의 병
(3) 기회(氣會) → 전중(膻中) 기(氣)의 병
(4) 혈회(血會) → 격수(隔兪) 혈(血)의 병
(5) 근회(筋會) → 양능천(陽陵泉) 근(筋)의 병
(6) 맥회(脈會) → 태연(太淵) 맥(脈)의 병
(7) 골회(骨會) → 대저(大杼) 골(骨)의 병
(8) 수회(髓會) → 현종(懸鐘=절골) 수(髓)의 병

2) 팔맥교회혈(八脈交會穴)

기경8맥의 여덟 혈을 배합 응용하는 방법인데 8개의 혈을 배합하여 4쌍으로 운용하는 것이다.

본경(本經)	교회혈	팔맥(通八脈)	治 療
족태음비경(足太陰脾經)	공손(公孫)	충맥(衝脈)	심장, 위, 가슴
수궐음심포경(手厥陰心包經)	내관(內關)	음유맥(陰維脈)	
수태양소장경(手太陽小腸經)	후계(後谿)	독맥(督脈)	목내자(目內眥) 견박(肩膊), 소장 방광, 귀(耳) 두정(頭頂)
족태양방광경(足太陽膀胱經)	신맥(申脈)	양교맥(陽蹻脈)	
족소양담경(足少陽膽經)	임읍(臨泣)	대맥(大脈)	목예자(目銳眥) 이후(耳後), 협(頰, 뺨) 경(頸), 어깨
수소양삼초경(手少陽三焦經)	외관(外官)	양유맥(陽維脈)	
수태음폐경(手太陰肺經)	열결(列缺)	임맥(任脈)	폐관계, 인후, 흉격
족소음신경(足少陰腎經)	조해(照海)	음교맥(陰蹻脈)	

(1) 내관(內關)+공손(公孫)→심(心), 흉(胸), 위(胃) 질병
(2) 외관(外官)+임읍(臨泣)→눈, 머리, 얼굴 부위(面) 질병
(3) 후계(後溪)+신맥(申脈)→경(頸), 항(項), 어깨 부위 질병
(4) 열결(列缺)+조해(照海)→인후, 흉격부 질병

9. 구급혈(救急穴)

(1) 십선혈(十宣穴) → 손가락 끝

<주치> 中風, 더위로 인한 두훈(頭暈)

(2) 십기단(十氣端) → 발가락 끝

<주치> 각기, 발가락마비, 발등통증, 혼절(기절)

(3) 팔사혈(八邪穴) → 손가락 지봉(指峰) 적백육 사이

대도(大都) 1, 2중수골 사이

상도(上都) 2, 3중수골 사이

중도(中都) 3, 4중수골 사이

하도(下都) 4, 5중수골 사이(액문)

<주치> 번열, 목통, 두통, 항강, 인통, 아통
수지마비, 독사교상, 수비홍종

(4) 팔풍혈(八風穴) → 발가락 사이 적백육제(赤白肉際)

<주치> 두통, 치통, 월경불순, 독사교상(毒蛇咬傷)
각기, 족배홍종(足背紅腫)
각배홍종(脚背紅腫), 족지마목(足趾麻木)

제2절 특정혈(特定穴) 종류

특정혈은 특수혈이라고도 하며 원혈(原穴), 낙혈(絡穴), 극혈(郄穴), 복모혈(腹募穴), 배수혈(背俞穴)을 말한다.

원혈(原穴), 낙혈(絡穴), 극혈(郄穴)은 팔꿈치와 무릎 아래 있어 취혈이 용이하고 오수혈과 함께 임상에 활용도가 높다. 복모혈(腹募穴)은 복부에 있고 배에 참고가 되며 임상에 효과가 높은 것이 특징이다.

1. 원혈(原穴) (24혈)

원기(原氣)가 지나고 머무는 혈로 오장육부에 병이 있으면 원혈을 취한다. 음경의 원혈은 오수혈의 수혈(輸穴)과 같다. 장부의 허실과 질환치료에 중요한 혈로 장부의 허실보사(虛實補瀉)는 원혈을 사용하며 장부가 실(實)하면 원혈을 사(寫)하고 허(虛)하면 원혈을 보(補)한다.

2. 낙혈(絡穴) (15혈)

본경에서 갈라져 나온 혈을 낙혈(絡穴)이라 한다. 낙혈(絡穴)은 15혈이 있는데 표리(表裏)의 경맥을 연결시키고 표(表)의 병이 이(裏)로 파급되거나 이병(裏病)이 표(表)로 파급되거나 표리동병(表裏同病)을 치료한다. 12경락은 각 1개씩의 낙혈이 있으며 비경(脾經)은 비(脾)의 낙혈인 공손혈(公孫穴)과 대낙(大絡)인 대포혈(大包穴)이 있으며 임맥의 구미혈(鳩尾穴)과 독맥(督脈)의 낙혈인 장강혈(長强穴)이 있어 낙혈은 모두 15개가 있다.

3. 극혈(郄穴) (16혈)

극혈은 혈이 많이 모이는 곳으로 뼈가 만나는[骨交] 틈에 있으며 경기(經氣)가 모이는 곳이다. 급성 병에 사용한다. 12정경과 음교맥(陰蹻脈), 양교맥(陽蹻脈), 음유맥(陰維脈), 양유맥(陽維脈)을 합하여 16개의 극혈(郄穴)이 있다.

4. 복모혈(腹募穴) (18혈)

흉복부에 있는 장부의 기가 특정한 곳에 모이는 혈로 모혈(募穴)은 흉복부의 음(陰)에 있으며 수혈(兪穴)은 배부(背部)의 양(陽)에 있다. 오장육부에 질병이 있을 때 모혈 부위에 이상 반응이 나타나고 간(肝), 담(膽), 신(腎), 대장(大腸), 비(脾)는 모혈이 좌우에 있고 심포(心包), 위(胃), 삼초(三焦), 소장(小腸), 방광(膀胱), 심(心)은 중앙 임맥상에 있다. 폐경(肺經)의 중부혈(中府穴), 간경의 기문혈(期門穴), 담경의 일월혈(日月穴)은 자기 경락에 있다.

복모혈표(腹募穴表)

위치	장부	모혈	참고
중앙 (6혈)	심포(心包)	전중(膻中)	임맥
	심(心)	거궐(巨闕)	임맥
	위(胃)	중완(中脘)	임맥
	삼초(三焦)	석문(石門)	임맥
	소장(小腸)	관원(關元)	임맥
	방광(膀胱)	중극(中極)	임맥
좌우 (12혈)	폐(肺)	중부(中府)	폐경
	간(肝)	기문(期門)	간경
	담(膽)	일월(日月)	담경
	비(脾)	장문(章門)	간경
	신(腎)	경문(京門)	담경
	대장(大腸)	천추(天樞)	위경

5. 배수혈(背兪穴) (24혈)

장부의 병증반응이 나타나는 배부(背部)에 있는 특정 부위의 혈로 독맥 양방 좌우 1.5촌의 방광경락 상에 있다. 배수혈(背俞穴)과 복모혈(腹募穴)은 서로 밀접한 관계가 있는데 장부에 병이 생기면 배수혈과 복모혈에 병증이 나타나므로 그 부위를 치료할 수 있다. 배수혈은 양(陽)에 속하고 복모혈은 음(陰)에 속한다. 음장에 병증이 나타나면 양경의 배수혈을 취하고 양장에 병증이 나타나면 음에 속하는 복모혈(腹募穴)을 취한다.

배수혈표(背俞穴表)

장부(臟腑)	배수혈(背兪穴)	척추높이
폐	폐수	제3흉추
대장	대장수	제4요추
위	위수	제12흉추
비장	비수	제11흉추
심장	심수	제5흉추
소장	소장수	제1천추
방광	방광수	제2천추
신장	신수	제2요추
심포	궐음수	제4흉추
삼초	삼초수	제1요추
담	담수	제10흉추
간	간수	제9흉추

특정혈표(特定穴表)

장부	원혈	낙혈	극혈	복모혈	배수혈
폐	태연	열결	공최	중부(폐경)	폐수
대장	합곡	편력	온유	천추(위경)	대장수
위	충양	풍륭	양구	중완(임맥)	위수
비장	태백	공손, 대포	지기	장문(간경)	비수
심장	신문	통리	음극	거궐(임맥)	심수
소장	완골	지정	양노	관원(임맥)	소장수
방광	경골	비양	금문	중극(임맥)	방광수
신장	태계	대종	수천	경문(담경)	신수
심포	대능	내관	극문	전중(임맥)	궐음수
삼초	양지	외관	회종	석문(임맥)	삼초수
담	구허	광명	외구	일월(담경)	담수
간	태충	여구	중도	기문(간경)	간수
독맥	*	장강	*	*	*
임맥	*	구미	*	*	*
양교맥	*	*	부양(방광경)	*	*
음교맥	*	*	교신(신경)	*	*
양유맥	*	*	양교(담경)	*	*
음유맥	*	*	축빈(신경)	*	*
혈수	12혈 좌우 24혈	15혈 좌우 28혈	16혈 좌우 32혈	좌우 12혈 임맥 6혈 (총 18혈)	12혈 좌우 24혈

정해 15, 한의학기초 127, 해부학B 592

제5장 장 상(臟象)

장상은 인체 생리기능과 장부의 상호관계에서 발생하는 병리변화를 연구하는 한의학의 기초이론 중의 하나이다. 장부는 내장의 총칭이며 생리기능의 특징에 따라 장(臟)·부(腑)·기항의 부(奇恒之腑)로 나눈다. 이들은 각각 특유의 기능 작용이 있고 상호 밀접한 관련이 있으며 생리관계로서 하나의 정체를 이룬다. 이들의 조화로운 생리기능은 활동의 기초를 제공하는 정(精), 동력은 기(氣), 표현은 신(神)으로 나타나며 정·기·신은 생명력의 총화를 의미한다. 장부의 생리현상과 병리변화는 정체기능의 균형적 조화와 실조의 반영이며 한방병리학의 바탕을 이룬다.

제1절 오장(五臟)

1. 간(肝, Liver) 해부학B 715P, 기초한의학 159P, 정해침구학 16P, 해부도감 200-214

1) 간의 개요

간은 성인에서 약 1~1.5kg이며 4엽(우엽, 좌엽, 미상엽, 방형엽)으로 구분되며 간은 하루에 약 1L의 담즙(쓸개즙)을 생성하여 배출하는데 간에서 만들어진 담즙(쓸개즙)은 담낭(쓸개)에 저장되었다가 필요할 때 소장(12지장)으로 흘러들어가 지방의 소화를 돕는다. 간은 그 밖에 해독 기능, 불필요한 물질의 배설, 혈액 응고, 항체 생산, 순환 혈액량의 조절과 물, 전해질 대사, 각종 비타민과 미네랄 저장, 호르몬대사, 알코올 대사 등의 기능을 수행한다. 간은 3/4을 떼어내도 4개월 정도 지나면 원래 크기로 재생된다. 간은 5백 가지도 넘는 일을 하며, 1천 가지 이상의 효소를 생산해서 우리 몸에서 일어나는 대부분의 화학반응에 관여한다.

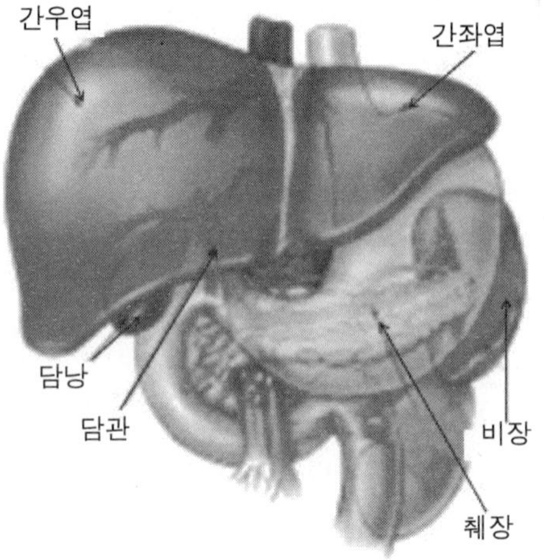

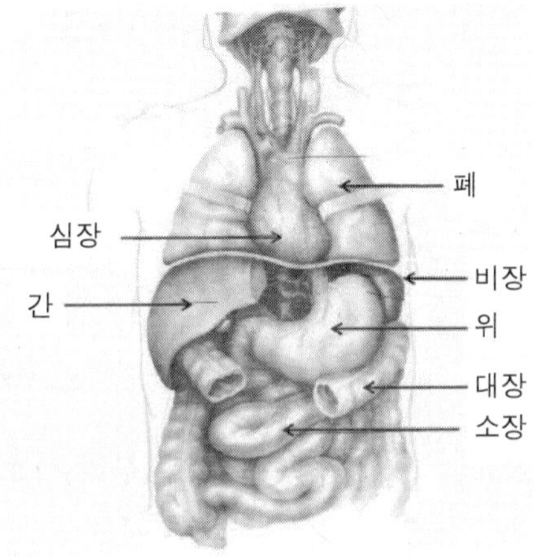

위치 상 복부 및 우 늑골 하부에 위치하며 횡격막의 바로 하면에 놓여있다.

2) 간의 한의학적 관점

"간은 파극지본(罷極之本)으로 혼(魂)이 머무는 곳이다. 그 정화(精華)는 조갑(爪甲)에 나타나고 충실함은 근(筋)에 나타나며 혈액을 화생한다." (소문 : 육절장상론)

곡직(曲直)의 특성

• 방어 보호 작용	장군지관(將軍之官)
• 혈액을 저장하고 혈량을 조절한다.	간주장혈(肝主藏血)
• 혈액 진액을 고루 운행시킨다.	간주소설(肝主疏泄)
• 간의 상태는 눈에 나타난다.	개규어목(開竅於目)
• 근(筋)을 생하고 주관한다.	간생근(肝生筋)
• 근(筋)을 주관한다.	간주근(肝主筋)
• 간이 피로를 견디는 근본이다.	파극지본(罷極之本)
• 간의 화기는 손톱에 나타난다.	간화재조(肝華在爪)
• 손톱, 발톱은 근(肝)의 여분이다.	조위근지여(爪爲筋之餘)
• 나무의 성질을 닮았다.	곡직 (曲直)
• 눈물은 간액이다. (소문 : 선명오기편)	간위누(肝爲淚)

3) 간(肝)의 병기와 변증

한증 : 근맥수축(筋脈收縮), 소복산기(小腹疝氣)
　　　맑은 물을 토함, 중설(重舌), 목설(木舌)

허증 : 이명, 신체마비, 눈흐림, 설윤무태(舌潤無苔), 현훈(眩暈)

열증 : 목적종통(目赤腫痛), 구고(口苦), 갈증(渴症)
　　　심중번열(心重煩熱), 혈적(血積), 혈뇨(血尿)
　　　누다(淚多), 불면(不眠)

실증 : 흉협창만통(胸脥倉滿痛), 소복인통(小腹引痛)
　　　수족강직(手足强直), 각궁반창(角弓反暢)
　　　이농(耳聾), 설황(舌黃), 토산(吐酸), 다노(多怒)

간의 중요한 생리기능의 하나는 소설(疏泄)과 장혈(藏血)이다. 소설은 전신의 기혈을 잘 소통시켜 주어 피와 진액의 흐름, 정지(情志)의 서장과 장부 기기(臟腑氣機)의 승강출입이 정상적으로 진행하도록 유지하여 준다. 간음이 부족하면 혈이 치솟거나 내닫게 되어 간양상항(肝陽上亢)이나 간풍내동(肝風內動)현상 등이 일어난다.

(1) 간기울결증(肝氣鬱結證) 한방병리 267

간기가 울결(鬱結)되면 울(鬱)이 화로 변하여 간화가 상충(相衝)되거나 심하게 화를 내면 간을 상하고 간화가 직상하게 된다. 오지(五志)가 극에 달하면 화로 변하여 심장의 화가 항성되어 간화(肝火)를 유발하는 병증이 발생한다.

주증 협늑장통(脇肋張痛), 심번역노(心煩易怒)
　　정신억울(精神抑鬱), 흉민(胸悶)

(2) 간화상염증(肝火上炎證) 한방병리 270

간기울결(肝氣鬱結)은 정신적인 자극으로 인해 정지(情志)의 울결(鬱結)이나 질병이 오래되어 간의 소설작용에 방해가 일어났거나 다른 장부의 병변이 간에 영향을 미쳐 간기가 울체되고 소통이 원활하지 못하여 나타나는 병증이다.

주증 목적종통(目赤腫痛), 실면다몽(失眠多夢), 두창통(頭脹痛)

번조역노(煩燥易怒), 면홍구고(面紅口苦), 현운(眩暈), 이명(耳鳴)

(3) 간음허증(肝陰虛證) 한방병리 273

간음허(肝陰虛)는 간음부족을 의미한다. 만성 소모성질환이나 혈이 간을 자양하지 못하여 발생하며 신음휴손(腎陰虧損)으로 인한 신정(腎精) 부족으로 신음(腎陰)이 간기울결(肝氣鬱結)로 일어나는 간화를 막아주지 못하여 간음이 손상되어 일어나는 간음부족증(肝陰不足證)이다.

주증 두훈목현(頭暈目眩), 양목건삽(兩目乾澁), 협늑은통(脇肋隱痛)
오심번열(五心煩熱), 구건인조(口乾咽燥), 번조이노(煩燥易怒)
조열도한(潮熱盜汗), 지마근마(肢麻筋摩), 조갑불영(爪甲不榮)

(4) 간양상항증(肝陽上亢證) 한방병리 274

간신(肝腎)의 음이 휴손(虧損)되어 간음이 허(虛)해져 일어난다. 음이 양을 제약하지 못하면 간양(肝陽)의 승동(昇動)이 심해지는데 승(昇)이 지나치면 기(氣)가 상역(上逆)되고 동(動)이 지나치면 안정(安靜)을 잃게 된다. 본증은 실증(實證)처럼 보이나 본질은 허증(虛症)으로 본허표실증(本虛表實證)으로 나타난다.

주증 목적홍열(目赤烘熱), 두장통(頭張痛), 현훈, 이명
요슬산연(腰膝酸軟), 실면다몽(失眠多夢)
번조이노(煩燥易怒), 인후구조(咽喉口燥)

(5) 간혈허증(肝血虛證) 한방병리 276

간은 혈을 저장하므로 전신이 혈허(血虛)하면 간혈허(肝血虛)로 나타난다. 실혈(失血)을 많이 했거나 비위(脾胃)가 허약하여 혈의 생성이 부족하거나 오랜 투병으로 혈이 많이 손상되어 나타나는 병증으로 여성에게 많다. 간혈허증은 간음허증으로 발전한다.

주증 시물혼화(視物昏花), 야맹(夜盲), 이명(耳鳴)
근맥구마(根脈拘摩), 면색담백소화(面色淡白少華)
월경색담(月經色淡), 현훈(眩暈)
월경량 감소, 구순지갑담백(口脣指甲淡白)

(6) 간풍내동(肝風內動) 한방병리 279

간풍은 간의 음양기혈이 실조되어 나타난 것으로 외감(外感) 풍사(風邪)가 아니고 간양(肝陽)이 항진되어 양기의 승동(昇動)이 지나치게 되면 기가 망동하여 발생한다. 간신(肝腎)의 음이 휴손(虧損)되어 간음이 허(虛)해져 음이 양을 제약하지 못하면 간양상항(肝陽上亢)하고 심하면 풍이 된다(구안와사).

주증 지체마목(肢體麻木), 구안왜사(口眼歪斜), 언어불리(言語不利),
반신불수(半身不遂), 요슬산연(腰膝酸軟), 면홍구건(面紅口乾

(7) 한체간맥증(寒滯肝脈證) 한방병리 284

한사가 간경에 침범하여 간경의 기혈이 응체되어 발병한다. 간경은 외생식기를 돌아 아랫배로 들어가는데 한사(寒邪)가 간경맥에 체류하게 되면 음낭이 당기고 냉통(冷痛)이 발생하는 증세가 나타난다.

주증 소복장통(小腹張痛), 통인고환(痛引睾丸)
외한희난(畏寒喜暖), 소변청장(小便淸長) 한방병리 284

(8) 간경습열증(肝經濕熱證) 한방병리 285

간경은 성기를 감고 돌아가는데 습열(濕熱)이 간경을 침범하여 아래로 내려가면 간의 소설기능이 발휘되지 못하여 발생하는 병증으로 음부가 가렵고 더러운 물이 흘러나오며 남자는 고환에 온열과 함께 통증이 있고 여자는 대하가 누렇고 걸쭉하다.

주증 협늑장통(脇肋張痛), 번조역노(煩燥易怒)
식욕부진(食慾不振), 소변단적(小便短赤)
외대하황취(帶下黃臭), 구고(口苦)
외음소양(外陰瘙痒), 대변불래(大便不來)

2. 심장(心臟, Heart)

1) 심장의 개요

심장은 속이 비어있는 네 개의 방으로 된 근육성 장기로 움켜쥐면 대략 주먹만한 크

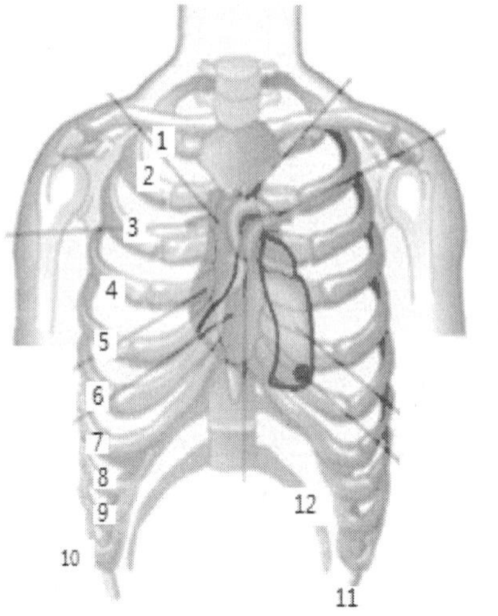

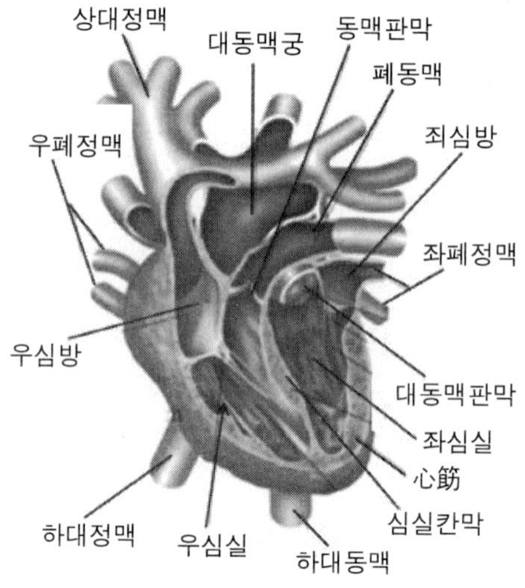

기다. 성인 여성의 심장 무게는 평균 255g, 성인 남성은 310g 정도로 남자가 여자보다 약간 더 무겁다.

심장은 우심방에 있는 동방결절이라는 근육에서 약 0.8초 간격으로 발생하는 전기 자극에 의하여 근육의 수축과 이완이 일어나고 심장이 박동하게 되는데, 휴식상태에서 심장은 보통 1분에 60~70회 수축하고 1년에 3,600만 번 정도 수축한다. 한 번 심장이 수축할 때 대략 80mL 정도의 혈액을 대동맥으로 내보내므로, 1분당 약 5L의 피가 심장을 거쳐 우리 몸을 돌고 40~50초 만에 다시 되돌아오게 되며 1년에 26만 리터의 혈액을 펌프한다.

2) 심(心)의 한의학적 관점

『소문 : 영란비전론』에 "심(心)은 군주(君主)와 같은 기관으로서 신명(神明)이 여기서 나오며 생명의 본(本)이다."라고 하였다.

이것은 인간이 생명활동을 영위함에 있어서 나타나는 사고(思考), 의식(意識), 지각(知覺), 정서활동(情緖活動)과 같은 생리활동의 총화를 의미하며 신명(神明)이란 생리작용이 향상되어 정신활동의 효율이 높아짐을 뜻한다. 심주혈맥(心主血脈), 심주신지(心主神志), 심장신(心藏神) 등은 모두 같은 의미이다.

오장을 음양으로 구분하면 심(心)은 양(陽)이고 「양 중의 양」으로서 양 중의 태양이다. 심(心)의 속성은 화(火)에 속하고 불꽃은 위로 타올라가는 염상(炎上)의 성질이 있다.

위치 흉강 좌우 폐 사이, 2~6 늑골 사이로 2/3가 좌측에 위치

기능

- 심장은 임금과 같다. (素問 : 영란비전론) 군주지관(君主之官)
- 혈맥을 주관한다. 심주혈맥(心主血脈)
- 피를 돌게 한다. 혈행(血行)작용
- 정신을 간직한다. 심장신(心藏神)
- 신지를 주관한다. 심주신지(心主神志)
- 말하는 능력을 주관한다.(발성은 폐) 언어구어(言語構語)
- 맛을 구별한다. 오미(五味) 구별
- 화기는 얼굴에 나타난다. 심화재면(心華在面)
- 심장은 혀로 통한다. 심개규지설(心開竅之舌)
- 혀는 심(心)의 싹이다. 설위심지묘(舌爲心之苗)

염상(炎上)의 특성을 갖는다.

- 심기허증(心氣虛證) → 심계기단(心悸氣短), 외풍자한(畏風自汗)
- 심혈허증(心血虛證) → 권홍(顴紅), 현훠, 건망
  자한(自汗), 불면, 다몽
- 심음허증(心陰虛證) → 허양이 심을 교란시켜 일어난다.
- 음허화왕(陰虛火旺), 조열(潮熱)
- 오심번열(五心煩熱), 권홍(顴紅)

3) 심장의 병기와 변증

(1) 심기허증(心氣虛證)

선천적으로 타고난 심기(心氣)가 부족하거나 정지(情志)가 고르지 못하거나 구병(久病)이나 만성병을 오래 앓아 체력이 떨어지거나 노쇠하여 체력이 감퇴되고 심기가 부족하여 혈맥을 추동하는 힘이 약하고 맥기(脈氣)가 순조롭지 못하며 기표(肌表)를 고섭(固攝)하지 못하는 증상으로 심계(心悸) 정충(怔忡)과 함께 맥이 약하고 가늘며 자한(自汗)이 나고 바람을 싫어하며 기가 상부를 영양할 수 없으므로 얼굴은 창백하다.

주증 심계기단(心悸氣短), 동즉우심(動則尤甚)
신피무력(身疲無力), 외풍자한(畏風自汗)
심흉은통(心胸隱痛), 흉민(胸悶)
면색창백(面色蒼白), 어성저미(語聲低微)

(2) 심혈허증(心血虛證) 한방병리 287

심혈허증(心血虛證)은 실혈(失血)을 많이 하거나, 비장(脾臟)의 기가 허약하거나, 혈액 생산능력이 떨어지거나, 정지내상(情志內傷)으로 심혈이 소모되어 심장의 장신기능(藏神機能)과 혈맥을 주관하는 기능이 부족하여 생기는 병리변화이다.

주증 심계(心悸), 정충(怔忡), 면색담백(面色淡白), 위황(萎黃)
실면(失眠), 다몽(多夢), 건망(健忘), 불안(不安)
현운(眩暈), 구순지갑담백(口脣指甲淡白)

(3) 심음허증(心血虛證) 한방병리 290

정신노동을 지나치게 하거나 오랜 투병으로 인한 영양실조로 심음을 상하거나 소모시켜 발생하거나 정지내상으로 심음이 허하여져 심양(心陽)을 억제하여 주지 못하면 허양(虛陽)이 심을 요란(擾亂)시켜 오심번열(五心煩熱), 권홍(顴紅), 조열(潮熱), 도한(盜汗) 등의 허열(虛熱)증상이 나타난다.

주증 심계심황(心悸心慌), 실면(失眠), 다몽(多夢)
오심번열(五心煩熱), 구건인조(口乾咽燥), 건망(健忘)
요황변건(尿黃便乾), 권홍(顴紅), 조열(潮熱), 도한(盜汗)

> **오심번열(五心煩熱)**
>
> 가슴(心), 좌우 수심(手心)과 좌우 족심(足心)의 발열감을 말한다. 열은 심혈부족 음허화왕 병후허열 등 심화가 왕성하여 나타난 증상이다.

(4) 심양허증(心陽虛證) 한방병리 293

심양허(心陽虛)는 선천으로 타고난 기가 부족하거나 구병으로 기력이 손상되었거나 노쇠하여 장의 기가 쇠약하여 발생한다. 심양이 부족하여 심장 박동력(搏動力)이 약하고 온후작용(溫煦作用)이 상실되어 기허증(氣虛證)에 허한상(虛寒象)이 나타난다. 양허한성(陽虛寒盛)으로 기기(氣機)를 응체시켜 혈행(血行)이 지체되며 심흉동통(心胸疼痛)이 나타나고 사지는 차고 소변은 맑고 바람을 싫어하고 낮에 식은 땀(自汗)이 난다.

주증 심계단기(心悸短氣), 동즉기촉(動則氣促)
형한지냉(形寒肢冷), 외풍자한(畏風自汗)
요청변당(尿淸便溏), 자한(自汗)

(5) 심화항성증(心火亢盛證) 한방병리 297

심의 화기가 왕성하는 것은 심양(心陽)이 편승(編勝)한 병리상태로 화열의 사기(邪氣)가 심(心)을 침범하거나 정지(情志)의 화가 내발(內發)하거나 더운 음식을 과식하여 발생한다. 심회기 내부에서 성하면 가슴이 두근거리고 잠을 못자며 심하면 신(神)을 요란(擾亂)시켜 몸부림치며 헛소리를 한다. 열이 성하여 진(津)을 상하면 얼굴이 붉고 목이 타며 오줌이 붉고 변비가 생긴다. 맥은 삭맥(數脈)이고 얼굴은 붉고 혀끝이 빨갛다.

주증 구설생창(口舌生瘡), 심계실면(心悸失眠)
번조불안(煩燥不安), 섬어(譫語), 면적구갈(面赤口渴)
흉중번열(胸中煩熱), 요적(尿赤), 대변비결(大便秘結)

(6) 심혈어조증(心血瘀阻證) 한방병리 299, 의학사전 1381

심기(心氣)가 허(虛)하거나 심양이 허(虛)하면 혈액운행이 무력해지고 몸이 한사(寒邪)에 감수되면 찬 기운은 응체(凝滯)시키는 성질이 있는데 심맥(心脈)이 어혈로 막히게 된다. 급격한 정서적 자극을 받고 정신적 피로가 쌓이면 담탁(痰濁)이 뭉쳐 심혈이 응체되어 맥도가 막히는 심혈어조(心血瘀阻)를 유발하거나 상태를 악화시킨다. 가슴이 두근거리고 가슴 앞부분이 찌르는 듯 아프거나 답답하며 왼쪽 팔이 당기는 증상이 나타난다. (현대의학 : 심근경색)

주증 심흉별민동통(心胸憋悶疼痛), 혼궐(昏厥)
심계정충(心悸怔忡), 구순청자(口脣靑紫)
사지궐냉(四肢厥冷), 자한(自汗)

(7) 담미심규증(痰迷心竅證) 한방병리 301, 의학사전

담탁(痰濁)이 심규(心竅)를 막아서 정지착난(情志錯亂)으로 쓰러지기도 하며 인사불성으로 사람을 알아보지도 못한다. 목에서는 가래 끓는 소리가 나며 설태(舌苔)는 백니(白膩)하다. 전병(癲病), 간병(癎病), 중풍(中風), 온병, 소아병에서 나타난다.

주증 정신억울(精神抑鬱), 정지치매(情志痴呆), 후중담명(喉中痰鳴)

(8) 담화요심증(痰火擾心證) 한방병리304, 의학사전

화열(火熱)이 울결(鬱結)하여 담화(痰火)로 발전하고 심신(心身)을 요란(搖亂)시켜 이열(裏熱)이 항성(亢盛)하여 의식장애가 나타난다. 정신적 울화가 치밀어 진액을 소모시키면 담이 생성되는데 담화가 심신을 요란시켜 불안초조하고 가슴이 울렁거리고 잠을 못자며 잠을 자도 편안하게 깊이 잠들지 못하고 꿈을 많이 꾸게 된다.

주증 심계심번(心悸心煩), 신지불청(神志不淸)
실면다몽(失眠多夢), 면적기조(面赤氣粗)
변비(便秘), 요적(尿赤), 광망조동(狂妄燥動)

(9) 수기능심증(水氣凌心證) 한방병리 306, 의학사전

심양허(心陽虛)증이 발전하여 인체의 수액대사에 영향을 미치고 체내에 정체되면 심양을 저해하여 음사(飮邪)가 쌓이므로 숨이 가프고 가슴과 배가 갑갑하게 막히는 증상이 나타난다.

주증 불능평와(不能平臥), 심계(心悸)
주신부종(周身浮腫), 천식(喘息)

3. 비장(脾臟, Spleen) 정해, 한의학기초 148-158, 병리학 308, 해부학B 628, 634

1) 비장(脾臟)의 개요

비장(spleen)을 지라라고도 한다. 복강 왼쪽에 위치하고 위(胃)의 왼쪽에 매달려있는 둥글고 해면 모양으로 되어 있는 장기이다. 비장은 림프구를 만들고 혈액을 여과하며 노쇠한 적혈구를 파괴하는 일을 한다. 유아에서 적혈구를 생성하는 주요한 일을 하며

비장의 위치

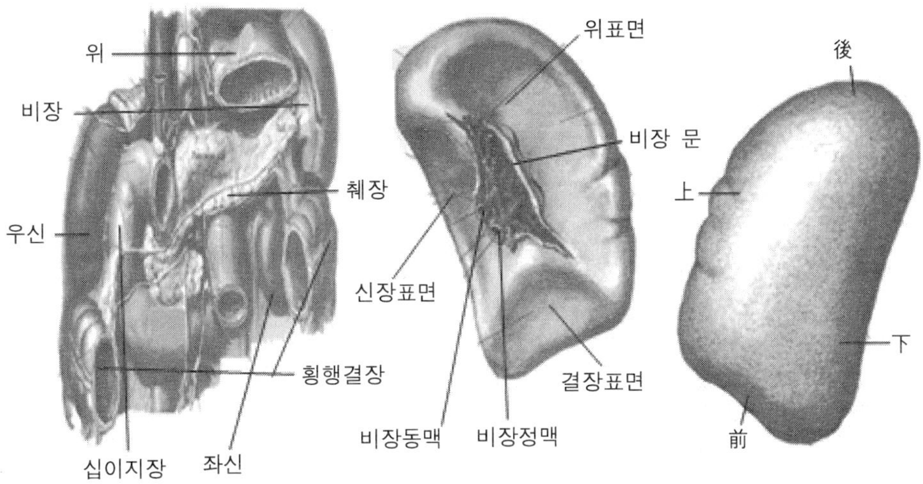

성인에서는 노쇠한 적혈구를 파괴하는데 사용하는 적색 비수(脾水)와 림프구를 생성하는 백색 비수(脾水)를 가지고 있다. 비장은 혈관이 많기 때문에 암자색을 띠며, 길이는 10~12cm, 너비 6~8cm, 무게는 80~150g 정도 된다. 림프절과 똑같이 혈액중에 침입한 항원(세균)을 잡아먹어 제거하는 식작용(食作用)으로 면역기능도 담당한다.

2) 비장의 한의학적 관점

비(脾)는 위(胃)와 표리를 이루는 오장의 하나로 수곡(水穀)을 운화하여 전신에 수포하여 인체의 생명활동을 영위케 하는 기관이다. 비장과 위는 인체에 필요한 기·혈·진액을 생성하는 영양물질을 제공하는 근원이므로 후천의 본(後天之本) 또는 생혈지원(生血之原)이라고 한다. 비는 건조한 것을 좋아하고 습한 것을 싫어하는데 『소문: 지진요대론』에 각종 습(濕)으로 인하여 생기는 부종은 모두 비(脾)에 속한다고 하였다. 수습(水濕)을 운화하여 체내의 수분을 산포하는 중요한 작용을 하며 혈(血)의 운행을 통괄하며 혈액이 혈관 밖으로 넘치지 못하게 하여 정상적인 기혈순행과 유통이 이루어지게 한다. 또한 비(脾)는 인체의 기육을 주관하여 사지, 기육을 튼튼하고 건강하게 유지하여 주며 입맛과 밥맛을 관리하여 준다. 비의 화색은 입술에 나타나고 비의 액은 연(涎)이다.

승청(昇淸)의 특성을 갖는다.

• 수곡진액을 운반 수송한다.	비주운화(脾主運化)
• 승청을 주관한다.	비주승청(脾主昇淸)
• 영양물질을 제공한다.	후천지본(後天之本)
• 기혈진액을 생산한다.	생혈지원(生血之原)
• 혈액의 운행을 통괄한다.	비주통혈(脾主統血)
• 비의 액(液)은 침(涎)이다.	비액위연(脾液爲涎)
• 사지, 기육(肌肉)을 담당한다.	사지기육(四肢肌肉)
• 비의 규(竅)는 입이다.	비개규어구(脾開竅於口)
• 밥맛, 입맛을 관리한다.	비주납매(脾主納呆)
• 비의 화색은 입술에 나타난다.	비화재순(脾華在脣)

3) 비장의 병기와 변증

(1) 비기허증(脾氣虛證) 병리학 308

비장은 후천의 본으로 영양물질을 만들고 기혈을 생하여 인체의 기육(肌肉)과 사지를 자양하는 공능(功能)을 발휘하는데 타고난 기가 부족하거나 음식에 의한 식상(食傷)이나 정지불화, 사려 과도, 과로, 오랜 질병 등으로 비기(脾氣)가 부족하여 비의 승청운화(昇淸運化) 작용을 상실한 병증이 나타난다.

주증 면색위황(面色萎黃), 단기라언(短氣懶言)
식욕부진(食慾不振), 식후복창(食後腹脹)
대변당박(大便溏薄), 사지권태(四肢倦怠)
지체부종(肢體浮腫), 소변불리(小便不利)
월경감소(月經減少), 월경색담, 권태(倦怠)

(2) 비기하함증(脾氣下陷證) 병리학 311

비기(脾氣)가 허(虛)하여지면 승청운화(昇淸運化) 작용에 의한 영양공급이 두부(頭部)까지 잘 되지 못하여 두훈목현(頭暈目眩) 현상이 나타나고 기가 하함(下陷)하면 고섭(固攝)을 못하므로 변소에 자주 가고 싶으며 배가 무겁고 위나 자궁 하수(下垂)가 생기며 정신이 권태롭다. 체표(體表)가 열려 낮에 식은땀[自汗]이 난다.

주증 기단무력(氣短無力), 완복중추(脘腹重墜)
구사탈항(久瀉脫肛), 자궁하수(子宮下垂)
위하수(胃下垂), 두훈목현(頭暈目眩)
언어저미(言語低微), 정신권태(精神倦怠)
대변당설, 자한(自汗), 변의빈삭(便意頻數)

(3) 비불통혈증(脾不統血證) 병리학 313

비장의 공능 중 통혈작용(統血作用)이 있는데 비기가 허약하면 혈액이 경(經)을 따라 흐르도록 통섭(統攝)하는 기능이 저하되어 맥(脈) 외로 혈액이 유출되어 변혈(便血), 육혈(衄血), 피부자반(皮膚紫斑), 월경과다(月經過多), 붕루(崩漏) 등의 출혈현상이 나타난다.

주증 얼굴창백, 위황, 대변당설(溏泄)
변혈(便血), 육혈, 피부자반(皮膚紫斑)
월경과다(月經過多), 붕루(崩漏)
식후창만(食後脹滿), 수족불온(手足不溫)

(4) 비음허증(脾陰虛證) 병리학 314

비장은 후천(後天)의 본(本)으로 자윤(滋潤)과 인체 영양공급의 기능이 있는데 습사(濕邪)가 비음을 손상하거나 사려노권(思慮勞倦), 실혈(失血), 토설(吐泄)을 많이 하여 비음이 부족하면 자윤(滋潤)이나 운화 기능에 영향을 받게 되어 나타나는 증후이다.

주증 식후복창(食後腹脹), 식소, 권태무력
구건소진(口乾少津), 변비(便秘)
구갈희음(口渴喜飮), 순설건조(脣舌乾燥)

(5) 비양허증(脾陽虛證) 병리학 316

비장의 기가 허하여지면 비양도 허하게 되는데 비양이 허약하여 온후(溫厚)와 운화작용을 추동(推動)하는 기능이 제대로 발휘되지 못하여 식사량이 감소하고 소화가 안 되며 배가 더부룩한 창만(脹滿)현상이 나타난다. 중양(中陽)이 허(虛)하여 허한(虛寒)이 생기면 기를 울체시켜 복부에 냉통이 나타나고 따뜻하게 만져주면 통증이 감소된다(喜溫喜按).

주증 복중냉통(腹中冷痛), 희온희안(喜溫喜按)
사지불온(四肢不溫), 면색창백(面色蒼白)
대변희박(大便稀薄), 복창(腹脹)
지체부종(肢體浮腫), 소변불리(小便不利)

(6) 한습곤비증(寒濕困脾證) 병리학 318

비(脾)는 조(燥)를 좋아하고 습(濕)을 싫어하는데 습한 곳이나 비를 맞으며 밖에서 오래 작업을 할 때나, 습한 주거환경에서 생활할 때나, 찬 음식을 많이 먹으면 비장이 습사(濕邪)에 침범되기 쉽고 습사(濕邪)에 침범되면 비양(脾陽)이 손상을 입어 내한(內寒)이 발생하고 비의 승청운화(昇淸運化) 작용이 잘 되지 않아 헛배가 부르고 심하면 구토가 나며 복통과 설사를 동반하고 습으로 인하여 기혈이 면부(面部)를 영양하지 못하므로 얼굴이 누렇고 양기가 수습을 온화할 수 없게 되면 습이 기표(肌表)로 넘쳐 지체부종(肢體浮腫)을 일으킨다.

주증 완복창민(脘腹脹悶), 복통당사(腹痛溏瀉)
두신곤중(頭神困重), 지체부종(肢體浮腫)
면색회황(面色晦黃), 식욕부진(食慾不振)

4. 폐(肺, Lung) 정해, 한의학기초 1, 병리학, 해부학B 666-674

1) 폐(肺)의 개요

허파(肺)는 호흡기의 주요 부분을 이루고 있는 실질 기관이며, 흉강(胸腔) 안에서 심장의 양측, 횡격막의 위에 있다. 반원추형(半圓錐形)에 가까운 형태를 가졌다. 오른쪽 폐는 왼쪽 폐보다 약간 크며, 두 줄의 갈라진 흔적에 의해서 상·중·하의 3엽(葉)으로 나누어지고, 좌폐(左肺)는 한 줄의 절흔에 의해서 상하의 2엽으로 나누어진다.

우폐(右肺)는 좌폐보다 용적이 약 5~10% 크다. 폐는 폐소엽(肺小葉)으로 되어 있는데, 그 폐소엽은 무수히 많은 불규칙한 폐포(肺胞)의 집합으로 되어 있다. 폐포의 수

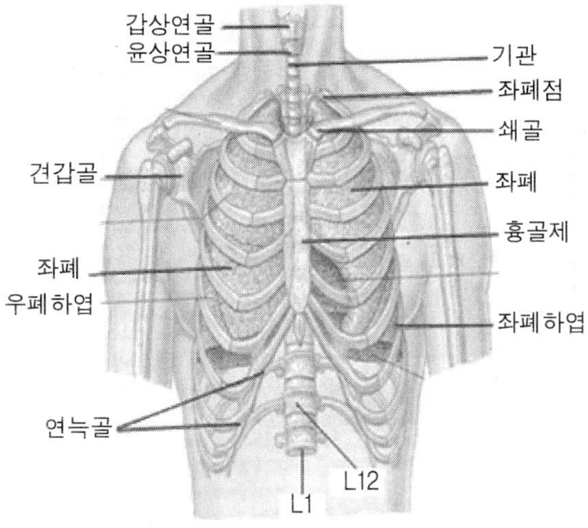

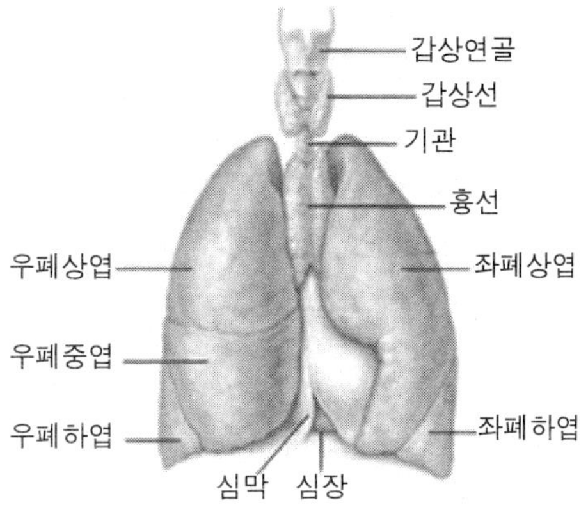

는 약 2억 개라고 한다. 폐의 표면적은 $90m^2$이다. 허파꽈리[肺胞]에서 공기 중의 산소를 얻어 혈액에 공급해 주고, 혈액이 운반한 이산화탄소를 몸 밖으로 내보내는 가스 교환 작용을 한다. 보통 1분에 15~18회의 호흡이 이루어지며 한 번에 받아들이는 공기는 약 500ml이다. 건강한 성인 남자의 경우 최대 폐활량은 약 4,500ml~4,800ml 정도 된다.

2) 폐의 한의학적 관점

패는 흉강 내 양쪽에 좌엽과 우엽으로 나누어 위치하며 대장과 표리관계를 이룬다. 폐는 장부 중에서 가장 높은 곳에 놓여 있어 『素問 : 痿論』에서는 "폐는 장의 우두머리이며 심의 덮개"라고 하였고, 『靈樞 : 九鍼』에서는 "폐는 오장육부의 덮개(蓋)"라고 하였으며, 『素問 : 六節臟象論』에서는 "폐(肺)는 인체의 기(氣)의 본(氣之本)이며 백(魄)이 사는 곳(魄之處)"이라고 하였다. 폐는 모든 기를 주관하고 호흡을 다스리는데 폐가 흡입한 청기(산소)와 비(脾)에서 운화한 수곡의 정미가 원기(元氣)로 변화되어 생명을 유지하게 된다. 『素問 : 영란비전론』에서는 "폐는 상전지관(上傳之官)으로 치절(治節)의 기능이 이곳에서 나온다."고 하였다. 폐는 피부 피모(皮毛)와 상응하여 기화작용으로 호흡을 통하여 청기(淸氣 : 酸素)는 흡입하고 탁기(濁氣 : 이산화탄소)를 배출하는 기체 교환작용을 하여주어 신선한 혈액과 영양분을 전신에 산포하는 선발숙강(宣發肅降) 작용을 한다. 폐는 수도를 통조(通調)하고 인체의 수액의 수포, 운행, 배설을 관리하므로

"폐주행수(肺主行水)", "수지상원(水之上源)"이라 하며 피모와 직관되어 있어 한열사기에 영향을 받아 쉽게 변하기 때문에 여자처럼 여리다고 교장(嬌臟)이라고 한다. 폐는 코로 통하며(竅하며) 정지(情志)는 슬픔과 근심(憂)이고 액은 콧물이다(肺液爲涕).

종혁(縱革)의 특성을 갖는다.

• 폐는 상전지관이다.	상전지관(上傳之官)
• 폐는 일신의 기를 주관한다.	폐주신기(肺主身氣)
• 폐는 호흡을 주관한다.	폐주호흡(肺主呼吸)
• 기를 전신에 퍼지게 한다.	폐주선발숙강(肺主宣發肅降)
• 수도의 소통을 조절한다.	폐주통조수도(肺主通調水道)
• 전신의 맥기를 조절한다.	폐조백맥(肺調百脈)
• 폐는 치절을 담당한다.	폐주치절(肺主治節)
• 폐의 정지는 근심(슬픔)이다.	폐지비우(肺志悲憂)
• 폐의 액은 콧물이다.	폐액위체(肺液爲涕)
• 폐는 피모를 주관한다.	폐주피모(肺主皮毛)
• 화기는 피모에 나타난다.	폐화재피모(肺華在皮毛)
• 폐의 규(竅)는 코이다.	재규위비(在竅爲鼻)
• 폐는 수지상원이다.	수지상원(水之上源)
• 폐는 냄새를 관장한다.	폐주향취(肺主香臭)
• 음성은 폐가 주관한다.	폐주음성(肺主音聲)
• 폐는 담이 쌓이는 곳이다.	저담근원(貯痰根原)

폐주음성(肺主音聲)이란?

폐는 소리(음성)를 만들어내는 발성 기능이 있고 심장은 음소(音素)를 조립하여 언어를 구성하는 기능이 있다.

3) 폐(肺)의 병기와 변증

(1) 폐기허증(肺氣虛證) 병리학 321

과로로 폐기를 과도하게 소모하거나 구병(久病)으로 기가 상하거나 비장의 기능이 허

(虛)하여 비장의 공능인 승청운화(昇淸運化) 작용에 문제가 생기면 폐기가 부족하게 되고 선발숙강(宣發肅降)의 기능이 상실되어 신체 각 기관을 자양할 수 없게 된다.

주증 면색황백(面色㿠白), 해천(咳喘)
정신권태(精神倦怠), 음성저미(音聲低微)
담다청희(痰多淸稀), 자한(自汗)

(2) 폐음허증(肺氣虛證) 병리학 323

폐에 조사(燥邪)나 열사가 폐의 음을 상하고 오랜 기침으로 폐의 음이 소모되고 건조하면 허열(虛熱)이 생겨나 진액을 고갈시켜 일어나는 병리현상으 로 양이 작고 끈적끈적한 담(痰)이 생기며 혈담(血痰)이 나오기도 한다. 허화가 심해지면 오후에 조열이 나고 얼굴이 붉어지며 오심번열(五心煩熱)이 나타나고 이 진액을 밀어내면 밤에 식은땀을 흘린다.

주증 건해소담(乾咳少痰), 오후조열, 권홍, 도한
오심번열(五心煩熱), 형체소수(形體消瘦)

(3) 폐양허증(肺氣虛證) 병리학 325

오랜 기침으로 손상된 폐기가 양에까지 미치거나 양허한 상태에서 폐기를 상하여 나타나는 증상으로 맑은 담이 많고 힘없는 기침을 하며 팔, 다리, 몸이 찬 폐기허 증상과 양허로 인한 한상이 함께 나타난다.

주증 해천무력(咳喘無力), 면색황백, 자한(自汗)
형한지냉(形寒肢冷), 구토연말(嘔吐涎沫)
동즉기단(動則氣短), 음성저겁(音聲低怯)

(4) 폐기쇠절증(肺氣衰絶證) 병리학 327

오래된 해천(천식)으로 폐기의 소모가 극에 달하여 숙강기능(肅降機能)이 약화되어 종기(宗氣)가 쇠약하고 호흡이 약하며 숨이 헐떡거리고 구슬같은 땀을 흘린다. 기침이 그치지 않으며 기침도 할 수 없고 숨도 쉴 수 없는 위급한 증상이 나타난다.

주증 천식비창(喘息鼻脹), 불능식(不能息), 한출(汗出)
해불능해(咳不能咳), 호흡소기(呼吸小氣)

(5) 풍한속폐증(風寒束肺證) 병리학 329

풍한이 침범하여 폐기가 울결(鬱結)되어 폐의 공능인 선발(宣發)과 숙강(肅降)이 안 되는 증세로 폐기가 발산되지 못하고 응결되면 상역(上逆)되어 해수(咳嗽)가 나타난다. 진액이 뭉치면 묽은 객담(喀痰)이 나온다.

주증 객담청희(喀痰清稀), 해수(咳嗽)
유청체(流清涕), 비색(鼻塞)

(6) 풍열범폐증(風熱犯肺證) 병리학 331

풍열사(風熱邪)에 감수되거나 풍한이 울체되어 열로 변하여 폐의 선발과 숙강(肅降)이 원활하게 이루어지지 못하여 해수가 생기고 진액이 소모되어 노란 점액성 담이 나오고 탁한 콧물이 나며 입이 마르고 목구멍이 아프며 풍열이 침입하면 설태(舌苔)가 황색이며 설첨(혀끝)이 붉다.

주증 해수(咳嗽), 발열, 외풍오한(畏風惡寒)
담황조(淡黃稠), 인후동통(咽喉疼痛)
비류탁체(鼻流濁涕), 구갈희음(口渴喜飮)

(7) 조사범폐증(燥邪犯肺證) 병리학 333

폐는 윤(潤)을 좋아하고 조(燥)를 싫어하는데 조사가 폐의 진을 손상시키면 자윤(滋潤)과 승청기능이 안 되어 마른 기침을 하며 담은 소량이나 점착성이 강하여 뱉기 힘들다. 조사가 열로 변하여 기침으로 가슴이 땅기고 오한발열(惡寒發熱)하며 혈담이 나오기도 한다.

주증 건해무담(乾咳無痰), 비조인건(鼻燥咽乾)
오한발열(惡寒發熱), 두통(頭痛)

(8) 한담조폐증(寒痰阻肺證) 병리학 334

한사(寒邪)가 성하여 한사와 담탁(痰濁)이 폐기를 막으면 기가 역상하여 해수가 있고 묽고 흰 가래가 많이 나오고 뱉어내기가 용이하다. 담이 가슴에 조체(阻滯)하여 기기(氣機)의 승강에 영향을 미치면 가슴속(胸膈)이 답답하고 기침이 심해 바로 누울 수가 없다. 설태(舌苔)는 백니(白膩)하고 맥활(脈滑)하다.

주증 해수(咳嗽), 담희백, 불능평와(不能平臥)

(9) 담열옹폐증(痰熱壅肺證) 병리학 334

사기가 폐를 침범하여 폐음을 상하면 담열이 생기거나 본래 담성체질인 사람은 쉽게 담울(痰鬱)되어 폐기가 역상하여 기침이 나고 가래 끓는 소리가 나며 발열기급(發熱氣急)한 상태가 나타난다. 선발숙강(宣發肅降)이 안 되어 열담(熱痰)이 생겨 담색은 누렇고 점착성이 강하며 호흡은 급박해진다.

주증 해천담명(咳喘痰鳴), 담황점조(淡黃粘稠)
담중대혈(痰中帶血), 열, 호흡긴급

(10) 수한범폐증(水寒犯肺證) 병리학 335

이 증상의 원인은 본(本)증은 신(腎)에 있고 표(表)는 폐에 있는 증상으로 신양(腎陽)이 허하여 체내에 정체된 수음(水飮)이 있는데 다시 한사가 겹쳐 기침이 나고 가슴이 답답하며 기침이 심하여 누워 있을 수 없고 희멀건 담이 많다. 허리 부위가 차고 통증이 있으며 전신부종이 나타나고 부종은 허리 아래가 심하다.

주증 하지부종(下肢浮腫), 해수(咳嗽)
흉협만민(胸脇滿悶), 무한(無汗)
오한발열(惡寒發熱), 소복창만(小腹脹滿)

5. 신장(腎臟, kidney)

1) 신장(腎臟)의 개요

사람의 신장은 길이 10cm, 너비 5cm, 두께 3cm 정도의 강낭콩의 모양으로 횡격막

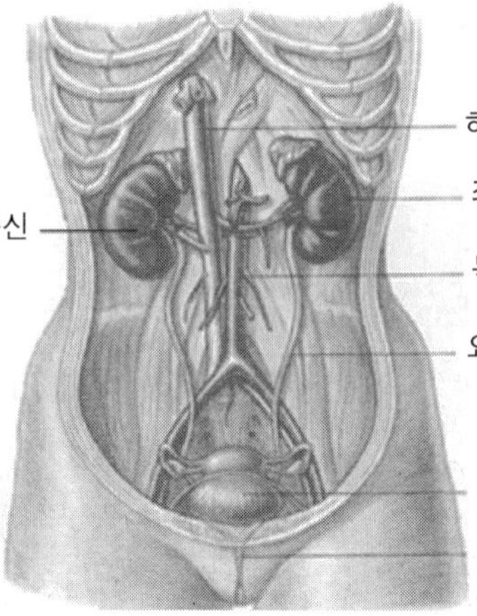

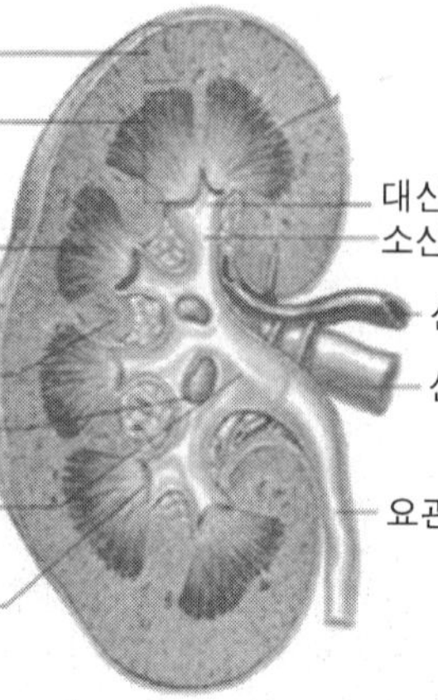

아래에 등 쪽으로 좌우에 1개씩 자리 잡고 있으며, 무게는 양쪽 신장을 합해서 약 200g 쯤 되는 장기로 체내의 노폐물과 불필요하게 많은 수분, 무기염류 등을 오줌으로 만들어 내보냄으로써 혈액 내의 이온 농도와 혈압을 조절하는 일을 한다. 비타민 D를 활성화시켜서 소장에서 칼슘이 흡수되도록 도와주며 여러 가지 호르몬의 합성에도 관여하는 일을 한다. 신장의 단면을 보면 세 부분으로 구성되어 있는데, 바깥쪽은 피질이고, 그 안쪽은 수질, 그리고 수질 안쪽이 신우이다. 신장의 피질은 혈관이 많이 분포되어 있으므로 암적갈색으로 보이며 이곳에는 사구체와 보먼주머니로 구성된 말피기소체가 있고 둥글고 작은 알갱이 모양으로 보인다. 담홍색을 띠고 있는 수질은 세뇨관과 이들이 합쳐 놓은 집합관으로 구성되어 있으며 집합관의 끝이 신우에 열려 있다. 그리고 신우는 수뇨관으로 이어져 있다. 통계적으로 볼 때 왼쪽 신장이 오른 쪽보다 약간 작다고 알려져 있다.

2) 신장(腎臟)의 한의학적 관점

신은 방광과 표리를 이루는 오장의 하나로 정을 저장하며 폐(肺), 비(脾)와 함께 인체의 수액대사를 주관하는데 『소문 : 역조론』에서 "신은 수장으로서 진액을 주관한다."고 하였다. 『난경 : 삼십육난』에서는 "두 신이 모두 신(腎)이 아니다. 좌측에 있는 것이 신(腎)이고 우측에 있는 것은 명문(命門)이다."라고 하였으며 『소문 : 육절장상론』에서 신은 봉장(封藏)의 근원으로서 정(精)이 머무는 곳이다."라고 하였다. 신은 부모에게서 물려받은 선천의 정〈생식(生殖)의 정(精)〉과 수곡의 정미에서 변화한 영양물질에서 얻어진 후천적 정을 간직하며 수곡의 정미와 호흡을 통한 공기 중의 산소에서 얻어진 후천적 정의 끊임없는 보충을 통하여 장부와 지체의 조직을 자양하여 인체의 생명과 성장발육을 유지한다. 폐는 호기를 담당하고 신장은 납기(納氣)를 주관한다. 『소문 : 위론』에서 신은 전신의 골수(骨髓)를 주관한다고 하였으며 골격을 충양하고 뇌수를 자양하고 골과 뇌의 성장을 돕는다. 치아의 건강과 생장 또한 신장의 직능과 관련이 있다. 신은 골(骨)을 주관하고 골수(骨髓)를 생하며 귀와 이음(항문과 요도)으로 규(竅)하고 그 정화는 모발에 나타나며 정지(情志)는 공(恐)이고 액(液)은 타(唾)이다.

윤하(潤下)의 특성을 갖는다.

- 정(精) 저장, 생식, 성장, 발육을 주관한다. — 신주장정(腎主藏精)
- 수액대사를 주관한다. — 신주수액(腎主水液)
- 납기를 주관한다. — 신주납기(腎主納氣)
- 골을 주관하고 골수를 생산한다. — 신주골수(腎主骨髓)
- 뇌는 수(髓)의 바다이다. — 뇌위수지해(腦爲髓之海)
- 신(腎)의 정지는 두려움이다. — 재지위공(在志爲恐)
- 신(腎)의 액은 침[唾]이다. — 재액위타(在液爲唾)
- 작강지관이다. — 작강지관(作强之官)
- 신(腎)은 위의 관문이다. — 위지관문(胃之關門)
- 신(腎)의 화색은 모발에 나타난다. — 신화재발(腎華在髮)
- 치아는 수(髓)의 표이며 골의 본(本)이다. — 치아는 골(骨)의 여분
- 신의 규는 귀와 이음이다. — 재규위이급이음(在竅爲耳及二陰)

3) 신장(腎臟)의 병기와 변증

(1) 신정부족증(腎精不足證) 병리학 338

선천적으로 신기(腎氣)가 약하거나 지나친 성행위, 구병(久病) 등으로 정이 소모되어 생장, 발육과 생식에 대한 기능이 약해지고 골(骨), 수(髓) 치아(齒牙), 모발(毛髮)의 영양공급이 부족하여 나타나는 증상이다. 신정이 부족하여 생명력이 약해지면 소아는 발육이 지연되고 성인은 노화가 빨리 오며 무릎이 시며 치아가 흔들리고 머리가 빠진다.

주증 현운, 이명, 건망, 요슬산연(腰膝酸軟)

소아발육지연, 남자불임(男子不姙)
여자불잉(女子不孕), 형체소수(形體消瘦)
치요발탈(齒搖髮脫), 동작지둔(動作遲鈍)

(2) 신기허증(腎氣虛證) 병리학 340

선천적으로 신기(腎氣)가 약하거나 지나친 성행위, 구병(久病), 노쇠로 신정이 모자라게 되면 신장의 고장(固藏)과 섭납(攝納)의 기능이 감퇴되어 나타나는 증(證)으로 신은 골(骨)을 주관하고 귀로 개규(開竅)하는데 신기가 허하면 신(腎)의 부(府)인 허리가 아프고 무릎이 시리고 아프며 귀 울림증이 나타난다. 신불납기(腎不納氣)나 신기불고(腎氣不固)의 일반적 증상인 단기(短氣), 천식(喘息), 유뇨(遺尿), 소변빈삭(小便頻數) 등의 증상을 볼 수 있다.

주증 요슬산연(腰膝酸軟), 단기, 현운, 이명
면색황백(面色晄白), 소변빈삭(小便頻數)
조설(早泄=조루), 유정, 권태무력, 자한

(3) 신기불고증(腎氣不固證) 병리학 342

신기가 부족하여 고장(固藏)이 안 되면 하규(下竅)가 견고하지 못하여 남자는 조설(早泄)이나 유정(遺精), 활정(滑精) 등의 증상이 나타나며 여자는 붕루(崩漏), 대하청희(帶下淸稀), 활태(滑胎) 등이 나타난다.

주증 소변빈삭(小便頻數), 현운(眩暈), 이명
자한(自汗), 단기(短氣), 소변실금(小便失禁)
요슬산연(腰膝酸軟), 유정(遺精), 조설(早泄)
면색황백(面色晄白), 권태무력(倦怠無力)

(4) 신불납기증(腎不納氣證) 병리학 342

원기가 부족하여 신이 섭납(攝納)을 못하고 기가 환원되지 못하면 폐와 신장의 기능이 감퇴하게 되는데 단기, 천식 등의 증상과 신허증상이 나타난다.

주증 단기천식(短氣喘息), 호다흡소(呼多吸少)

요슬산연(腰膝酸軟), 자한(自汗), 유정(遺精)
권태무력(倦怠無力), 면색황백(面色晄白)
면색청자(面色青紫)

(5) 신음허증(腎陰虛證) 병리학 346

원래 신음허 체질, 중병, 구병, 성행위 과다, 정지내상, 열병 등으로 진액이 손상되어 신장의 기능이 약해지면 양열을 제약하지 못하여 이명, 요슬산연(腰膝酸軟), 음허화왕(陰虛火旺) 증상을 일으킨다. 신음이 부족하면 수해(髓海)를 충익(充益)시키지 못하여 두훈, 목현, 이명, 이농 등이 나타나는 것이고 뼈에 영양공급이 부족하면 무릎이 시리고 아프게 된다.

주증 오경설사(五更泄瀉), 조열도한(潮熱盜汗)
오심번열(五心煩熱), 이명, 이농
황변건(尿黃便乾), 유정(遺精), 두훈(頭暈)

(6) 신양허증(腎陽虛證) 병리학 348

신양(腎陽)은 전신의 양의 근본으로 온후(溫煦), 추동(推動), 흥분(興奮), 기화(氣化) 등의 기능을 수행한다. 신양이 허하면 신체 각 기관의 양허증을 초래한다. 신양이 허하여 비위를 온양할 수 없으므로 밤에 음한(陰寒)이 심해져 오경설사(五更泄瀉)가 나고 소변은 맑으며 소변량이 많다. 찬 것을 싫어하고 사지는 차가우며 현운(眩暈), 이명이 나타나고 정력이 부족하여 성욕이 감퇴되고 발기가 되지 않으며 유정이나 조설(早泄)한다.

주증 외한지냉(畏寒肢冷), 요슬냉통(腰膝冷痛)
오경설사(五更泄瀉), 소변청장(小便清長)
두훈, 이명, 이농(耳聾), 요슬산연(腰膝酸軟)
유정(遺精), 조설(早泄), 성욕감퇴

(7) 신음양양허증(腎陰陽兩虛證) 병리학 349

원래 신음이 허한 체질이거나 중병이나 구병 등으로 체력이 떨어지거나, 성행위 과다로 인하여 정기가 부족하거나 연로하여 기력이 쇠진하여지면 음과 양이 모두 허하여 발생한 증상이다.

주증 요슬냉통(腰膝冷痛), 오심번열(五心煩熱)
오경설사(五更泄瀉), 소변청장(小便淸長)
요슬산연(腰膝酸軟), 두훈(頭暈), 목현(目眩), 현운
성욕감퇴, 조설, 유정, 도한(盜汗), 자한(自汗)
다몽(多夢), 이명, 이농

(8) 신허수범증(腎虛水泛證) 병리학 349

신양이 허약해져 기화작용이 되지 않아 수액이 정체하여 피부로 넘치면 부종이 되고 신허(腎虛) 증상과 신양허쇠(腎陽虛衰) 증상 등이 나타난다. 이 증상은 제때에 치료하지 않으면 수사(水邪)를 제어할 수 없어 수기능심(水氣凌心)의 위급한 상태로 발전한다.

주증 전신수종(全身水腫), 요슬산통(腰膝酸痛)
심계기단(心悸氣短), 해천담명(咳喘痰鳴)
음낭수종(陰囊水腫)

제2절 육부(六腑)

1. 담(膽, Gall Bladder) 해부학B 716

1) 담(膽)의 개요

담은 쓸개를 말하며 쓸개는 간에서 분비되는 담즙을 저장하는 주머니로 담낭(膽囊)이라고도 한다. 총 담관의 길이가 약 7~8cm, 쓸개관의 굵기는 약 3cm 정도 되는 가지 모양의 주머니로, 간 아랫면의 담낭와(膽囊窩)에 끼어 있다. 쓸개의 넓은 밑 부분은 전하방(前下方)을 향하고, 제9~10 늑연골(肋軟骨) 아래쪽에서 간 앞 가장자리로부터 튀어나와 간의 아래쪽에 붙어 있는 장기이다. 간에서 나온 총간관은 도중에 둘로 갈라져 그 중 하나인 총담관은 십이지장에 연결되고, 또 하나는 쓸개로 들어가는 담낭관이 된다. 간에서 하루에 분비는 쓸개즙은 1,000cc 정도인데 쓸개에 들어가 50~60cc 정도로

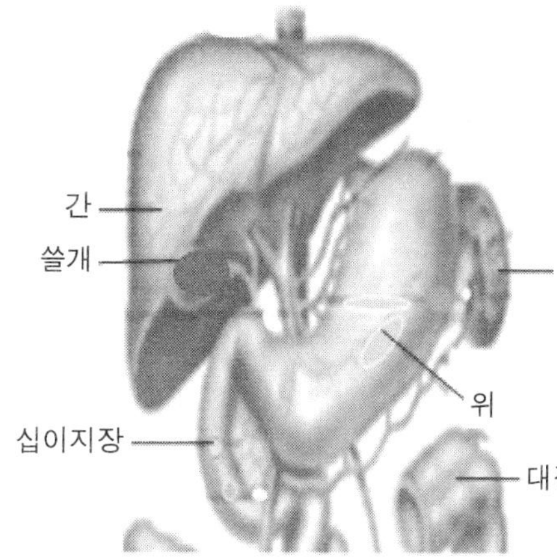

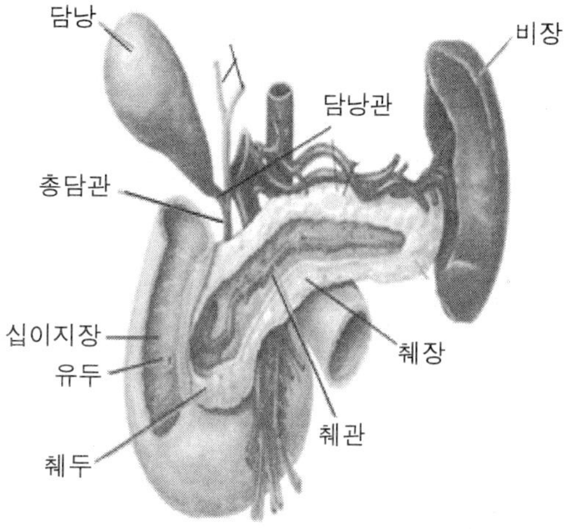

1/6~1/10배로 농축되어 저장된다. 이 쓸개즙은 음식을 먹기 시작하면 30분 내에 전부 방출되어 버리며, 그 후에는 간에서 나온 엷은 쓸개즙이 직접 분비된다. 담석(膽石) 등으로 쓸개를 제거해도 소화에는 거의 영향이 없다. 쓸개를 떼어 내야 하는 경우도 있는데 생명에는 지장이 없다. 사슴, 당나귀, 고래, 비둘기 등 쓸개가 없는 동물들은 쓸개즙이 간에서 바로 십이지장으로 분비된다. 쓸개즙은 알칼리성 즙으로 반쯤 소화된 음식물을 중화시키고, 소화효소들의 작용을 촉진시키는 일을 한다.

2) 담(膽)의 한의학적 관점

간과 표리(表裏)관계를 이루며 간에서 만들어진 담즙을 저장하며 위의 소화를 돕는 육부 중의 하나로 기항(奇恒)의 부(腑)라고 한다. 담(膽)의 기를 담기(膽氣)라고 하며 소문의 영란비전론에서는 담은 중정지관(中正之官)으로 용겁(勇怯)을 주관하고 결단력이 담에서 나온다고 하였다.

- 소장의 소화를 돕기 때문에 담은 6부의 하나이나 수곡의 전화기능이 없다. 기항지부(寄恒之腑)
- 담의 청정한 액을 저장하고 배설한다. 담즙 저장 배설
- 중정지관으로서 결단이 담에서 나온다. 중정지관(中正之官), 담주결단(膽主決斷)
- 승발을 조달하여 소장의 소화를 돕는다. 담주승발(膽主昇發)
- 용겁(勇怯)을 주관한다. 용겁주관(勇怯主管)

※담즙이 유출되면 황달(黃疸)이 되고 거슬러 오르면 입이 쓰고 신물을 토한다.

3) 담의 병기와 변증

(1) 담열증(膽熱證) 병리학 353

담경에 사열(邪熱)이 왕성하여 담기가 울결불창(鬱結不暢)된 증세로 간이 정지의 손상을 입어 소설작용(疏泄作用)을 상실하거나 중초에 습열(濕熱)이 쌓여 간담의 기기(氣機)의 흐름을 방해하면 담즙의 저장과 배설의 장애가 일어나고 담즙이 소장으로 주입되지 못하여 음식물의 소화와 흡수에 지장을 일으키게 된다. 담즙이 담내에서 울결(鬱結)되어 담기가 제대로 발산되지 못하면 옆구리가 답답하고 통증이 발생하며 담즙배설의 장애가 심하면 밖으로 넘쳐 황달이 된다.

주증 양측두통(兩側頭痛), 목자통(目眥痛)
구고인건(口苦咽乾), 흉협만통(胸脇滿痛)
고수구토(苦水嘔吐), 번조역노(煩燥易怒)
목현, 이농, 황달

(2) 담울담요증(膽鬱痰擾證) 병리학 354

간과 담은 서로 표리(表裏)의 관계에 있다. 정지울결(情志鬱結)로 인하여 담열(痰熱)이 발동되어 담의 소설기능이 상실된 증으로서 경계(驚悸), 번조(煩燥), 담겁(膽怯), 실면(失眠), 목훈(目暈), 목현(目眩), 이명 등의 증상이 나타난다.

주증 경계불영(驚季不寧), 목훈(目暈), 목현(目眩)
협창통(脇脹痛), 실면(失眠), 구고(口苦)

2. 소장(小腸, Small Intestine) 해부학B 688

1) 소장의 개요

소장(small intestine)은 십이지장(十二指腸)·공장(空腸)·회장(回腸)의 세 부분으로 구성되며 위와 대장 사이에 있는 길이 6~7m에 이르는 소화관으로 소화운동을 하면서 영양분을 소화·흡수하는 중요한 부분이다. 소장 내면의 점막에는 윤상(輪狀)으로 뻗어있는 수많은 주름이 있고 그 표면에 융모(絨毛)라는 것이 있는데, 이 융모 사이에

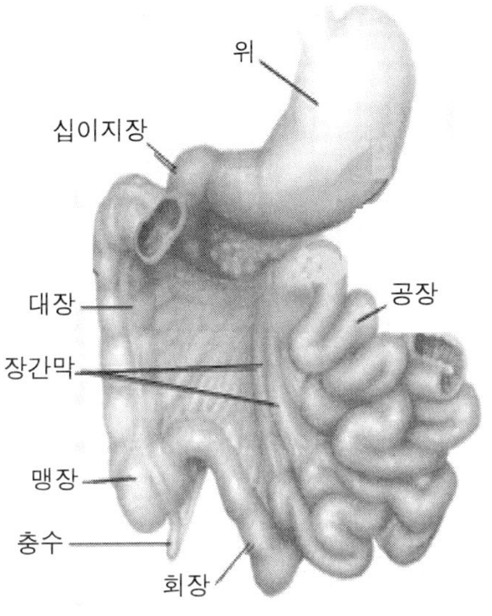

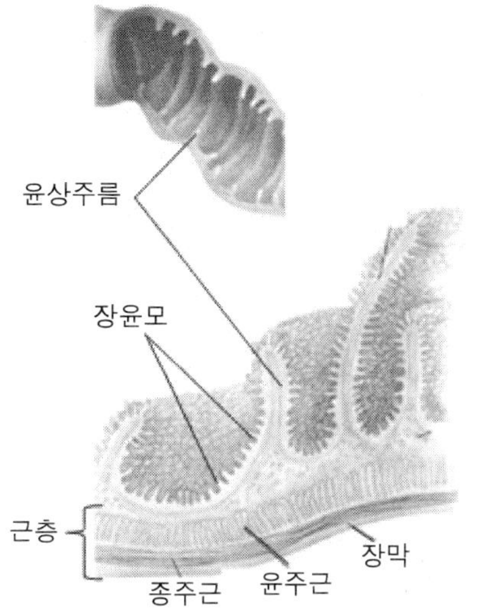

는 장선(腸腺)이 열려 있어 장액이 분비된다.

위액에서 죽처럼 반죽이 된 음식물이 소장을 통과하는 동안 소장 벽에서 분비되는 장액, 간에서 만들어지는 쓸개즙, 이자에서 나오는 이자액 등과 혼합되고 윤상근(輪狀筋)의 수축작용으로 소장의 잘록잘록한 부분이 연동운동을 일으켜 이 혼합된 음식물을 차례로 항문 쪽으로 내려 보내는 동안 소화된 영양분은 소장의 점막에 있는 융모(絨毛)를 통하여 흡수된다.

2) 소장의 한의학적 관점

소장은 위에서 초보적인 소화 작용을 거친 식물을 받아들이고 소장을 통하여 내려 보내면서 소화하여 비(脾)의 승청(昇淸) 운화작용에 의해 영양분은 흡수되어 폐로 보내진다. 『소문 : 영란비전론』에서 소장은 수성지관(受盛之官)으로서 화물이 소장에서 나온다고 하였다. 소장은 수액의 찌꺼기와 거친 찌꺼기 조백(糟粕, 인분)으로 구분하여 수액은 방광으로, 거친 찌꺼기(인분)는 대장으로 내려 보내주는 수성화물(受盛化物)의 기능과 분별청탁(分別淸濁)의 중요한 생리기능을 담당하는 소화기관이다.

- 소장의 상단은 유문(幽門)으로 위와 연결되어 있고, 하단은 난문(闌門)으로 대장과 연결되어 있다.
- 소장은 수성지관으로 화물(化物)이 이곳에서 나온다. (소문 : 영란비전론)

- 음식물을 받아들여 소화 · 흡수 · 영양분으로 화생한다. 수성화물(受盛化物)
- 청탁(淸濁)의 비별(泌別)을 주관한다. (소문 : 영란비전론)

※청탁(淸濁) : 청(淸, 정미 : 영양분)+찌꺼기(濁)
※비별(泌別) : 정미물질(淸)과 찌꺼기(濁)로 나눈다.

3) 소장의 병기와 변증

(1) 소장기체증(小腸氣滯證) 병리학 355

소장의 기기가 울체(鬱滯)되거나 한사가 침범하여 한냉자극(寒冷刺戟)으로 근맥의 기혈순행이 순조롭지 못하면 아랫배가 팽만해지면서 극열한 통증이 지속되는 증세가 나타난다.

주증 소복교통(小腹絞痛), 음낭종통(陰囊腫痛)
복창복명(腹脹腹鳴), 외냉(畏冷)

(2) 소장허한증(小腸虛寒證) 병리학 357

소장이 허(虛)하여지면 비별(泌別) 기능이 실조되어 묽은 대변이 나오고 수곡의 소화가 안 되어 대변에 수곡이 섞여 배출되며 수액이 방광으로 흡수되지 못하여 소변배출이 원만하지 못하는 증세이다.

주증 대변수곡불화(水穀不化), 복통(腹痛)
사지불온(四肢不溫), 소변불리(小便不利)
대변청희(大便淸稀), 형한지냉(形寒肢冷)

(3) 소장실열증(小腸實熱證) 병리학 358

심열(心熱)이 표리관계에 있는 소장으로 전해져 이열(裏熱)이 성하여 분비기능이 실조되거나 습열화사(濕熱火邪)가 열로 변하여 소장에 축적된 증상으로 열이 진액(津液)을 고갈시켜 소변이 붉고 요도에 심한 통증이 나타난다. 열이 심하면 음락을 손상시켜 혈뇨(血尿)가 나오며 심화(心火) 역시 항성하므로 심번(心煩)하고 입과 혀에 창(瘡)이 생긴다. 혀는 붉고 설태(舌苔)는 누렇고 맥은 삭맥(數脈)으로 빠르다.

주증 소변단적(小便短赤), 요도작통(尿道灼痛)

심번, 혈뇨, 구갈, 구설창생(口舌瘡生)

3. 위(胃, Stomach)

1) 위의 개요

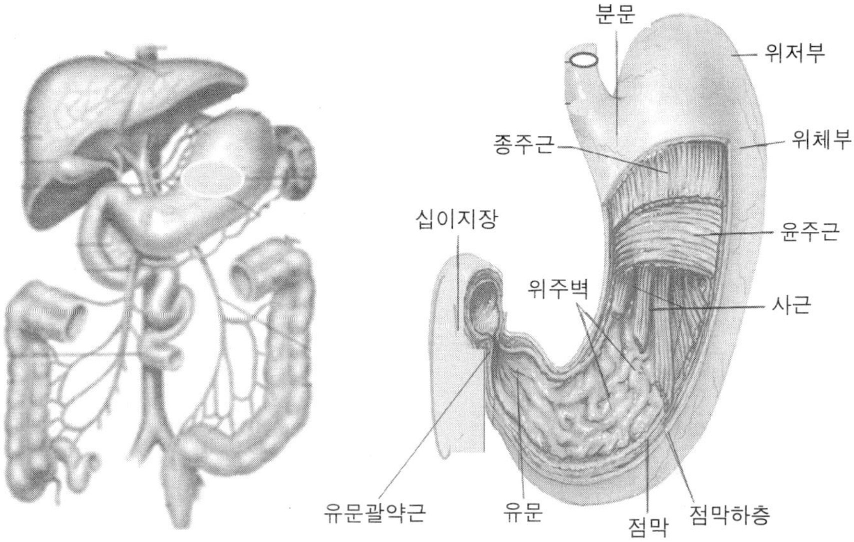

위는 횡경막 바로 아래 좌측 상부에 위치하며 식도와 소장(십이지장) 사이에 있는 'J' 자 모양의 주머니처럼 부풀어있는 소화관의 일부로 위장관 중에서 가장 확장성이 좋은 장기이다. 섭취된 음식물은 위에서 상당시간 동안 머무르며 격렬한 위의 운동작용에 의하여 위액과 혼합되어 미즙으로 변한 후 소장으로 내려간다.

식도에서 위로 이행하는 위의 입구 부분을 분문(噴門)이라고 하며, 이 분문부에서 갑자기 내강이 넓어지는데, 넓어진 왼쪽의 불룩한 부분을 위저(胃底)라고 하고 위저에서 커다란 주머니 모양의 위체(胃體)를 형성한다. 위의 대부분은 이 위체부가 차지하며, 이어서 출구를 향해서 가늘어진다. 이 부분은 관 모양의 유문부(幽門部)이며, 유문을 거쳐 십이지장으로 연결된다.

2) 한의학적 관점

위는 음식물을 받아들이고 이를 부숙(腐熟)하여 수곡정미(水穀精微)로 변화시키고 비장의 승청운화(昇淸運化) 작용을 통해 전신에 산포하여 인체의 조직과 기관을 자양하는 육부의 하나이다. 『영추 : 五味』에서 위(胃)는 오장육부의 해(海)로서 음식물은 모두 위로 들어가며 오장육부는 모두 위에서 기를 받는다고 하였다. 위(胃)는 비(脾)와 표리관계를 이루며 족태음비경에 낙(絡)하고 비(脾)와 함께 음식물을 소화 흡수하여 생명의 원동력인 정기를 만들어내므로 신(腎)을 선천의 근(根)이라 하며 비위(脾胃)를 후천의 본(後天之本)이라고 한다.

- 위의 상구(上口)를 분문(噴門)이라고 한다.
- 위의 하구(下口)를 유문(幽門)이라고 한다.
- 분문(噴門)을 포함하여 위의 상부를 상완(上腕)이라고 한다.
- 위의 몸체를 포함하여 위의 중앙부를 중완(中脘)이라 한다.
- 유문(幽門)을 포함하여 위의 하부를 하완(下脘)이라고 한다.
- 위는 수납, 부숙, 통강을 주관한다. 위주수납(胃主收納)
- 음식물(水穀)의 부숙(腐熟)을 주관한다. 위주부숙(胃主腐熟)
- 위는 통강(通降)을 주관한다. 위주통강(胃主通降)
- 위기는 위의 소화기능을 말하며 음식물의 정미(精微)를 말한다.
- 위기는 인체의 각종 기를 말한다(元氣, 營氣, 衛氣, 宗氣, 穀氣).
- 위의 관문은 신(腎)이다.
- 비(脾)는 승청(昇淸)을, 위는 강탁(降濁)을 주관한다.
- 위장은 오장(五腸)의 본(本)이며 사통팔달(四通八達)한다.
- 위기가 상역(上逆)하면 트림, 오심(울렁거림), 구토가 난다.

3) 위의 병기와 변증

(1) 위기허증(胃氣虛證) 병리학 359

위기가 부족하여 수곡(水穀)의 수납과 부숙(腐熟) 및 강탁(降濁)의 기능이 감퇴된 증상으로 음식부조(飮食不調), 포식부절(飽食不節), 다식생냉(多食生冷), 노권(勞倦), 정신긴장 등으로 인한 위기능의 손상, 위실증(胃實證)의 전변(轉變) 등으로 인하여 발생한다. 위의 하강기능이 실조되면 트림, 오심(울렁거림), 구토가 난다. 병정이 길어 수년 수십 년이 가는 경우도 있다.

주증 위완은통(胃脘隱痛), 식욕감퇴(食慾減退)
식입즉토(食入卽吐), 통유정시(痛有定時)
희열희안(喜熱喜按), 소기라언(小氣懶言)
어성저미(語聲低微), 면색위황(面色萎黃)
소화불량(消化不良), 애역(呃逆), 구토(嘔吐)

(2) 위음허증(胃陰虛證) 병리학 361

만성적인 음액모손(陰液耗損)으로 위의 진액이 부족하여 자양(滋養), 유윤작용(濡潤作用)을 하지 못하면 음식 수납에 영향을 주어 식욕이 떨어지고 건구(乾嘔), 구토(嘔吐), 대변건결(大便乾結) 등의 증상이 나타난다. 음허(陰虛)하면 내열이 발생하여 열사(熱邪)로 인한 울결현상이 나타나고 혀는 붉고 맥은 빠르며 구갈증이 나타난다. 질병후기에 다른 증에서 변화되어 생기는 것으로 열증(熱症)이 치우치면 복합병증을 동반한다.

주증 위완동통(胃脘疼痛), 식욕부진(食慾不振)
소화불량, 건구(乾嘔), 구건인조(口乾咽燥)
심번조열(心煩潮熱), 대변비결(大便秘結)

(3) 위한증(胃寒證) 병리학 362

위양이 본래 허하거나 찬 음식 등으로 중초에 외감한사(外感寒邪)가 쌓여 위의 기혈순화 작용이 지장을 받아 기체혈어(氣滯血瘀) 상태가 되어 양기를 막아 동통이 발생하는데 만져주면 통증이 완화되고 한응(寒凝)이 있어 식적(食積)이 쌓이면 배를 누를 때 싫어한다. 위의 화강(和降)기능이 못 미쳐 설사가 난다. 추운 것이나 찬 것을 싫어하고 얼굴이 창백하다.

주증 위완냉통(胃脘冷痛), 구토애역(嘔吐呃逆)
구토청수(嘔吐淸水), 희안(喜按), 외한(畏寒)
희온열식(喜溫熱食), 사지한냉(四肢寒冷)

(4) 위열증(胃熱證) 병리학 364

열사가 내침하여 위를 침범하거나 구운 음식이나 기름진 음식을 좋아해 식체가 화로 변하거나 정지가 손상을 입어 위화(胃火)가 성하면 진액을 조려서 갈증이 나고 위가 심한 통증을 느끼며 찬 음식을 좋아하고 위열이 성하면 소화기능이 항진되어 배가 고프고 먹으려 한다. 변비나 발열이 나고 위기가 하강하지 못하면 구역이나 구토가 난다.

주증 위완작통(胃脘灼痛), 변비, 구취, 발열
아은종통출혈(牙齦腫痛出血), 번갈(煩渴)
갈희냉음(渴喜冷飮), 다식선기(多食善飢)

4. 대장(大腸, Large Intestine)

1) 대장의 개요

대장의 위치

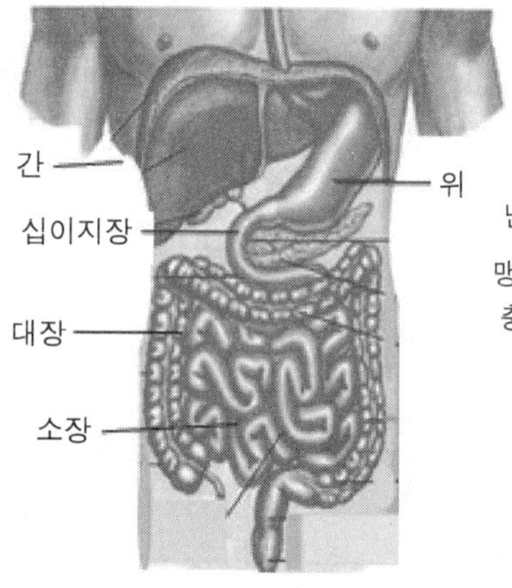

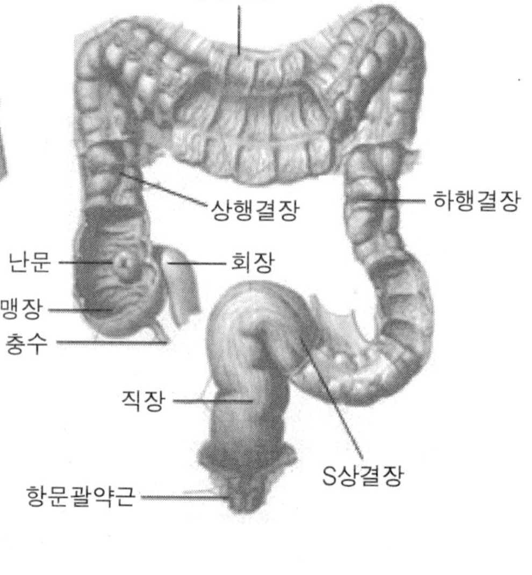

대장은 소장에서 소화되지 않는 미즙을 받아 미즙의 수분 및 전해질을 흡수하여 반고형 상태의 대변을 만들어 위장관으로부터 배출한다. 대장의 길이는 1.5m, 지름은 6.5 cm 크기의 장기이며 소장에 비하여 직경이 월등하게 커 대장이라 한다. 대장은 맹장(cecum), 충수(appendix), 결장(colon), 직장(rectum)으로 구성되어 있지만 맹장, 직장을 제외한 결장만을 대장으로 부르기도 한다. 결장(colon)은 대장의 대부분을 차지하며, 상행결장(ascending colon), 횡행결장(transverse colon), 하행결장(descending colon), S상결장(sigmoid colon) 등 네 부위로 나누어진다. 직장(rectum)은 대장의 최

하부인 S상결장에서부터 항문까지의 부분으로, 길이는 약 17~20cm 정도이며 대장의 마지막 부분으로 대변이 항문으로 배출되기 전에 저장되는 곳이다.

2) 대장의 한의학적 관점

대장은 폐(肺)와 표리(表裏)를 이루며 상부는 난문(闌門)과 연결되어 소장과 통하고 아래로는 항문과 연결되어 소장에서 내려온 소화물을 받아 마지막 남은 영양분과 수분은 흡수하고 조백(糟粕, 인분)은 항문을 통해서 체외로 배출하는 소화과정의 마지막 단계를 마무리한다. 『소문 : 영란비전론』에서 대장은 전도지관(傳導之官)으로서 변화가 이곳에서 나온다고 하였다.

- 상구는 난문(闌門)으로 소장과 접하고 하구는 항문(肛門)이다.
- 찌꺼기(糟粕, 변)를 체외로 배설한다. 진도지관(傳導之官)
- 대장은 진(津)을 주관하고 소장은 액(液)을 주관한다.
- 대장의 전도기능(傳導機能)이 실조되면 변비, 설사가 난다.
- 변비는 피부병을 유발한다.

3) 대장의 병기와 변증

(1) 대장진휴증(大腸津虧證) 병리학 365

대장은 조백(糟粕, 찌꺼기)을 전화하고 진액을 흡수하는 기능을 수행하는데, 병을 앓아 진액이 부족하거나 노쇠하여 기력이 떨어지거나 산후에 혈허(血虛)하여 진액이 말라 발생되는 증세이다. 조열(燥熱)의 사기가 뭉쳐 대장의 진액이 마르거나 음이 상해 장내 진액이 부족하면 대변이 지나치게 건조하여 전도(傳導)되지 못하고 변비가 나타난다. 전도불량으로 탁기가 위로 역상(逆上)하면 입 냄새가 나고 머리가 어지러우며 두통이 나고 혀의 색깔은 붉고 윤기가 적으며 맥은 가늘고 빠르다.

주증 대변건결(大便乾結), 배변곤란(排便困難)
변비(便秘), 형체소수(形體消瘦)
구건(口乾), 구취(口臭), 두훈(頭暈), 목현(目眩)

(2) 대장허한증(大腸虛寒證) 병리학 367

하초(下焦)에 양기가 부족하여 대장에 한탁(寒濁)이 모여 나타나는 증상으로 본래 양허한 체질이거나 찬 음식이나 생것을 과식하여 생기며, 오랜 설사나 이질 등의 질병으로 기가 손상되었을 때도 발생한다. 또한 비장과 신장의 양기가 허하여도 생긴다. 대장이 한사를 입어 허해지면 대장의 전도기능이 상실되기 때문에 배가 은근히 아프며 창자에서 소리가 나며 묽은 설사를 한다. 한이 성하면 손발이 차고 대변의 색깔이 맑고 병세가 심하여지면 항문이 빠지고 대변실금(大便失禁)이 된다.

주증 복부은통(腹部隱痛), 희열희안(喜熱喜按)
복명(腹鳴), 변당(便溏), 점액변(粘液便)
대변실금(大便失禁), 사지불온(四肢不溫)
복사(腹瀉), 탈항(脫肛)

(3) 대장습열증(大腸濕熱證) 병리학 368

습열이 대장을 막아 하초(下焦)의 기가 소통되지 않는 증세로 대변의 횟수가 증가하면서 변의는 있으나 막상 배설하려면 변은 나오지 않고 뒤가 개운치 않는 이급후중(裏急後重) 증세가 나타난다. 급열이 기혈을 어체(瘀滯)시키면 농혈(膿血)이 형성되어 적백하리(赤白下痢)를 배설한다. 습열이 하주(下注)하므로 항문작열, 소변단적 증상이 나타난다. 외사가 겹치면 오한발열(惡寒發熱)하고 열사가 안으로 깊어지면 혀는 붉고(舌紅), 태(苔)는 황니(黃膩)로 누렇고 번들거린다.

주증 복통하리(腹痛下痢), 하리점액(下痢粘液)
이급후중(裏急後重), 항문작열(肛門灼熱)
지체침중(肢體沈重), 변물여장(便物如漿, 미음 장)
한열구갈(寒熱口渴), 변농혈(便膿血), 구오(口惡)
소변황적(小便黃赤), 오후열성(午後熱盛)

(4) 대장실열증(大腸實熱證) 병리학 370

위장관에 사열이 생겨 조열실화가 대장을 막아 전도기능이 막힌 증상으로 변을 여러 날 보지 못하고 배가 심히 아프고 만져주는 것을 싫어한다. 이열이 발생하여 위로 올라

오면 신열이 나고 얼굴이 벌겋게 달아오르며 오후 해질 무렵이면 열이 더욱 심해진다. 열이 심하여 진액을 상하면 오줌이 벌겋고 구갈증상이 나타난다.

주증 대변건조비결(大便乾燥秘結), 신열면적(身熱面赤)
복창경만(腹脹硬滿), 복통거안(腹痛拒按)
구갈(口渴), 소변단적(小便短赤), 오후열성(午後熱盛)

5. 방광(膀胱, Bladder) 정해 15, 한의학기초

1) 방광의 개요 127 해부학B 592

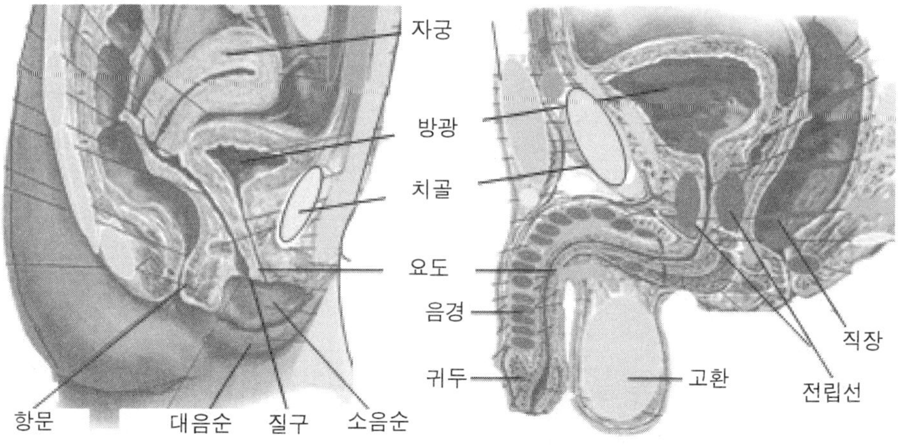

방광은 골반의 치골결합(恥骨結合) 뒤에 있는 주머니 모양의 근육성 장기로 남성은 직장의 바로 앞에 위치하며, 여성은 질과 자궁 앞에 위치하는데 성인은 하루에 600ml~2,500ml(평균 1,200ml)의 요(尿)를 생산하며 약 500~700ml 용량의 소변을 일시 저장할 수 있다. 방광은 체부(體部), 정부(頂部) 및 저부(底部)로 나뉘며, 저부에는 좌우의 요관(尿管)이 있고 그 앞쪽에 요도(尿道)가 열려 있어 방광삼각(膀胱三角)을 이루고 있다.

방광벽(膀胱壁)은 점막과 내종(內縱) · 중륜(中輪) · 외종(外縱)의 3층으로 되어 있는 평활근층(平滑筋層) 및 섬유막으로 되어 있으며 배뇨(排尿)는 보통 방광의 내용물이 250~300ml이고 내압(內壓)이 150mmHg 정도가 되면 요의(尿意)를 느끼게 되어 방광

벽의 배뇨근이 수축되어 이루어진다. (Hg : hectogram, 압력단위)

2) 한의학적 관점

방광은 신장과 표리를 이루며 장부 중에서 가장 아래에 위치하며 수액을 저장하고 기화하여 소변으로 배출하는 육부 중의 하나이다. 『소문 : 영란비전론』에서 방광은 주도지관(州都之官)으로 진액을 저장하고 기화작용을 통해 체외로 소변을 배출한다고 하였다.

- 방광은 주도지관(州都之官)으로 진액(소변)을 저장하고 기화작용을 통해 체외로 소변을 배설한다. (소문 : 영란비전론) 방광자(膀胱者) 주도지관(州都之官) 진액장언(津液藏焉) 기화즉능출의(氣化則能出矣)
- 방광의 증등기화작용(蒸騰氣化作用)이 실조되면 요폐증상(尿閉症狀)이 발생하고 약속(約束)하지 못하면 유뇨(遺尿)증상이 나타난다. (소문 : 선명오기편)
- 방광의 병리변화는 신의 기화작용과 밀접한 관계가 있으므로 소변 이상은 신장을 치료해야 한다.

※융(癃)은 소변이 잘 나오지 않아 방울방울 떨어지며 하복부가 경미하게 창만한 것
※폐(閉)는 소변이 막혀 방울방울 떨어지지도 않고 병세가 비교적 급한 것

3) 방광의 병기와 변증

(1) 방광허한증(膀胱虛寒證) 병리학 373

어린이의 타고난 선천의 신기가 부족하거나 연로(年老)하여 신기가 쇠퇴하거나 과도한 성생활, 구병이나 중병으로 인한 신기의 쇠약으로 방광이 허한(虛寒)하여져 신장은 봉장(封藏) 기능을 잃고 방광은 고섭(固攝)하지 못하여 기화작용에 이상을 초래하면 배뇨를 조절하는 힘이 무력해져 유뇨(遺尿), 배뇨불리(排尿不利), 뇨폐(尿閉), 소변실금(小便失禁)이 생긴다.

주증 소변빈삭(小便頻數), 소변청장(小便清長)
소변불금(小便不禁), 유뇨(遺尿)
뇨후백탁(尿後白濁), 무력배출(無力排出)
요유여력(尿有餘瀝), 소복냉통(小腹冷痛)

(2) 방광습열증(膀胱濕熱證) 병리학 374

외부의 습열(濕熱)이 하부에서 일어나거나 음식을 절제하지 못하여 습열이 맺혀 방광의 기화작용에 이상이 생겨 일어나는 증세로 사열이 방광에 축적되어 진액을 말리면 방광 안에 돌을 만들어 기화작용을 방해하면 요빈, 요급, 요액습탁 등이 나타난다. 방광에 초석이 있는 경우 혈뇨가 나오며 돌이 요도를 막으면 배뇨가 중단되거나 심한 통증을 느낀다.

주증 요빈(尿頻), 요급(尿急), 요삽(尿澁), 요통(尿痛)
요황적혼탁(尿黃赤混濁), 발열(發熱)
요중유사석(尿中有砂石), 요통(腰痛)

6. 삼초(三焦, Triple Warmer) 정해 15, 한의학기초 127

1) 삼초(三焦)의 개요

삼초는 현대의학의 해부학적 관점에서 보면 존재하지 않는 부(腑)이다. 인체의 흉강(胸腔)과 복강(腹腔) 내에 있는 장(臟)과 부(腑)를 담고 있는 체강(體腔) 전체를 한의학에서는 삼초(三焦)라고 한다. 횡격막 이상을 상초(上焦), 중완(中脘)을 중심으로 횡격막과 배꼽 사이를 중초(中焦), 배꼽 아래를 하초(下焦)라고 한다. 삼초는 수곡출입(水穀出入)의 도로이며 인신의 기화활동(氣化活動)을 담당하고 체온을 유지하며 소통수도(疏通水道)의 작용을 하며 수액대사의 균형을 유지하는 중요한 기관이다.

삼초가 하는 일

수곡출입(水穀出入)
기화활동(氣化活動)
통조수도(通調水道)
체온유지(體溫維持)

2) 한의학적 관점

삼초는 인체의 내부에 있는 장(臟)과 부(腑)의 외부를 둘러싸고 있어 외부(外腑) 또는 고부(孤腑)라고도 한다. 소문의 영란비전론에 삼초는 결독지관(決瀆之官)으로 수도

(水道)가 삼초에서 나온다고 하였고 난경의 삼십일난에서는 삼초는 수곡의 통로로서 기가 끝나고 시작하는 곳이라고 하였다.

- 기가 시작되고 끝나는 곳이다. (난경 : 삼십일난)
- 원기의 별사(別舍)로서 모든 기를 주관한다. (난경 : 삼십육난)
- 인신의 기화활동, 생리활동을 주관한다.
- 결독지관으로 수도가 이곳에서 나온다. 결독지관(決瀆之官) (소문 : 영란비전론)
- 원기(元氣)와 위기(胃氣) 수곡운반의 통로 역할을 한다. (난경)
- 열두 장부 중 유독 커서 필적할 장부(臟腑)가 없으므로 고부(孤腑)라 한다. 중독지부(中瀆之腑) (유경 : 장상록)
- 소양상화(少陽相火)를 주관한다.
- 체온을 유지한다. 체온유지(體溫維持)
- 상초가 정미를 안개처럼 산포한다. 상초여무(上焦如霧)
- 중초는 수곡부숙(水穀腐熟), 비별조백(泌別糟粕), 정미를 거품처럼 화생하여 증등기화(蒸騰氣化)로 폐에 보내 선발숙강으로 전신에 분포한다.
- 하초는 청탁(淸濁)을 비별(泌別)하여 수액을 배출한다.

삼 초(三焦) 『영추 : 영위생회편』

상초여무(上焦如霧)
중초여구(中焦如漚) ※漚 : 거품 구
하초여독(下焦如瀆)

3) 삼초의 병기와 변증

(1) 삼초기불리증(三焦氣不利證) 병리학 376

삼초는 상중하의 모든 기를 주지한다. 간장(肝臟), 비장(脾臟), 폐장(肺臟), 위장(胃腸), 방광의 기가 그 각자의 기능을 발휘하지 못하여 나타나는 증상으로 민(悶), 창(脹), 통(痛) 등의 기체(氣滯)증세가 나타난다. 폐기가 호기할 뿐 흡기를 못하면 천만이 발생하고, 칠정이나 담음으로 인해 심기가 혈행(血行)을 추동하지 못하면 가슴이 답답하면서 동통이 발생하며, 중초의 기가 울체(鬱滯)되면 흉복이 창만(脹滿)하며 자통(刺痛)이 발생하고, 하초의 기가 순행하지 못하면 요통이 오며 적취(積聚), 징가(癥瘕) 등이 발생해 산증(疝症)이 된다.

주증 심흉비통(心胸痺痛), 복협자통(腹脇刺痛)
산가(疝瘕), 요통, 복창만(腹脹滿), 천만(喘滿)

(2) 진액수포장애증(津液輸布障碍證)

삼초의 기가 불리하면 진액수포의 장애가 발생한다. 진액의 추동과 조절은 폐(肺), 비(脾), 신(腎)과 관련이 크다. 상초의 폐는 선발숙강(宣發肅降)과 통조수도(通調水道)의 공능을 잃게 되며 중초의 비위(脾胃)는 운화작용을 못하게 되고 하초의 신(腎)은 기화, 승청세탁(昇淸泄濁) 및 개합(開闔)의 기능이 무력해져 진액이 정취(停聚)되어 습(濕), 담(痰) 수종(水腫) 등이 발생한다.

주증 지체노곤(肢體勞困), 전신부종(全身浮腫)
지냉(肢冷), 천급(喘急), 복만(服滿), 납매(納呆)
흉민납매(胸悶納呆), 사지침중(四肢沈重)

제3절 기항(奇恒)의 부(府)

1. 뇌(腦)

- 뇌는 두개골 안에 있으며 수(髓)가 모여 이루어진다.
- 뇌는 수의 바다이다. 뇌위수지해(腦爲髓之海) (영추 : 海論)
- 각종 수(髓)는 모두 뇌에 속한다. (소문 : 오자생성편)
- 수해가 부족하면 머리가 어지럽고 귀가 울린다. (영추 : 海論)
- 수(隨)는 신정(腎精)이 변하여 생성된다.
- 수(隨)는 뼈 속에 있으며 골수, 뇌수, 척수(脊髓)를 포함한다.

변증(辨證)

신정의 휴손여부는 뇌, 골, 수의 증후와 가장 밀접한 관계가 있다. 신정이 골수와 뇌수를 자양하지 못하면 성장발육 기능이 저하되고 정신이 맑지 못하고 사고능력과 기억력이 감퇴되고 귀와 눈이 어두워지며 머리가 어지럽고 귀가 울고 눈이 어른거리는 증상 등이 나타나고 정상적인 생리작용을 발휘할 수 없게 된다.

2. 골(骨)과 수(髓)

- 뼈는 칼슘과 인과 같은 미네랄과 지방을 저장한다(저장기능).
- 혈구세포와 혈소판을 기르는 골수를 간직하고 있다(조혈기능).
- 뼈(骨)는 몸을 움직일 수 있게 한다(운동기능).
- 뼈(骨)는 인체의 중요 기관을 둘러싸서 보호한다(보호기능).
- 뼈(骨)는 몸무게를 지탱하게 지지(支持)하여 준다(지지기능).
- 뼈는 인체의 기둥이다. (영추 : 경맥)
- 신(腎)은 골수를 생산한다. (소문 : 음양응상대론)
- 수는 신의 정기에서 화생하고 뇌수, 골수, 척수로 나뉜다.

3. 맥(脈)

- 맥(脈)은 혈기가 운행하는 통로이다.
- 맥은 혈의 부(府)이다. (소문 : 맥요정미론)
- 맥은 영혈을 제한하여 외부로 넘치지 않게 한다. (영추 : 결기)
- 약속(約束)과 기혈을 촉진시켜 일정궤도와 일정방향으로 순행하게 한다.
- 맥은 기혈을 운재(運載)하고 음식물의 정미를 수송하여 전신을 자양한다.
- 맥은 심, 폐와 밀접한 관계가 있으며 심장은 혈을 주관하고 폐는 기를 주관하며 맥은 기혈을 실어 나르며 이 삼자는 상호작용으로 각각의 공능(工能)을 수행하여 공동으로 기혈의 순환운행을 완성한다.

4. 여자포(女子胞)

- 여자포는 자궁(子宮)을 뜻하는 말로 포궁(胞宮)이라고 한다.
- 여자포는 곧 자궁이다. (유경 : 장상류)

- 여자는 14세가 되면 천계(天癸, mense)가 이르고 임맥이 순조롭게 통하며 태충맥이 성해져 월경이 주기적으로 도래하므로 자식을 가질 수 있다. (소문 : 상고천진론)
- 여자가 49세가 되면 임맥(任脈)과 태충맥(太衝脈)이 쇠약해져 천계(天癸)가 고갈되며 월경이 멈추므로 노쇠하여지고 자식을 가질 수 없다. (소문 : 상고천진론)
- 임맥(任脈)과 충맥(衝脈)은 모두 포궁(胞宮)에서 시작된다.

제6장 정·기·신(精·氣·神)

정(精)·기(氣)·신(神)은 생명의 근본이다. 인신의 생명은 정·기·신(精氣神)에 의하여 발현되는 것이므로 이를 인체(人體)의 삼보(三寶)라고 한다. 이 세 가지 관계는 밀접하여 하나가 존재하면 모두 존재하고 하나가 쇠퇴하면 모두 쇠퇴하는 불가분의 정체를 이룬다. 정(精)은 신(神)의 주(主)이며 정이 있기 때문에 신(神)이 존재하고 정이 충만할 때 신이 온전한 것이다. 또한 정은 기(氣)의 모(母)가 되며 정이 허(虛)하면 기가 없고 기가 없으면 사람은 죽게 된다. 정(精)이 충만하여지면 기(氣)가 장(壯)하고 기가 장하면 (神)이 밝아지게 되는데 이를 정충(精充)·기장(氣壯)·신명(神明)이라 한다.

제1절 정(精)

1. 정의 개요

정(精)은 인체를 구성하고 생명활동을 유지하는 기본 물질이다.

만물의 생화는 정(精)으로부터 시작한다. 정은 부모의 결합에 의하여 선천으로부터 물려받아 인체의 오장 육부 등 일체의 기관과 조직을 구성하는 생명기원 물질과 정·혈·진·액 등 생명활동을 영위케 하는 물질을 의미할 뿐만 아니라 수곡으로부터 얻어진 영양물질까지 총괄하여 말하는 것이며 부모로부터 내려 받은 선천적 정은 음식물로부터 얻어진 후천적 정기의 계속된 보충과 자생으로 성장 발육을 비롯한 생명활동을 유지하는 것이다. 선천적 정은 생식(生殖)의 정도 포함한다. 정(精)의 내용(內容)은 정(精)·혈(血)·진(津)·액(液)을 모두 포함한다.

2. 정의 내용

1) 혈(血)

『영추(靈樞) : 결기(決氣)』에서 “중초가 받아들인 음식물에서 정미를 취하여 붉은 색의 액체로 변화시킨 것을 혈(血)이다.”라고 하였다. 이는 입을 통하여 체내(體內)에 흡입된 수곡(水穀)은 위의 부숙(腐熟)작용에 의하여 수곡정미(水穀精微)로 변화되고 생성된 청액(淸液, 영양 물질)은 비(脾)의 승청운화(昇淸運化)작용에 의하여 폐(肺)로 보내지고, 폐는 선발숙강(宣發肅降)작용으로 맥관(脈管)을 통하여 이를 전신에 산포하여 오장 육부 오관 구규(九竅), 사지백해(四肢百骸)의 모든 조직과 기관에 이르기까지 순환 공급하여 생명활동이 이루어지게 한다.

(1) 혈은 장부, 형체, 구규(九竅) 등 조직기관의 생명을 유지한다.
(2) 인체의 운동과 감각은 혈액의 자양을 필요로 한다.
(3) 혈은 인체의 정신 활동을 유지하는 물질적 기초이다.

2) 진액(津液)

진액은 인체에 존재하는 모든 정상 수액을 총칭한다. 진액은 수곡의 정미에서 화생된 액체 물질로서 근원은 같으나 청탁(淸濁)과 희박(稀薄), 조밀(稠密)한 성질에 따라 진(津)과 액(液)으로 구분된다. 진(津)은 밀도가 낮고 맑은 성질을 띤 것으로 삼초(三焦)의 기를 따라 기육(肌肉), 주리(腠理)에 침투되어 피부를 유양하며 윤택하게 하고 기육을 자양하며 따뜻하게 하여 준다. 액(液)은 탁하고 조밀하며 비교적 끈기가 있는 것으로 골 관절 뇌수를 자양한다. 진액은 액체물질로서 음에 속하며 위액(胃液), 타액(唾液), 관절강(關節腔) 내의 액체성(液體性) 물질 뿐만 아니라 인체의 배설물인 땀, 오줌, 눈물, 콧물, 정액도 진액의 범주에 속한다.

(1) 비(脾)의 운화작용에 의해 전신에 산포한다.
(2) 수종의 형성은 비(脾)에서 비롯된다.
(3) 신의 증등기화(蒸騰氣化) 등 생리기능의 합동작용으로 전신에 산포된다.
(4) 신은 수기를 주관하며 오장육부의 정을 받아 저장한다.

(5) 삼초는 결독지관(決瀆之官)으로 수도가 여기서 나온다.

(6) 간기가 울결(鬱結)되면 진액이 정체되어 담음이 발생한다.

(7) 폐는 선발숙강(宣發肅降)을 통해 수도를 소통 조절한다.

(8) 진능재기(津能載氣), 혈능재기(血能載氣)한다.

제2절 기(氣)

1. 기(氣)의 개요

기는 우주만물을 형성하는 가장 근본이 되는 물질을 가리킨다. 왕충(王充)은 논충(論衡)에서 "하늘과 땅의 기가 합하여지면 만물이 저절로 자란다고 하였고, 장재(張載)는 정몽 태화편(太和篇)에서 기가 없으면 태허(太虛=宇宙)가 있을 수 없고 기가 모여야 만물이 이루어지고 만물이 흩어져야 태허(太虛=宇宙)가 이루어진다고 하였다. 인체에서는 수곡의 정미에서 얻어진 수곡의 정기와 호흡을 통해서 산소를 흡수하는 호흡의 기(呼吸之氣)가 있다. 또한 선천의 기와 후천의 기로 구분되는데 선천으로부터 받은 기를 원기(原氣) 또는 원기(元氣)라 하고 호흡과 음식으로부터 얻은 기를 후천의 기(氣)라고 한다. 총체적으로 살펴보면 기의 종류는 원기(原氣), 영기(營氣), 위기(衛氣), 종기(宗氣)의 4종의 기(氣)로 총괄된다.

2. 기(氣)의 종류

1) 원기(原氣)

원기는 원음(元陰)과 원양(元陽)의 기를 포함하며 선천으로부터 품수(稟受)하여 후천의 영양으로 부단히 자양되는데 선천의 정(精)이 변화한 것이므로 원기(原氣)라 한다.

2) 영기(營氣)

영기(營氣)는 경맥을 통하여 운행하는 정기(精氣)로서 음식물에서 생겨나고 중초의 비위(脾胃)에서 발원하여 혈액을 생성하고 전신을 영양하는 작용을 한다.

3) 위기(衛氣)

위기(衛氣)는 양기(陽氣)에 속한다. 수곡에서 생성되고 비위(脾胃)에서 근원하며 상초로 나가 맥(脈)의 외부를 운행한다. 위기는 그 성질이 매우 강하여 경맥(経脈)의 제약을 받지 않으며 운행이 신속하고 매끄러운데 온양내외(溫陽內外), 호위기표(護衛肌表), 항어외사(抗禦外邪), 개함한공(開函汗孔), 자양주리(滋養腠理) 등의 기능을 수행한다.

4) 종기(宗氣)

수곡정미(水穀精微)에서 생화한 영위(營衛)의 기와 호흡에 의해 흡입한 대기(大氣)가 결합하여 형성된 것으로서 상초(上焦)인 흉중(胸中)에 쌓여 있는데 이는 전신의 기가 운동(運動), 수포(輸布)되는 출발점이다.

영추(靈枢)의 사객(邪客)에는 "종기(宗氣)는 흉중에 쌓여 있다가 후롱(喉嚨)으로 나와 심폐(心肺)를 꿰뚫음으로써 호흡한다."고 하였다. 맥중·맥외를 순환하면서 인체를 충양하는 종기(宗氣)와 원기(元氣)를 합하여 진기(眞氣)라고 하며 진기는 정기(正氣)와 같은 의미를 갖는 말이다.

5) 정기(正氣)와 사기(邪氣)

(1) 정기(正氣)

인체기능의 총칭으로 진기와 같은 말이다. 질병을 유발하는 사기(邪氣)에 상대되는 말로 인체의 질병에 대한 저항력, 면역력 또는 자연치유력에 해당되며 정상적인 생명활동 기능이다. 정기(正氣)가 사기(邪氣)를 이기면 병이 나지 않는다.

(2) 사기(邪氣)

사기(邪氣)는 정기와 상반되는 각종 발병요인 및 그 병리손해(病理損害)를 말한다. 풍(風), 서(暑), 습(濕), 조(燥), 한(寒), 화(火)의 육음과 역려지기(疫癘之氣) 등이 발병요인이다. 이들은 외부로부터 인체로 침입하므로 외사(外邪)라고 한다. 질병은 정기와 사기의 투쟁이다. 사기가 정기를 이기면 병이 생긴다.

3. 기(氣)의 작용

1) 기의 추동작용(推動作用)

인체의 생장발육, 장부경락 조직기관의 생리활동, 혈액의 생성과 순환, 진액의 생성수송 배설 등을 추진하고 촉진하는 작용

2) 기의 온후작용(溫厚作用)

인체의 장부, 경락, 골격, 근육, 피부 등 각 조직기관과 혈액 및 진액을 따뜻하게 하여 주는 작용

3) 기의 방어작용(防禦作用)

인체 내부의 생리활동을 촉진하여 정기(正氣)를 강화하고 면역력을 증강하고 전신의 기표(肌表)를 보호하여 외사의 침입을 막아 주는 질병 예방작용

4) 기의 호흡작용(呼吸作用)

폐는 기의 근본으로 폐가 호흡을 통하여 청기를 흡입하고 탁기를 배출하는 산소교환 작용

5) 기의 조절작용(調節作用)

혈액, 진액, 정액 등 체내의 액체 상태의 물질의 유실을 방지 제어하며 소변이나 땀 등을 배출하고 체온을 조절하는 생리작용

제3절 신(神)

1. 신(神)의 개요

신(神)은 인간 생명활동을 영위함에 있어서 발현되는 생리활동 현상의 총화를 의미한다. 수곡정미로부터 흡수된 영양물질은 하단전에서 신장의 공능작용에 의하여 정(精)으로 변화시키고 하단전에 충만된 정기(精氣)는 비장의 승청작용(昇淸作用)에 의하여 폐

(肺)로 보내져 폐의 선발숙강(宣發肅降)작용으로 혈액에 실려 전신에 산포(散布)된다. 전신에 산포된 정기는 인체 각 기관과 장부의 생명활동을 돕는다. 하단전에 충만한 정은 이와 같은 과정을 거쳐 뇌(腦)에 전달되고 뇌는 본래의 기능인 사유, 의식 활동, 지각활동, 정서활동, 신체운동 기능 등이 강화된다. 이러한 상태를 정충(精充)·기장(氣壯)·신명(神明)이라고 한다. 정이 충만하여지고 기의 활동이 향상되면 뇌는 신명(神明)하게 되는데 신명(神明)이란 뇌의 생리작용이 향상되어 정신활동의 효율이 증대됨을 뜻한다. 『소문 : 영란비전론』에 "심(心)은 군주지관(君主之官)으로 신명(神明)이 여기서 나온다."고 하였다. 즉, 신(神)은 심장에 의해서 발현되는 정신활동 요소이며 간장의 혼(魂), 비장의 의(意), 폐의 백(魄), 신장의 지(志) 등 오장(五臟)의 정신요소를 총괄하는 개념이다.

2. 오장(五臟)과 오신(五神)의 관계

1) 신(神)

신(神)은 심장의 정신활동으로 오장(五臟)의 오신(五神)을 총괄하며 신심의 정신, 사유(思維), 의식, 지각, 정서, 운동, 호흡, 외사(外邪)의 방어 등의 일체 생명활동의 최고 통수로 원정(元精)·원기(元氣)와 함께 선천으로부터 내려 받은 원신(元神)이 기초가 된다. 넓은 의미로 생명활동을 총칭하는 것으로 생리성 또는 병리성 증상이 밖으로 드러나는 것을 포괄하며 좁은 의미로 사유(思維)나 의식 활동을 가리킨다. 영추·본신(靈樞·本神)에서 신기(神氣)는 양정이 결합하여 형성된 생명력을 신(神)이라고 한다.

2) 혼(魂)

혼(魂)은 간(肝)의 정신활동으로 오신의 하나이다. 영추·본신(靈樞·本神)에서 "신(神)을 따라 왕래하는 것을 혼(魂)이라 한다. 간(肝)은 혈(血)을 저장하는데 혈(血)은 혼(魂)이 머무르는 곳이다."라고 하였다.

3) 백(魄)

백(魄)은 폐(肺)의 정신활동으로 오신(五神)의 하나이다. 백은 청각·시각·냉감·열감·통감(痛感)·소양감(搔痒感) 및 신생아의 젖 빠는 행동과 우는 행동 등은 모두 본능적인 감각과 동작에 속하며 백(魄)의 범주에 속한다. 이러한 기능은 인체를 구성하는 물질의 기초인 정(精)과 밀접한 관계가 있는데 정이 충분하면 인체가 건강하여 백(魄)이 온전하고 백이 온전하면 감각이 영민하고 동작이 정확해진다.

4) 의(意)

의(意)는 비장(脾臟)의 정신활동으로 오신(五神)의 하나이다. 『소문 : 선명오기편(素門 宣明五氣篇)』에서 비(脾)는 의(意)를 저장한다고 하였다. 영구 · 본신에서 "마음속에 기억하여 남겨두는 것을 의(意)라고 한다."라고 하였고 "비(脾)는 근심이 지나쳐 풀리지 않으면 의(意)가 손상된다."고 하였다

5) 지(志)

지(志)는 신장(腎臟)의 정신활동으로 오신의 일부분을 말한다. 『소문 : 선명오기』에서 "신장지(腎臟志)"라고 하였는데 왕빙은 "신(腎)은 지(志)를 저장하는데 몰두하여 바뀌지 않도록 하는 것이다."라고 하였고 『영추 : 본신』에서는 "의(意)를 오랫동안 지니고 있는 것을 지(志)라고 한다."라고 하였다. 지(志)는 작강(作强)의 관(官)인 신장에 의하여 발현되는 정신활동 요소의 하나로서 신장의 침정기능과 밀접한 관계에 있다. 사(思)는 지(志)를 세움에 있어서 사고를 반복하는 것을 말하며 려(慮)는 생각을 함에 있어서 어렴풋이 떠오르는 일을 깊이 생각하고 구체적 정황을 살펴서 판단하는 것을 지(志)라 한다.

제7장
병인 · 병기
(病因 · 病機)

제1절 병인(病因)의 개념

1. 병인(病因)

인체의 음양이 부조화를 일으켜 질병을 발생시키는 발병인소를 병인(病因)이라고 한다. 병인은 외인(外因), 내인(內因), 불내외인(不內外因)으로 분류되며 이를 삼인론(三因論)이라고 한다.

질병발생은 정기(正氣)와 사기(邪氣)의 투쟁 과정이며 정기(正氣)란 인체의 음양기혈(陰陽氣血) 및 장부조절의 정상적인 기능 활동이며 자연환경에 적응하는 조절기능과 발병인소에 대한 방어능력을 말하고 사기(邪氣)란 정기에 대한 상대적인 말로 모든 발병인소를 의미한다.

발병의 삼인론(三因論)

1) 외인(外因) : 육음사기의 외사가 침입하여 발병 요인이 된다.
2) 내인(內因) : 칠정의 손상으로 내상을 입어 발병 요인이 된다.
3) 불내외인(不內外因) : 전염병, 총상, 자상, 교통사고, 짐승이나 독충에 의한 손상 등으로 인한 발병 요인이다.

2. 병기(病機)

병기(病機)란 질병의 발생, 발전, 변화 및 그 결과에 대한 상관관계를 말한다. 사정성쇠(邪正盛衰), 음양실조(陰陽失調), 육음사기(六淫邪氣), 정지내상(情志內傷), 역여(疫癘), 노권상(勞倦傷), 음식상(飮食傷) 등으로 인하여 질병이 발생하는데 그 기전(機轉)

은 다음과 같다.

1) 사정성쇠(邪正盛衰)

(1) 사기가 성하면 실(實)해지고 정기가 손상되면 허해진다.

(2) 정기가 성하면 사가 물러난다.

(3) 사기가 성해지면 정기가 쇠약해진다.

2) 음양실조(陰陽失調)

(1) 양(陽)이 지나치게 성(盛)하면 열상(熱象)이 나타나고 음(陰)이 지나치게 성(盛)하면 한상(寒象)이 나타난다.

(2) 양(陽)이 지나치게 성(盛)하면 외열(外熱)이 발생하고 음(陰)이 지나치게 성(盛)하면 내한(內寒)이 발생한다.

(3) 양(陽)이 지나치게 성(盛)하면 음병(陰病)이 발생하고 음(陰)이 지나치게 성(盛)하면 양병(陽病)이 발생한다.

3) 기혈실조(氣血失調)

(1) 장부경락의 기가 정상적으로 승강출입을 하지 못하는 상태이다.

(2) 기가 울결(鬱結)되고 막혀 기의 운행이 자유롭지 못한 병리현상으로 기체(氣滯)에 의하여 발생한다.

(3) 기의 상승하강이 순조롭지 못하여 기가 거꾸로 흐르면 기역(氣逆)의 병리현상이 나타난다.

(4) 기가 허(虛)하여 기의 상승작용이 무력하여지는 기함(氣陷)은 기혈실조(氣血失調)의 병리현상이다.

(5) 혈액이 부족하거나 실혈로 혈의 자양이 감소되어 기혈실조(氣血失調)의 병리현상이 발생하는데 이를 혈허라고 한다.

(6) 기가 울결정체(鬱結停滯)되어 혈액운행이 막히거나, 기허(氣虛)로 혈액운행이 지장을 받거나, 담탁(痰濁)이 맥도를 막아 혈액운행을 방해하거나, 한사(寒邪)로 혈이 응고되거나, 열사(熱邪)가 혈을 졸여 엉키거나 어혈(瘀血)이 혈맥을 가로막아 기혈실조(氣血失調)가 나타나는 것을 혈어(血瘀)라고 한다.

4) 진액대사실조(津液代謝失調)

(1) 진액의 생성, 수포, 배설은 기의 승강출입 및 그 기화작용에 의하여 발생되는데 기의 승강 출입 운동이 실조되면 진액대사의 이상이 반드시 초래된다.

(2) 조열사기, 장부의 화, 과도한 오지(五志)의 내상이 열로 화하여 진액을 졸여 진액실조가 나타난다.

(3) 오랜 투병으로 진액이 마르거나, 조열한 약물을 과다 복용하여 음액이 손상되면 진액대사실조(津液代謝失調)가 일어난다.

(4) 진(津)은 묽고 유동성이 좋으며 혈맥을 충만하게 하고 장부를 윤택하게 하며 피모를 자양하는데 쉽게 손상되며 쉽게 보충된다.

(5) 액(液)은 점착성이 있고 끈적거리며 유동성이 나쁘고 장부를 자양하고 골수, 뇌수, 척수를 충양하고 관절활동을 원활히 하는데 혈맥을 충만하게 하고 장부를 윤택하게 하며 피모를 자양하는데 쉽게 소모되지 않고 쉽게 보충되지도 않는 특성이 있다.

5) 오사내동(五邪內動)

병 발전 과정에서 풍 · 한 · 습 · 조 · 화의 외사에 의하여 병이 발생하는 것과 유사한 병리상태가 외사(外邪)가 아닌 내부에서 발생하는 것을 오사내동(五邪內動)이라 한다.

(1) 풍기내동(風氣內動)

- 내풍(內風), 간풍내동(肝風內動)이라고 한다.
- 갑작스런 강직병증은 모두 풍(風)에 속한다.
- 풍으로 인한 지체의 떨림은 모두 간(肝)에 속한다.

① 열극생풍(熱極生風)

열사가 지나치게 성하여 진액이 졸여지고 간경이 달구어져 열이 풍으로 변하여 경항강직(頸項强直), 각궁반장(角弓反張), 양목상시(兩目上視), 헛소리를 하는 등의 병리현상이 나타난다.

② 간양화풍(肝陽化風)

정지내상(情志內傷)이나 과로로 인해 간신의 음양이 손실되어 풍기가 내부에서 요동하면 구안와사, 반신불수 등의 병증이 발생하는 병리현상이 나타난다.

③ 음허풍동(陰虛風動)

오랜 병으로 인하여 음액이 손상되고 고갈되어 근육이 자양되지 못하고 내풍(內風)이 발생하여 근육경련이나 수족이 계속 떨리는 병리현상이 나타난다.

④ 혈허생풍(血虛生風)

혈의 생성이 부족하거나 실혈과다, 구병으로 인한 음액 손실로 근맥의 자양이 실조되면 허풍이 내부에서 요동하는 병리현상이 나타난다.

(2) 한종중생(寒從中生)

① 내한이라고도 하며 음한 사기가 만연한 병리 상태이다.
② 양기가 허약하여 장부 조직을 온후하지 못하므로 내부에서 음한(陰寒)이 성하게 된다.
③ 비신의 양기가 허약하면 온후 기화기능이 실조되어 내한이 생한다.
④ 양(陽)이 허하면 음(陰)이 성하고 음이 성하면 내한(內寒)이 발생한다.
⑤ 심양(心陽)이 허하면 가슴이 답답하고 통증이 심하며 입술과 안색이 푸른빛을 띤다.
⑥ 비양(脾陽)이 허하면 묽은 변을 설사한다.
⑦ 신양이 허하면 허리가 차고 아프며 맑은 물을 설사하고 소변량이 많으며 남자는 발기부전, 여자는 자궁이 차다.

(3) 습탁내생(濕濁內生)

① 내습은 비허(脾虛)로 인해 습이 생긴다. 비허습생(脾虛濕生)
② 비의 운화기능이 실조하면 습탁(濕濁)이 내부를 손상하여 수종, 완복창만(脘腹脹滿) 증상이 발생한다.
③ 여러 가지 경련 증상, 목이 뻣뻣한 항강(項强)은 습과 관련된다.
제경항강(諸痙項强), 개속어습(皆屬於濕) (십구병기)

(4) 진상화조(津傷化燥)

① 내조(內燥)라 하며 오래된 병이나 오랜 열로 진액이 졸여져 습사(濕邪)가 열로 변한 다음 다시 조(燥)로 전화하여 발생된다.
② 위장에 실열이 울결되면 쉽게 진액을 졸여 변비가 된다.
③ 콧속이 마르고 눈이 껄끄럽고 손톱 발톱이 잘 부러진다.
④ 근육이 뻣뻣해 부드럽지 않고 입술과 피부가 건조해 갈라진다.

(5) 화열내생(火熱內生)

① 내화(內火), 내열(內熱)이라고도 한다.
② 화는 열이 극에 달한 것이고 열은 화가 성해지는 과정이다.
③ 음이 허하고 양이 성해 화열로 인한 기능이 항진하는 병리상태다.
④ 양기(陽氣)가 지나치면 열(熱)로 전화된다.
⑤ 사기(邪氣)가 울결하면 화(火)로 전화된다.
⑥ 오지(五志)가 과도하면 화(火)로 전화된다.

6) 십구병기(十九病機)

『素問 : 至眞要大論』에서 병기의 이론 증상을 근거로 병변의 위치, 성질 및 발병원인 등을 유추하여 질병의 발생, 발전, 변화의 공통적인 규칙들을 찾아 이를 정리하여 19가지의 병리 이론의 기초를 제시하고 있는데 다음과 같다.

(1) 제풍도현(諸風掉眩)
개속어간(皆屬於肝) → 떨리고 흔들리고 어지러운 것은 모두 간병이다.

(2) 제한수인(諸寒收引)
개속어신(皆屬於腎) → 춥고 근육이 당기고 뻣뻣한 것은 모두 신병(腎病)에 속한다.

(3) 제기분울(諸氣膹鬱)
개속어폐(皆屬於肺) → 고민이 많고 가슴이 답답한 것을 느끼는 것은 모두 폐(肺)에 속한다.

(4) 제습종만(諸濕腫滿)

개속어비(皆屬於脾) → 붓고 부풀어 오르는 습병은 모두 비(脾)에 속한다.

(5) 제열무계(諸熱瞀瘛)

개속어화(皆屬於火) → 열이나서 눈이 흐려지고 몸이 미친 듯 가누지 못한 것은 모두 화사(火邪)에 속한다.

(6) 제통양창(諸痛癢瘡)

개속어심(皆屬於心) → 가렵고 통증을 수반한 화농성 종기, 부스럼 등 피부 염증 질환은 모두 심화(心火)로 인한 병이다.

(7) 제궐고설(諸厥固泄)

개속어하(皆屬於下) → 팔다리가 싸늘해지고 설사를 하는 것은 모두 하초병에 속한다.

(8) 제금고율(諸禁鼓慄)

여상신수(如喪神守)

개속어화(皆屬於火) → 입이 벌어지지 않고 두려워 떨면서 정신을 잃은 것은 모두 화사(火邪) 때문이다.

(9) 제위천구(諸痿喘嘔)

개속어상(皆屬於上) → 저리고 숨차고 토하는 것은 상초 병에 속한다.

(10) 제경항강(諸痙項强)

개속어습(皆屬於濕) → 뒷목이 땅기고 뻣뻣한 것은 습사(濕邪)에 속한다.

(11) 제역충상(諸逆衝上)

개속어화(皆屬於火) → 기(氣)가 위로 치받는 것은 화사(火邪) 때문이다.

(12) 제창복대(諸脹腹大)

개속어열(皆屬於熱) → 배가 창만하고 불러 오르는 것은 모두 열사(熱邪) 때문이다.

(13) 제조광월(諸躁狂越)

개속어화(皆屬於火) → 미쳐 날뛰는 것은 모두 화사(火邪) 때문이다.

(14) 제폭강직(諸暴强直)

개속어풍(皆屬於風) → 갑자기 근육이 굳어지는 것은 모두 풍사(風邪) 때문이다.

(15) 제병유성(諸病有聲)
고지여고(鼓之如鼓)
개속어열(皆屬於熱) → (북을 치는 것 같이) 소리가 나는 모든 병은 모두 열사(熱邪) 때문이다.

(16) 제병부종(諸病胕腫)
동산경해(疼酸驚駭)
개속어화(皆屬於火) → 부종병과 쑤시고 시리고 아파 놀라고 안정하지 못하는 병은 모두 화사(火邪)로 인한 것이다.

(17) 제전반려(諸轉反戾)
수액혼탁(水液渾濁)
개속어열(皆屬於熱) → 근육이 뒤틀리고 수액이 탁한 것은 모두 열사(熱邪)때문이다.

(18) 제병수액(諸病水液)
징철청냉(澄澈淸冷)
개속어한(皆屬於寒) → 몸에서 배출하는 수액이 맑고 찬 모든 병은 한사(寒邪)로 인한 것이다.

(19) 제구토산(諸嘔吐酸)
폭주하박(暴注下迫)
개속어열(皆屬於熱) → 입으로는 신물을 토하고 아래로 설사를 쏟아 내는 것은 열사(熱邪)로 인한 병이다.

제2절 육음사기(六淫邪氣)

1. 육기(六氣)

자연계의 풍(風), 서(暑), 습(濕), 조(燥), 한(寒), 화(火)의 정상적인 다섯 가지 기후의 변화를 육기(六氣)라 하고 육기가 부족하거나 과도하여 풍사(風邪), 서사(暑邪), 습사(濕邪), 조사(燥邪), 한사(寒邪), 화사(火邪)로 변하여 발병의 외인(外因)이 될 때 이를 육음사기(六淫邪氣)라고 한다.

2. 육음사기(六淫邪氣)

1) 풍사(風邪)

풍은 봄철의 주기(主氣)이며 쉽게 피모에 침입하여 질병을 유발하며 다른 육음사기를 선도하는 만병의 으뜸이 되는 사기로 육음의 우두머리라고 한다. 육음지수(六陰之首)인 풍은 양사(陽邪)로서 그 성질이 잘 이동하고 자주 변하는 특성을 가지고 있어 백병의 우두머리라고 하며 변화가 무쌍하며 선행삭변(善行數變)하며 위치가 고정적이 아니고 여기저기 이동하는 풍성주동(風性主動)의 사기(邪氣)이다. 풍은 근(筋)을 생성하는 간을 상하게 하므로 근육이 실룩거리고 오므라들고 떨리게 한다. [십구병기-제풍도현(諸風掉眩) 개속어간(皆屬於肝)]

- 풍은 양사(陽邪)로서 개설(開泄)하는 성질이 있어 쉽게 양의 부위를 침범한다.
- 풍은 잘 이동하고 잘 변한다. 선행삭변(善行數變)
- 풍은 만병의 으뜸이다. 육음지수(六陰之首)
- 백병의 우두머리라고 한다. 백병지장(百病之長)

2) 서사(暑邪)

서(暑)는 여름을 주관하는 기로서 화열에서 화생한다. 하지(夏至) 이전에 발생한 것을 온병(溫病), 하지 후에 발생한 것을 서병(暑病)이라 한다. 서사는 양사로서 뜨겁게 타오르는 성질이 있어 심번면적, 맥홍대 등이 나타나며 떠올라 흩어지는 성질이 있어 진액과 기를 손상시키므로 갑자기 나타나면 혼궐(昏厥)이나 인사불성을 일으킨다. 서사는 습사를 겸하며 여름철 습도로 인하여 습사를 수반하므로 신열, 다한(多汗), 구갈, 몸이 무겁고 피곤하며 가슴이 답답하고 오심구역(惡心口逆)이 있고 변이 묽거나 설사 등의 증상이 나타난다.

- 서사는 양사로 뜨겁게 타오르는 성질이 있다.
- 서사(暑邪)는 떠올라 흩어지는 성질이 있어 진액과 기(氣)를 손상시킨다.
- 서사(暑邪)는 대개 습(濕)을 수반한다.

3) 습사(濕邪)

습은 장마철(長夏)의 주기(主氣)이다. 장하(長夏)는 연중 수습의 기가 가장 성한 계절로 외습과 내습으로 인한 질병이 많이 발생한다. 외습 병은 주거환경이나 직업상 습한 곳과 관계가 깊으며 내습으로 인한 것은 찬 음식, 냉 과일, 냉 음료를 과식하여 비장의 운화기능이 감퇴되어 수곡 진액이 습으로 뭉치게 된다.

- 습은 음사(陰邪)로서 양기를 손상시킨다.
  흉민완비(胸悶脘痺), 소변단삽(小便短澁)
  대변불상(大便不爽), 이급후중(裏急後重)
- 습의 성질은 중탁(重濁)하다. 관절이 무겁고 아프다.
  습비(濕痺), 착비(着痺), 습진(濕疹)
- 습은 점체(粘滯)한 성질이 있다.
- 습은 아래로 흐르는 성질이 있어 쉽게 음에 속하는 부위를 침범한다.

4) 조사(燥邪)

조(燥)는 가을의 주기(主氣)로서 천지의 기운을 끊임없이 수렴(收斂)하여 공기 중의 수분을 건조시키므로 건조하고 청량한 기후가 된다. 인체에 조사가 침범하면 진액을 소모하고 음혈(陰血)을 상하는 질병을 발생케 한다. 폐는 조(燥)를 싫어하고 윤(潤)을 좋아하는데 가을철에는 조사(燥邪)로 인한 호흡기계통의 질병이 많이 발생한다. 조사가 인체에 침범하면 쉽게 진액을 손상시켜 병변이 발생되므로 입과 코, 인후가 건조하고 갈증이 나며 모발에 윤기가 없고 피부가 말라 거칠며 심하면 피부나 입술이 갈라지고 소변량이 적어지며 대변이 말라붙는 증상이 나타난다. 조기는 초가을 온열과 결합하여 온조(溫燥)가 되면 목쉰 소리, 혈담이 있고, 늦가을로 접어들어 한기가 심해지면 조(燥)기가 한사(寒邪)와 결합하여 양조(凉燥)가 되는데 오한, 발열, 땀이 나지 않으며 두통이 나고 설태(舌苔)는 마르고 엷은 한상(寒象)이 나타난다.

- 조사는 조삽(燥澁)한 성질로서 쉽게 진액(陰)을 상한다.
- 조기(躁氣)는 쉽게 폐를 상한다.

5) 한사(寒邪)

한(寒)은 겨울철 주기(主氣)로서 음(陰)에 속하며 양기를 쉽게 상한다. 한(寒)이 외부로부터 기표(肌表)를 침입하여 음이 지나치게 성하면 양기가 쉽게 손상되어 한실증이 나타난다. 한사가 비위에 직중(直中)하면 비양(脾陽)이 손상을 입어 복창구토, 완복냉통(脘腹冷痛), 복사(腹瀉) 등의 증상이 나타나고 신경이나 심경에 직중하면 심(心)과 신(腎)의 양기가 쇠약해져 수족궐냉(手足厥冷), 청곡하리(淸穀下痢), 소변청장(小便淸長)하고 맥은 미세한 증상 등이 나타난다. 한병(寒病)은 외한(外寒)과 내한(內寒)으로 구분되며 외한은 다시 한사가 표(表)를 침범하여 위양(衛陽)을 막아 응결시키는 상한(傷寒)과 한사(寒邪)가 이(裏)에 직중(直中)하여 장부의 양기를 손상시키는 중한(中寒)으로 구분한다. 한(寒)은 응체(凝滯)시키는 성질이 강한데 응체되면 기혈순행(氣血循行)이 지체되고 기가 잘 통하지 않으면 관절통같은 골절, 기육동통, 완복냉통, 두신동통 등의 통증을 유발한다. 『소문 : 비론(痺論)』에서 "통증이 있는 것은 한이 많은 것이고 한이 있으므로 통증이 있다"고 하였다. 한(寒)은 수인(收引)을 주관하므로 근맥과 근육이 수축되고 견인되어 땀구멍이 폐쇄되고, 주리(腠理)가 막혀 소름이 돋고 추위를 싫어하게 되며, 한이 맥(脈)을 침범하면 땀이 나지 않으며 얼굴이 창백한 증상이 나타난다. 또한 경락과 관절에 침범하면 사지가 오그라들고 잘 펴지 못하며 콧물, 침, 가래, 소변, 대변 등의 수액과 배설물이 맑고 묽은 것은 모두 한(寒)의 영향 때문이다.

- 한은 기표(肌表)를 속박(束縛)한다.
- 한은 음사(陰邪)이고 쉽게 양기를 상한다.
- 한은 응체(凝滯)하고 통증을 일으킨다.
- 한은 수인(收引)하는 성질이 있다.
- 한은 청철(淸澈←맑을 철)하다.
- 한기가 지나치게 성한 것을 통비(痛痺)라 한다.

※음성즉한(陰盛則寒), 한극생열(寒極生熱)
한성즉양병(寒盛則陽病), 양성즉음병(陽盛則陰病)

6) 화사(火邪)

온·열이 극도에 달하면 화(火)로 변한다. 화(火), 열(熱), 온(溫)은 모두 양에서 발생하므로 모두 열에 속한다. 온(溫)은 열(熱)이 심해지는 과정이고 화(火)는 열이 극도에 달한 것이다.

풍 · 한 · 습 · 조의 사기는 모두 병리변화 과정에서 열과 화로 바뀔 수 있으므로 오기(五氣)는 화로 변화할 수 있다. 내화(內火)는 장부의 음양기혈이 실조되거나 정지의 과도한 변화로 인하여 생기므로 오지(五志) 역시 화(火)로 변할 수 있는 것이다. 감정의 과격한 변화로 간(肝), 담(膽), 심(心)이 자극을 받으면 기가 막히고 울체되어 간화(肝火), 담화(膽火), 심화(心火)가 발생하게 된다. 내화 중 실화(實火)는 양열(陽熱)이 지나쳐 일어나며 허화(虛火)는 음액휴허(陰液虧虛)으로 일어난다. 서(暑)는 하지와 입추 사이에 발생하는 열병(熱病)을 말하며 기타 계절에 나타나는 열병을 열(熱)이라 한다.

- 화(火)와 열(熱)은 같다.
- 화(火)는 위로 타오르는 성질이 있다. 염상(炎上)
- 진액을 태운다.
- 화(열)는 풍을 일으키고 혈(血)을 요동(搖動)한다.
  목정상시(目睛上視), 경항강직(頸項强直)
  각궁반창(角弓反張), 신지불청(神志不淸)
  수족경련(手足痙攣)
- 화(열)는 쉽게 종양을 일으킨다.
- 기육이 짓무르며 화농하는 것을 옹(癰)이라 한다.
- 옹저(癰疽)는 화독(火毒)에서 생긴다.
- 화(열)사가 혈분에 침입하면 옹종, 창양을 야기한다.
- 각종 동통 가려움 및 창양(瘡痒)은 모두 심에 속한다.

제3절 정지내상(情志內傷)

1. 정지(情志)

정지(情志)란 노(怒), 희(喜), 사(思), 우(憂), 비(悲), 공(恐), 경(驚)의 칠정(七情)을 말하는데 이는 정상적인 정신활동으로 발병요인은 아니지만 장기적 정신 자극이나 갑자기 극열한 자극을 받아 정상적 생리변화의 범위를 초과하여 음양기혈과 장부경락의 대사기능을 상실하면 질병 발생의 내인(內因)이 되는데 이를 정지내상(情志內傷)이라 한다. 정지상(情志傷)은 백병(百病)을 일으킬 수 있다.

2. 정지상(情志傷)의 발병 특징

1) 정지병(情志病)은 오장을 상한다.

노상간(怒傷肝), 희상심(喜傷心), 사상비(思傷脾)
비상폐(悲傷肺), 공상신(恐傷腎)

2) 감정의 변화는 기의 운동에 영향을 미친다.

- 노하면 기가 상역(上逆)한다. 노즉기상(怒則氣上)
- 너무 기뻐하면 기가 느슨하여진다. 희즉기완(喜則氣緩)
- 놀라면 기가 문란해진다. 경즉기란(驚則氣亂)
- 사려가 지나치면 기가 울결된다. 사즉기결(思則氣結)
- 너무 슬퍼하거나 근심하면 기가 소모된다. 비즉기소(悲則氣消)
- 무서워하면 기가 처진다. 공즉기하(恐則氣下)

제4절 노권상, 음식상 및 역려

1. 노권상(勞倦傷)

노권상(勞倦傷)이란 육체 및 정신적 노동과 방노(房勞)가 지나쳐 장부기혈에 병리변화를 일으키는 것을 말한다. 정상적인 노동은 기혈유통을 촉진시키고 체력을 증강시켜 건강을 유지시켜 주지만 지나친 정신노동이나 과도한 성생활이 정기(正氣)를 상하거나 안일(安逸)한 생활이 지나쳐도 장부기혈에 병리변화를 일으키게 된다. 『소문(素問) : 선명오기론(宣明五氣論)』에 "다섯 가지의 지나친 피로는 오장의 기를 상하게 한다."고 하였고 이를 오노소상(五勞所傷)라 한다.

오노소상(五勞所傷＝五勞病)

1) 구시상혈(久視傷血) : 오래 보면 혈(血)을 상한다.
2) 구와상기(久臥傷氣) : 오래 누워 있으면 양기가 펼쳐지지 못 하여 기(氣)를 상한다.
3) 구좌상육(久坐傷肉) : 오래 앉아 있으면 혈맥의 흐름이 지체되어 육(肉)을 상한다.
4) 구립상골(久立傷骨) : 오래 서있으면 요(腰), 슬(膝), 경(脛) 등을 피로케 하여 뼈(骨)를 상한다.
5) 구보상근(久步傷筋) : 오래 걸으면 근맥을 피로케 하여 근(筋)을 상한다.

2. 음식상(飮食傷)

인간은 태어나면서 부모로부터 물려받은 선천적 기와 음식으로부터 얻은 수곡의 정미를 부단히 공급받아 생명활동을 영위하여 간다. 부모에게서 물려받은 선천적 기는 영원한 것이 아니고 제한적이어서 수곡의 정미와 호흡으로 얻어진 후천적 정기의 보충이 없으면 고갈되고 생명활동은 끝나고 만다. 선천적 정기가 끝나기 전에 반드시 후천적 정기의 보충이 있어야 한다. 그러므로 음식은 절대적으로 필요한 생명활동 유지 수단이다. 생명유지 수단으로 중요한 음식이 적합하지 않거나 불결하여 질병을 유발하거나 편식으로 병을 얻게 된 것을 음식상(飮食傷)이라고 한다. 음식상(飮食傷)은 주로 비장과 위에 미치는데 비위가 손상을 받아 수납이 감퇴되고, 승청운화(昇淸運化) 작용이 상실되어 습탁(濕濁)이 안에 모여 담음(痰飮)이 되거나 열로 변하여 먼저 기혈을 상하고, 양기와 음액(陰液)에 손상을 주어 또 다른 질병을 유발할 수 있게 된다.

1) 음식과다(飮食過多)

(1) 많이 먹으면 비위의 수납기능과 운화기능을 상실한다.
(2) 음식과다(飮食過多)는 장과 위를 상한다.
(3) 포식하면 근맥이 풀리고 장벽이 치(痔)가 된다.
(4) 찬 음식에 상하면 습(濕)이 모여 담(痰)이 된다.

2) 편식기호(偏食嗜好)

(1) 신 것을 많이 먹으면 간기가 성하여 비기가 쇠약해진다.

(2) 쓴 것을 먹으면 비기(脾氣)가 부드럽게 적셔주지 못하여 비기(脾氣)가 건조해지고 배가 창만(脹滿)되며 피부가 거칠어지고 털이 빠진다.

(3) 단 것을 지나치게 많이 먹으면 가슴이 차서 숨이 헐떡이고 얼굴은 검어지며 신장의 기능이 평형을 잃는다.

(4) 매운 음식을 지나치게 많이 먹으면 근육과 인대가 손상되고 이완되어 손톱 발톱이 마르게 되고 정신도 해를 입게 된다.

(5) 짠 음식을 지나치게 많이 먹으면 골격이 손상되고 기육이 위축되고 혈맥이 원활이 소통되지 못하므로 안색이 변화되고 심(心)기가 억울(抑鬱)해진다.

3. 역려(疫癘)

전염성이 강한 발병인소(邪氣)를 역려(疫癘)라고 하며 현대의학으로는 전염병이다. 옛날 의가(醫家)들은 역려는 풍·한·서·습의 육음사기가 아닌 특이한 기가 천지간에 존재하여 감수된 것으로 보았다. 전염성이 강하고 남녀노소를 가리지 않고 증상이 비슷하며 발병이 급하고 병세가 위험하며 사망률이 높은 것이 특징이다. 역려 또는 역병을 온역(瘟疫), 여기(癘氣), 이기(異氣), 잡기(雜氣), 독기(毒氣) 등으로 부르기도 한다. 임상적으로 한의학에서는 역병은 한역(寒疫)과 온역(溫疫)으로 구분하는데 서(暑)·조역(燥疫)은 한역(寒疫)이고 습(濕)·열역(熱疫)은 온역(溫疫)이다.

1) 역려 발병은 부동한 유행상황(流行狀況)이 있다.
2) 역려 병은 특이성(特異性)이 있다.
3) 역려 발병은 일정한 종속선택성(種屬選擇性)이 있다.
4) 역려가 인체에 침입하면 일정한 잠복기간이 있다.
5) 역려 발병은 계절성과 지역성이 있다.
6) 전염 방식이 다르다.

제5절 속발성 병인

1. 담음(痰飮)

담음(痰飮)은 육음사기나 음식관계 칠정내상 등의 원인으로 나타나는데 탁하고 점착성이 있는 것을 담(痰)이라 하고 묽은 것을 음(飮)이라고 하는데 모두 폐 · 비 · 신 · 삼초의 기화능력이 실조되어 수액대사의 장애가 발생하여 나타난 병리적 산물이다.

신(腎)은 인체의 수액대사를 주관하며 삼초(三焦)는 통조수도(通調水道)로 기화작용의 통로이며 비(脾)는 소장에서 흡수한 수곡의 정미를 승청운화 작용으로 폐(肺)에 보내 폐의 선발숙강 작용에 의하여 영양분을 전신에 고루 산포하여 오장육부의 기관과 조직 및 사지기육을 자양하여 생명활동을 영위하는데, 폐 · 비 · 신 · 삼초의 기화능력이 실조되면 담음(痰飮)이 형성되고 가슴, 흉막, 늑골, 간, 장위(腸胃), 기육과 피부(肌膚)에 정체되고 장부와 근골 피골(皮骨)로 흘러들어 병증을 유발한다. 비(脾)는 담의 생성과 밀접한 관계가 있는 장(臟)으로 생담지원(生痰之源)이라 했고 담(痰)은 기혈 순행의 장애를 일으켜 질병을 발생케 하므로 담(痰)을 만병의 근원이라고 했다.

1) 담음의 특징

(1) 기를 따라 이동하며 도달하지 않는 곳이 없다.

(2) 기혈의 유통을 조체(阻滯)하고 장부의 기능을 저해한다.

(3) 변화가 다양하며 복잡하다.

(4) 병정이 길고 끈질기다.

(5) 음(飮)은 중초에서 나와 한 곳에 정착하며 쉽게 제거되지 않는다.

2) 담음의 병증

(1) 담증(痰證)

면청(面靑), 현운(眩暈), 동풍(動風)

심계, 실면, 신혼(神昏), 전광(癲狂)

복창(腹脹), 신중(身重), 지권(肢倦)

해천(咳喘), 담다(痰多), 흉협창통

요슬산연, 족냉(足冷), 시지마목
사지동통, 지마(肢麻), 반신불수

(2) 음증(飮證)

지체수종, 중신(重身), 흉협동통
장명(腸鳴), 복만식소(服滿食少), 천식, 해수

2. 어혈(瘀血)

어혈은 인체의 정상적 생리기능의 상실로 기혈이 응결되어 나타나는 치병인자가 되는 병리적 산물로 혈액운행 장애, 혈행 속도 감소 등의 기혈순행의 장애를 일으키는 병리 상태를 야기한다. 혈은 기를 따라 흐르고 기가 움직이면 혈도 움직이고 기가 멈추면 혈도 멈춘다. 기가 신체의 어떤 부위에서 응체되면 혈도 따라서 같은 부위에서 응체하게 된다. 어(瘀)는「유(留)와 체(滯)」의 의미로 기허, 기체, 혈한(血寒), 혈열(血熱) 등으로 혈액이 원활히 유통되지 못하여 혈액이 응체(凝滯)되거나 외사(外邪)나 정지상(情志傷) 같은 내상, 기타 원인으로 인하여 혈이 경맥을 벗어나 체내에 정체되면 어혈을 형성하게 되며 어혈이 생기면 통증이 발생한다. 현대 한의학자들 중에는 어혈은 더러워진 독성을 가진 비생리적 혈액으로 세균의 배양처가 되는 유체혈액(留滯血液)으로 암 발생 원인의 하나로 인식하는 경향이다. 어혈은 심근경색, 뇌졸중, 뇌경색 등 순환기계통 질환의 원인을 제공한다.

1) 어혈의 특징

(1) 혈이 한(寒)을 받으면 응결(凝結)하여 덩어리를 형성한다.
(2) 혈이 열(熱)을 받으면 졸여져 덩어리[괴(塊)]를 형성한다.
(3) 응혈이 흩어지지 않으면 점착해져 삼투(滲透)하지 못하므로 적(積)이 된다.
(4) 통증(동통), 출혈, 종괴, 발열 등이 발생한다.
(5) 어혈이 심(心)을 공격하면 신지증상(심통, 두훈, 정신혼미, 인사불성)이 나타난다.
(6) 입술, 혀, 코, 피부, 손톱 등에 혈색 반응이 나타난다.
(7) 대변색이 검은 색[漆]을 띠거나 혀에 청자색이나 암자색 반점 등이 나타나기도

한다.

(8) 입술 및 안검 주위가 청자색이 나타난다.

2) 어혈의 부위와 병증

(1) 간(肝) → 흉협통, 비괴

(2) 심(心) → 심계, 흉민심통, 구순청자, 조갑청자
한출, 심교통, 정신혼미, 사지궐냉

(3) 비위(脾胃) → 구혈(嘔血), 완복동통, 대변흑색

(4) 폐(肺) → 흉통, 해혈(咳血), 객토농혈(咯吐膿血)

(5) 신(腎) → 신교통, 요혈(尿血)

(6) 포궁(胞宮) → 생리통, 소복동통, 월경불순

3) 어혈의 진단 관점

(1) 안권(眼圈) 착색

(2) 안면 흑색

(3) 입술 암홍색

(4) 혀 암자색

(5) 치은 암홍색

(6) 피부 어혈 반점(멍)

(7) 월경의 흑자색 유무

(8) 병리성 종괴 유무

제2편

침뜸편

제1장 침·뜸 치료의 실제

제1절 침법(鍼法)

1. 침의 종류

1) 고대 구침(九鍼)

(1) 구침의 명칭

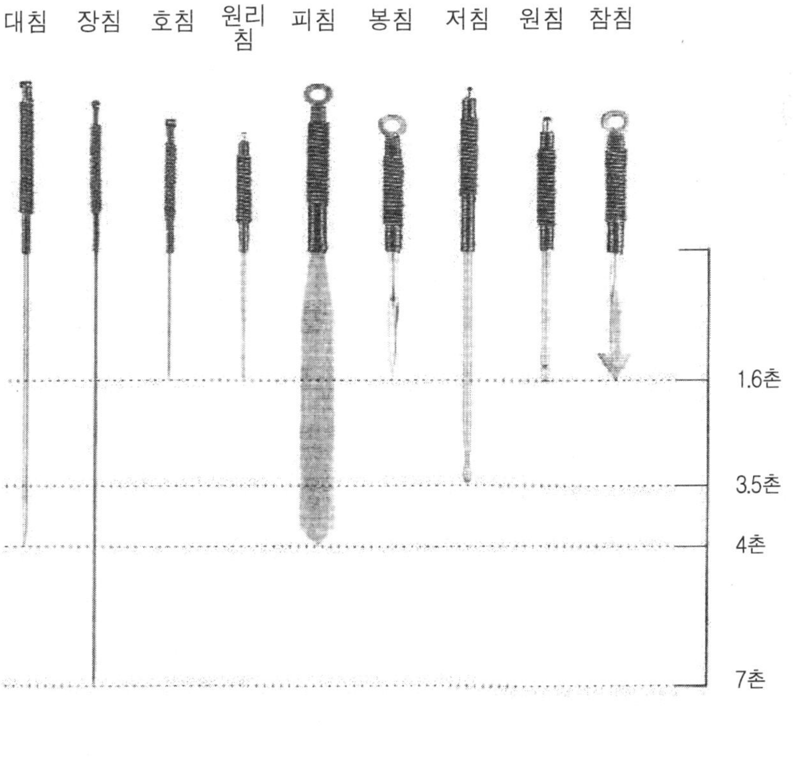

(2) 구침의 치수 및 용도

종류	형　태	치수	용도
참침 (鑱鍼)	침 끝이 넓다.(鑱 : 보습참) 보습+작살처럼 생김.	1.6촌	피부병 종기절개용
원침 (圓鍼)	침 끝이 원주모양으로 생김.	1.6촌	근경 지압 찰마, 안마용
저침 (鍉鍼)	침 끝이 좁쌀처럼 둥글고 뾰쪽함.(鍉 : 창끝 저)	3.5촌	경맥 안마 기 소통
봉침 (鋒鍼)	삼능침. (鋒 : 칼날 봉)	1.6촌	화농된 옹종 절개 사혈, 열병 치료
피침 (鈹鍼)	외과용 칼날 침. (鈹 : 양날 칼 피)	4촌 폭 2푼	곪은 종기 제거 피고름 제거용
원리침 (圓利鍼)	침 끝이 둥글고 날카로움. 침이 가늘고 깊이 자침.	1.6촌	급성병, 종양 저린데 사용
호침 (毫鍼)	현대인 사용 침. 털같이 가늘고 끝이 예리함.	1.6촌	동통 마비 발열 냉증에 사용
장침 (長鍼)	가늘고 길며 예리함. 환도(環跳) 침.	7촌	깊은 관절부위 치료 용
대침 (大鍼)	바늘모양. 침첨이 예리함.	4촌	관절 속에 고인물 제거용

2) 현대 침

(1) 침의 구조

- 침병(鍼柄) → 침 자루
- 침체(鍼體) → 몸속에 들어가는 원통형의 부분
- 침첨(鍼尖) → 침 끝[피부 자입(刺入) 시 중요]
- 권선(捲線) → 침이 미끄럽지 않게 침 자루에 감아둔 철선
- 침관(鍼管) → 침 자입 시 보조용으로 사용하는 원통형 관

호침의 구조

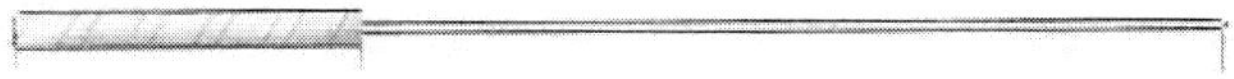

(2) 침의 소재, 굵기 및 길이

① 침의 소재

소재	성질	효 과	참 고
금	양성	보(補)적 효과 세균성 염증 알레르기 질병	부드럽고 잘 구부러짐, 가격이 비쌈
은	양성	사(瀉)적 효과 세균성 염증 부교감신경 흥분작용	검게 변질
백금	중성	화상 독극물	부드럽고 잘 구부러짐, 가격이 비쌈
스테인리스	중성	화상 독극물	저렴하고 매끄럽고 강하며, 내구성이 우수
아연	음성	무균성 염증	약하고 부러지기 쉬움
알루미늄	음성	무균성 염증	약하고 부러지기 쉬움

② 침의 굵기

침의 국제적 표준규격이 정해진 것이 아직은 없다. 일반적으로 침의 굵기는 침체의 직경을 말하는데 호(号)수로 표시한다. (김남수 : 침뜸의학계론 p.173)

굵기	1호	2호	3호	4호	5호	6호	7호	8호	9호	10호
mm	0.15	0.20	0.25	0.30	0.35.	0.40	0.45	0.50	0.55	0.60

※호침은 통상 6호까지이다.
침의 길이는 침체만의 길이인데 촌(寸)으로 표시한다.

2. 자침법(刺鍼法)

1) 압수(押手)와 자수(刺手)

(1) 압수(押手)

침 놓을 자리를 누르고 고정하는 수법이다. 바른손잡이는 좌측 손이 되며 좌측 손의 엄지와 검지로 자침부위의 근육이나 주름을 눌러 펴고 자침이 용이하도록 보조한다. 피침자의 통증과 공포심을 덜어주고 돌발행동에 의한 침의 손상을 방지하는 역할을 하며 시술자의 수기를 용이하게 하여주고 침감을 느끼는데 도움이 된다.

(2) 자수(刺手)

침을 놓는 손이다. 바른손잡이는 우측 손이 자수(刺手)가 되며 엄지와 검지사이에 침병과 침체를 고정하고 자침점에 침의 자입(刺入) 각도를 맞추어 정신을 집중하고 빠르고 정확하게 순간적으로 자입시키면 교감신경이 거의 통증을 느끼지 못 한다.

압수의 효과

- 압수는 정확한 자입을 도와준다.
- 피침자가 통증을 덜 느낀다.
- 자침할 때 방향 조절이 용이하다.
- 득기(得氣)에 영향을 준다.

2) 연침법(撚鍼法)

오른손 엄지와 검지로 침 자루와 침 몸통을 잡고 왼손 압수의 엄지와 검지사이에 침을 고정하여 신속히 우측 자수의 엄지와 검지에 순간적으로 압을 가하여 통증을 느끼지 않게 피부 층을 뚫고 목표깊이로 침을 자입하는 자침법이다.

3) 관침법(管鍼法)

침관에 침을 넣어 우측 엄지와 중지로 침관을 잡고 인지로 침병을 침관 벽에 밀착시켜 움직이지 않게 고정하고 좌측 압수로 침관을 잡아 자침점에 대고 침관을 눌러 교감신경이 안정된 후 우측 손 인지(印指)로 침병머리를 한두 번 두드려 피부를 뚫으면 거의 통증이 없이 자입되는 편리한 자침법이다.

침관 사용의 효과

- 침관의 자극으로 긴장이 풀리고 안심이 된다.
- 통증 없이 표피층을 속자할 수 있다.
- 자입 각도를 정확히 조절할 수 있다.
- 혈관을 피할 수 있다.

3. 진침법(進鍼法)

침을 피부에 찔러 넣기 위한 조치 단계의 방법이므로 일단 들어가는 것으로 진침의 목적은 달성된다.

1) 지절(指切)진침법 → 짧은 침 사용시 손톱 끝으로 누르고 자입하는 침법
2) 서장(舒張)진침법 → 늘어진 피부를 평평하게 늘여 펴 자입하는 방법
3) 제날(提捏)진침법 → 피부나 살이 얇은 부위를 들어 올려 찌르는 방법
4) 협지(挾持)진침법 → 긴 침을 사용할 때 침 끝만 남기고 마른 솜으로 감싸 왼 손으로 잡고 바른 손으로 찌르는 침법

4. 보사법(補瀉法)

인체의 대사 기능에 불균형상태가 발생하여 조화를 이루지 못하면 질병이 발생하는데 침이나 뜸을 이용하여 균형을 회복시켜 주는 자침법을 보사법이라고 한다. 허증(虛證)을 치료하는 것을 보법(補法), 실증을 치료하는 것을 사법(瀉法)이라 하며 중간 수법을 평보평사(平補平瀉)라 한다. 현대 의학적으로 보면 보법은 흥분성이 낮아진 상태에 대해 약한 자극을 주어 흥분성을 높여주는 치법이고 사법은 높아진 흥분성에 대해 강한 자극을 주어 억제하여 균형을 유지시켜주는 방법이다.

1) 보사(補瀉)의 원칙

(1) 실즉사(實則瀉) → 실(實)하면 사(瀉)하여 사기 방출

(2) 허즉보(虛則補) → 허(許)하면 보(補)하여 정기 강화

(3) 열즉질(熱則疾) → 열(熱)이 있으면 빨리 출침

(4) 한즉유(寒則留) → 한(寒)하면 유침(溜鍼)을 오래함

(5) 한즉구(寒則灸) → 한(寒)하면 뜸 치료가 효과

(6) 함하즉구(陷下則灸) → 탈증에는 뜸 치료가 효과

허실 표리 침 · 뜸 상식

- 표증(表症) → 침은 얕게, 뜸은 적게 함
- 이증(裏證) → 침은 깊게, 뜸은 많이 함
- 허증(虛證) → 보법위주, 뜸 위주 치료
- 실증(實證) → 사법위주, 침 위주 치료

5. 행침법(行鍼法)

행침(行鍼)과 운침(運鍼)은 같은 뜻이다. 득기(得氣) 후 침의 효과를 높이기 위하여 행하는 자극 방법으로 운침을 하면서 보법이나 사법을 구사하는 침의 조작법을 행침법이라 한다.

1) 염전법(捻轉法)

침을 찌르고 진입시킬 오른 손 엄지와 검지를 이용하여 침을 좌측 또는 우측으로 돌리면서 진입시키는 수기법이다.

180도 정도 염전(捻轉)을 소염전(小捻轉), 360도를 대염전(大捻轉)이라고 한다(신경과민자, 호흡기병, 소화기병, 부인병 등에 활용). (靈樞 : 官能)

(1) 사법(瀉法)

① 염전시키는 오른손 엄지를 밀면 침은 우전(右轉)되고 사법염전(瀉法捻轉)이 된다. [밀 우(右) → 사(瀉)]

② 360도 정도 횟수가 많고 빠르고 강하게 염전하면 사법염전이 된다.

(2) 보법(補法)

① 염전시키는 오른손 엄지를 당기면 침은 좌전(左轉)되고 보법염전(補法捻轉)이 된다. [당길 좌(左) → 보(補)]

② 180도 정도 횟수가 적고 천천히 염전하면 보법염전이 된다. (金代 竇漢卿의 標幽賦)

2) 제삽법(提揷法)

침체를 혈에 찔러 넣었다가 조금 뽑아 올리고 다시 찔러 넣었다가 뽑아 올려 삽(揷)과 제(提)를 되풀이하는 수기법이다.

- 보법(補法)은 삽(揷)을 위주로 한다.
- 사법(瀉法)은 제(提)를 위주로 한다.

(1) 보법(補法)

힘껏 찔러 넣고 삽(揷), 가볍게 뽑아 올려 제(提).

(2) 사법(瀉法)

가볍게 찔러 넣고 삽(揷), 힘껏 뽑아 올려 제(提).

규칙적으로 빨리빨리 제삽(提揷)을 하면 작탁법(雀啄法)이 되고 빨리빨리 힘껏 제삽(提揷)을 하면 도침법(搗鍼法)이라 한다. [도(搗) → 찧을 도]

3) 구륙보사법(九六補瀉法)

9 · 6보사법은 사암침의 보사법으로 좌우 염전으로 보법과 사법을 결정하는 것이 아니고 우전(右轉)만 하는데 보(補)는 9의 배수로 염전하고 사(瀉)는 6의 배수로 한다.

(1) 보법(補法) → 홀수 3회전 염전

1차 : 3회전 · 3회전 · 3회전 → 9회 염전

2차 : 1차 9회×3 → 27회 염전

3차 : 1차 9회×9 → 81회 염전

(2) 사법(瀉法) ➔ 짝수 6회전 염전

1차 : 2회전 · 2회전 · 2회전→6회 염전

2차 : 1차 6회×2→12회 염전

3차 : 1차 6회×6→36회 염전

4) 기타 보사법

(1) 평보평사법(平補平瀉法)

허실이 뚜렷하지 않는 경우에 한 가지 방법으로 염전(捻轉)이나 제삽(提揷)을 3~5회 하여 준다.

(2) 질서보사법(疾徐補瀉法)

보법 : 천천히 꽂고 신속히 발침(자입시 3회 소 염전)

사법 : 침을 신속히 꽂고 천천히 발침(제출시 10회 염전)

(3) 영수보사법(迎隨補瀉法)

보법 : 경락이 순행 방향으로 침 끝이 향하게 자침

사법 : 경락을 역행하여 침 끝이 향하게 자침

(4) 호흡보사법(呼吸補瀉法)

보법 : 호기(呼氣)에 진침, 흡기(吸氣)에 출침

사법 : 흡기(吸氣)에 진침, 호기(呼氣)에 출침

(5) 개함보사법(開闔補瀉法)

보법 : 침을 뺀 후 침구멍을 엄지로 눌러 막아줌

사법 : 침을 뺀 후 침구멍을 그대로 놓아 둠

5) 보조수법(輔助手法)

(1) 순법(循法) : 자침하여 놓고 기혈순행(氣血循行)의 경맥을 따라 쥐어주기, 눌러주기, 문질러주기, 혈주위를 가만가만 눌러주기

(2) 괄병법(刮柄法) : 엄지로 침병을 누르고 시지(示指)나 중지(中指)로 침병을 긁어 준다.

(3) 요병법(搖柄法) : 평자나 사자(斜刺) 후 침을 좌우로 흔든다(보법).
직자 후 둥글게 원을 그리며 침을 돌려준다(사법).

(4) 탄병법(彈柄法) : 침병을 톡톡 튕겨 자극을 줌

(5) 진전법(震顫法) : 깊이와 폭은 적게 염전(捻轉)과 제삽(提揷)을 동시에 행함

6. 자침(刺鍼)의 각도 및 수기법(手技法)

1) 자침 각도

(1) 직자(直刺) : 사입 각도가 90도~70도 정도로 근육층에 사용하며 가장 많이 활용하는 자침 각도이다.

(2) 사자(斜刺) : 두꺼운 근육 층, 건(腱), 인대(靭帶)아래, 뼈의 극간 등에 사용하며 자침 각도가 70도~20도 정도이다.

(3) 횡자(橫刺) : 횡자(橫刺)를 지평자(地平刺)라고도 하는데 피하에 길게 자입(刺入)하여 여러 경혈을 함께 자극할 때나 뼈와 피부가 붙어 근육이 없는 곳에 이용하며 자입 각도가 20도 이내이다.

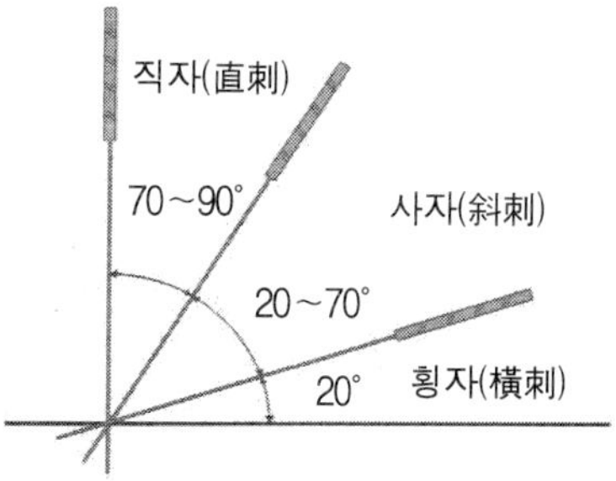

2) 수기법(手技法)

(1) 단자법 : 자입과 동시에 즉시 발침하는 가벼운 약 자극요법(신경과민자, 호흡기병, 소화기병, 부인병 등에 활용)

(2) 염전법 : 침을 찌르고 진입시킬 때 오른 손 엄지와 검지를 이용하여 침을 좌측 또는 우측으로 돌려 자극을 주는 수기법(신경과민자, 호흡기병, 소화기병,

부인병 등에 활용) (172 page의 행침법 참고)

(3) 간헐법 : 진입한 침을 중간까지 발침하고 멈추고 다시 자입하고 멈추기를 반복하는 중 자극 수기요법(소화기 질환, 요통, 견비통 등에 활용)

(4) 옥루법 : 처마에서 물방울이 떨어지는 것처럼 간헐법을 3단계로 나누어 실시하는 약간 강한 자극 수기요법(복통, 신경통, 마비 등에 활용)

(5) 작탁법 : 목적 깊이에 침을 자입하고 새가 모이를 쪼듯 상하로 쿡쿡 찔러 자극을 주는 약간 강한 자극요법(내장동통, 사지근육통, 근육 경련)

(6) 회전법 : 침을 찌를 때 좌측 또는 우측 한 방향으로 회전시키며 자입하고 뺄 때는 반대방향으로 회전하며 발침하는 강자극 수기법(감기, 경련, 동통, 변비 등에 활용)

(7) 유침법 : 침을 목적깊이로 자입한 후 적당한 시간 그대로 두었다가 발침하는 수기법으로 유침 시간은 5분~2시간 정도로 질병과 혈(穴)의 특성에 따라 다름(신경통, 냉증, 요통, 경련, 부인병 등에 활용)

(8) 삼도법 : 목적 심도 깊이를 3회 나누어 1회 자입하다 멈추고 1~2회 호흡하며 유침하고, 다시 2회, 3회를 같은 방법으로 자입, 멈춤, 호흡을 반복하는 수기법. 1회 유침은 폐기(肺氣), 2회 유침은 비기(脾氣), 3회 유침은 신기(腎氣)를 조절함(신염, 늑막염, 위하수, 위장염 등에 활용).

(9) 무자법 : 병이 우측에 있으면 좌측에, 좌측에 병이 있으면 우측에 침을 놓는 우병좌치(右病左治), 좌병우치(左病右治) 침법(기능성 장애, 동통성 장애 등에 즉효성 발휘)

(10) 양자법 : 통점에 직자로 침 하나를 꽂고 4개의 침을 십(十)자로 횡자(橫刺)하는 침법(신경통, 근육통 등 아시혈에 즉효성 발휘)

7. 득기(得氣)

침을 찔렀을 때 환자의 경락에 나타나는 특이한 감각의 울림을 침의 반향이라고 하고 이를 득기(得氣)라 한다. 득기가 꼭 있어야만 침의 효과가 나타나는 것은 아니다. 그러나 득기는 침작용 반응의 하나로 매우 중요하다. 심한 통증은 득기와 다르며 침자리가 잘못 선정되었을 가능성이 있으므로 발침하여 다시 자침하는 것이 좋다. 그대로 두면

훈침(침 sock)의 위험성이 있다. 득기는 다음과 같은 느낌으로 환자 자신이 알 수 있다.

1) 전기가 통하는 듯이 짜릿짜릿한 느낌
2) 은근히 누르는 듯한 무거운 느낌
3) 시원한 청량감
4) 후끈한 열감
5) 뜨끔한 느낌
6) 감전된 것같은 순간적 느낌

8. 금침(禁鍼)

1) 금침부위

(1) 유아의 대천문(신회), 연수 등
(2) 안구, 고막 등
(3) 오장 부위, 흉막 등
(4) 유두(유중), 배꼽(신궐), 석문(石門), 생식기 등
(5) 법정전염병, 파상풍, 혈우병, 괴혈병, 세균성 감염 등
(6) 임신낙태혈(임신부의 자궁, 곤륜, 삼음교+합곡, 석문)

2) 심자금혈(深刺禁穴)

(1) 대혈관과 관련 있는 혈→충양(衝陽), 기충(氣衝), 인영(人迎), 오리(五里), 견정(肩井), 거골(巨骨), 승근(承筋)
(2) 눈(眼)과 관련 있는 혈→사백(四白), 승읍(承泣)
(3) 대신경과 관련 있는 혈→척중(脊中), 영대(靈台), 승령(承靈)
(4) 폐(肺)와 관련 있는 혈→결분(缺盆), 중부(中府)
(5) 심(心)과 관련 있는 혈→구미(鳩尾)
(6) 임신 낙태와 관련 혈 →(임신부의 자궁, 곤륜, 삼음교+합곡) [석문은 영구 불잉(不孕)]

3) 금침증후

(1) 고열이 심할 때

(2) 급격히 병세가 상승할 가능성이 보일 때

(3) 사망 직전의 증후가 보일 때

(4) 격노, 비애 등 정신적 sock가 클 때

(5) 광폭성이 있는 정신병

(6) 음주를 많이 했을 때

4) 오탈(五奪)

오탈(五奪)은 사법을 해서는 안 된다. 탈(奪)은 빼앗기는 것을 뜻한데 기혈진액이 극도로 소모되어 원기가 지탱하지 못하는 상태여서 사법(瀉法)을 절대 쓸 수 없는 다섯 가지 경우를 오탈(五奪)이라 한다.

(1) 〈一奪〉 지나치게 탈기가 되어 형체가 야위었을 때

(2) 〈二奪〉 피를 많이 흘린 대출혈 직후

(3) 〈三奪〉 땀을 많이 흘린 후

(4) 〈四奪〉 설사를 많이 하여 탈기가 심할 때

(5) 〈五奪〉 초산으로 인한 출혈이나 하혈로 탈기가 심할 때

9. 자침 시 주의할 사항

1) 정신을 집중하여 잡념을 버리고 귀인을 대하듯 정좌한다.
2) 침구의 철저한 소독과 파손 여부를 철저히 검사 확인한다.
3) 환자에게 침구 치료 시술을 받은 경험 유무를 문진한다.
4) 침에 대한 공포감이 없도록 시술 전에 시술자와 피시술자 간에 충분한 신뢰와 래포(rapport)가 형성되어야 한다.
5) 자침 부위를 가볍게 안찰하여 피부와 근육에 긴장감을 풀어준다.
6) 시술자는 자침 후 환자의 안색을 살펴 훈침(暈鍼, 침 shock) 발생가능 여부를 면밀히 관찰해야 한다.

7) 소아나 부녀자는 얕게 자침하고 치료받은 경험이 없는 환자는 자침할 혈수를 적게, 유침(溜鍼)은 짧게 하여야 한다.

10. 훈침(暈鍼, 침의 shock)

자침할 때 환자가 두훈, 오심, 목현, 심계증상을 느끼고 안색이 계속해서 창백해지며 식은땀이 흐르고 사지에 힘이 없고 혈압이 저하되며 갑자기 졸도하기도 하는 쇼크현상을 훈침(暈鍼)이라고 한다.

1) 원인

(1) 환자의 신기(神氣)가 허(虛)할 때
(2) 환자의 공포감, 긴장감이 심할 때
(3) 공복으로 속이 비었을 때
(4) 심장병이나 만성병으로 몹시 쇠약한 상태
(5) 시술자의 시술이 부적합하거나 손이 지나치게 차가울 때
(6) 환자를 세워놓고 시술하는 등 자세가 좋지 않을 때
(7) 시술자의 침술에 대한 신뢰가 가지 않아 환자가 마음속으로 망설이고 있을 때

2) 증상

(1) 가슴이 울렁거리고 토하려 한다.
(2) 머리가 어지럽고 눈앞이 아물거린다.
(3) 안색이 창백하여지면서 식은땀이 난다
(4) 혈압이 내려간다.
(5) 사지에 힘이 빠져 무력해진다.

3) 조치

(1) 침을 모두 뽑는다.
(2) 머리는 낮게 발은 높게 눕힌다.
(3) 따뜻한 물이나 설탕물을 몇 숟가락 먹인다.

(4) 심한 경우 액문혈(液門穴)에 자침하여 5분 정도 유침한다.

(5) 인중(人中), 사관(四關), 용천혈에 단자법도 효과적이다.

11. 침 과오(過誤) 조치

1) 발침 곤란

근육이 여러 층으로 형성된 곳이나 관절사이 등에 침이 깊이 들어가 있는데, 다른 곳을 자침할 때 충격을 받거나 뜸 불똥이 피부에 떨어지면 순간적으로 놀라 반사적 동작이 일어나는데 이때 심하게 움직여 여러 층의 근육수축이 일어나고 수축방향이 각각 달라 침이 근육의 수축운동 방향을 따라 여러 각도로 구부러져 발침 곤란 현상이 일어난다.

- 발침되지 않는 침은 그대로 놓아두고 다른 곳에 자침하거나 살갗을 꼬집어 의식을 다른 곳에 집중하도록 유도하여 근육의 긴장을 풀어준다.
- 무리한 힘을 가하지 않고 서서히 침을 뽑는다.

2) 절침(折鍼)

침이 하자가 있거나 점검 부주의로 온전하지 못한 침을 사용할 때 발생할 수 있는 과오이다. 자침 중에 근육이 강하게 수축되어 침이 비틀어지고 부러질 수 있다.

- 자침 전에 일회용 침이라도 철저히 점검한다.
- 기침을 심히 하는 환자는 각별히 주의한다.
- 절침되었을 때는 환자가 놀라지 않도록 하고 며칠간 상태를 살펴 이상이 없으면 그대로 두어도 된다. 장기적 치료를 요하는 어떤 질병 등에서는 일부러 피내침법을 이용하여 치료도 하기 때문이다. 통증이나 염증이 생기면 수술로 제거해야 한다.

3) 부은 경우

출혈이 잘되는 체질의 사람에서 일어나기 쉬운 과오로 피하출혈로 발침한 곳이 부어오르는 경우가 있다.

- 4~5분간 눌러 준다.
- 피하에 잔혈이 남아있는 경우는 1주일 쯤 지나면 사라진다.

• 푸른 멍이 심하게 들었으면 2~3일이 지난 후 가볍게 사혈하면 없어진다.

제2절 구법(灸法)

1. 뜸 쑥[艾]

뜸쑥은 음력 3~5월초 하지 이전 단오 무렵에 채취하여 그늘에서 건조하고 잘 마른 후에 줄기는 제거하고 잘게 찧어 가루를 만들고 협잡물이나 딱딱한 찌꺼기는 제거하기를 여러 번 반복하여 가늘고 긴 선유질(線維質) 솜같은 부드러운 것을 고른다. 쑥 재료는 3년 이상 묵은 것이 좋다.

1) 양질 뜸쑥

(1) 오래되고 부드러운 것
(2) 섬유소가 가늘고 길며 치밀한 것
(3) 담황색으로 협잡물이 없는 것
(4) 습도가 낮고 점화가 잘되는 것
(5) 화열 자극이 낮은 것

2) 뜸쑥의 크기

크기별	질 양	참 고
반미립대(半米粒大)	5mg 정도	백미 반알 크기
미립대(米粒大)	10mg 정도	백미 크기
적두대(赤豆大)	20mg 정도	팥알 크기
대두대(大豆大)	40mg 정도	콩알 크기
오자대(梧子大)	0.3~0.4g 정도	콩알 10개 크기 오동나무 씨 크기

3) 뜸의 작용

(1) 거습산한(祛濕散寒)

(2) 소종지통(消腫止痛)

(3) 온보중기(溫補中氣)

(4) 회양고탈(回陽固脫)

4) 쑥뜸의 효과 요약

(1) 혈액신진대사 촉진(세포운동, 혈액순환, 혈액산성화 방지)

(2) 혈구증가(백혈구, 적혈구, 혈소판)

(3) 면역력 증대(T세포활성화, 식균작용 증대, 질병예방)

(4) 내분비 기능 조절(호르몬 분비변화, 신경기능 조절)

(5) 진통 작용

(6) 피로회복 작용

5) 쑥뜸 적용 증상

(1) 허증, 한증, 음증

(2) 피부병, 어혈, 수술부위

(3) 회양고탈, 건강증진, 예방요법

(4) 만성병, 체내독소제거, 통증제거, 만성피로증후군

6) 쑥뜸 금지 경우

(1) 쑥뜸 금지 증상(열증, 양증, 화동(火動), 법정전염병)

(2) 쑥뜸 금지 부위(안면부위, 화농성부위, 겨드랑이, 서경구)

(3) 생식기 부위 금구(禁灸)(유방, 음부, 귀두, 임신부 하복부)

(4) 쑥뜸 금지 기후(폭우, 폭설, 폭한, 폭서, 천둥 번개치는 악천후)

(5) 쑥뜸 금지 대상자(혈압이 매우 높은 자, 만취자, 극심한 쇠약자)

2. 쑥뜸의 종류

1) 뜸 봉의 모양에 의한 분류

(1) 애주구(艾炷灸) → 용도에 맞게 원추형으로 만든 뜸쑥봉으로 뜸을 뜨는 구법

(2) 애조구(艾條灸) → 면지(面紙)로 쑥 솜을 원기둥처럼 말거나 쑥 솜만을 이용하여 시가(cigar)처럼 만드는데 일반적으로 지름이 1.5cm, 길이가 20cm정도 되나 용도에 알맞게 크기를 조절한다.

2) 화상자극 유무에 의한 분류

(1) 유흔구(遺痕灸)

피부가 화상을 입으면 화상독소가 생기고 그 독소에 대항하는 항체가 생겨 병이 치료되며 피부에 흔석이 남는 직접구의 뜸 법

① 소구법(小灸法) → 사상구(絲狀灸), 속립구(粟粒灸, 좁쌀대)
반미립구(半米粒灸), 미립구(米粒灸)
소 · 대두구(小 · 大豆灸)

② 대구법(大灸法) → 초작구(焦灼灸) – 병 조직을 태워 파괴
타농구(打膿灸) – 오자대 뜸. 고름배출

(2) 무흔구(無痕灸)

피부에 화상흔적이 나지 않게 치료하는 간접 뜸법

① 격염구(隔鹽灸) → 소금 뜸(회양고탈, 중풍탈증)

② 격강구(隔薑灸) → 생강 뜸(위통, 복통, 복창)

③ 격산구(隔蒜灸) → 마늘 뜸(외과병, 독을 밖으로 배출)
봉 사이에 격물(格物)을 놓고 온열 자극

④ 격병구(隔餠灸) → 부자, 된장떡 이용 뜸

⑤ 온침구(溫鍼灸) → 침병, 침체에 뜸 솜을 감싸 온열자극

3) 피부접촉 유무에 의한 분류

(1) 직접구(直接灸) → 유흔구(遺痕灸)와 같은 뜸 치료법

(2) 간접구(間接灸) → 무흔구(無痕灸)와 같은 뜸 치료법

3. 쑥뜸의 보사법

구분	보 법	사 법	참고
송풍(送風)	천천히 연소 약 자극	빨리 연소 강 자극	바람을 불어 연소 시간 조절
봉 대소	뜸 봉을 작게 만듦	뜸 봉을 크게 만듦	뜸쑥 분량 조절
봉의 강도	쑥을 느슨하게 뭉침	쑥을 단단하게 뭉침	열량 연소시간 조절
뜸 횟수	장수(壯數)를 적게 뜸	장수를 많이 뜸	뜸 횟수 다소(多少)로 자극 조절
뜸 재(灰)	탄 재 위에 뜸을 뜸	재를 치우고 뜸	쑥이 탄 재를 이용한 저열 자극
눌러주기	뜸 주위를 눌러 열감 자극감소	열감을 느끼게 자연스럽게 태움	쑥이 타는 주위 살을 눌러 열감 분산
속도조절	천천히 거듭 뜸	빨리 거듭 뜸	단위 시간에 뜸 실시한 장수로 조절

12정경 유주순서 암기법

폐대위비심소

방신포초담간

폐 → 대 → 위 → 비 → 심 → 소 → 방 → 신 → 포 → 초 → 담 → 간

제3편

12정경과 기경팔맥

제1편 P.52

제1장 12정경(十二正經)

1) 유주순서(流注順序)

(1) 수태음폐경(手太陰肺經)
(2) 수양명대장경(手陽明大腸經)
(3) 족양명위경(足陽明胃經)
(4) 족태음비경(足太陰脾經)
(5) 수소음심경(手少陰心經)
(6) 수태양소장경(手太陽小腸經)
(7) 족태양방광경(足太陽膀胱經)
(8) 족소음신경(足少陰腎經)
(9) 수궐음심포경(手厥陰心包經)
(10) 수소양삼초경(手少陽三焦經)
(11) 족소양담경(足少陽膽經)
(12) 족궐음간경(足厥陰肝經)

2) 유주순서도해(流注順序圖解)

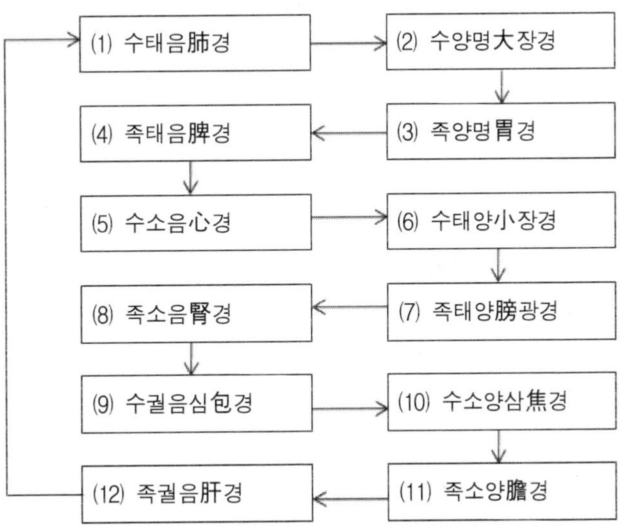

제1절 수태음폐경(手太陰肺經)

The Lung meridian : L, LU

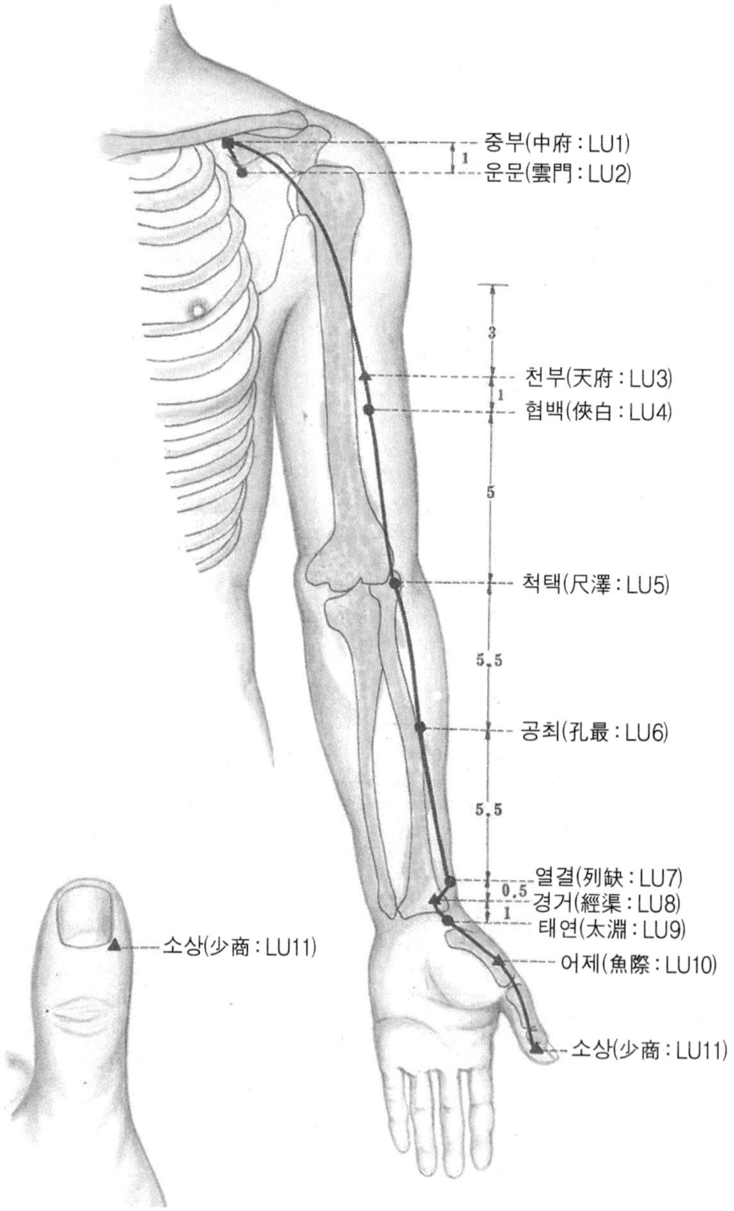

수태음폐경(手太陰肺經)**의 주요혈**

오 수 혈(五輸穴)		특 정 혈(特定穴)	
정목혈(井木穴)	소상(少商)	원혈(原穴)	태연(太淵)
형화혈(滎火穴)	어제(魚際)	낙혈(絡穴)	열결(列缺)
수토혈(輸土穴)	태연(太淵)	극혈(郄穴)	공최(孔最)
경금혈(經金穴)	경거(經渠)	모혈(募穴)	중부(中府)
합수혈(合水穴)	척택(尺澤)	수혈(兪穴)	폐수(肺兪)

1. 중부(中府 : LU 1)

1) 위치 : 쇄골외단 운문 직하방 1촌, 임맥 외방 6촌
[화개(華蓋) → 욱중(彧中) → 고방(庫房) → 중부(中府)]
2) 주치 : 기관지염, 폐렴, 천식, 폐결핵
3) 치법 : 【침법】 외방을 향해 사자 : 0.5~1촌
【구법】 구 : 3~5장, 온구 : 5~10분
4) 참고 : 폐경의 모혈(募穴)

2. 운문(雲門 : LU 2)

1) 위치 : 쇄골하연 선기 외방 6촌
[선기(璇璣) → 유부(俞府) → 기호(氣戶) → 운문]
2) 주치 : 호흡기계 증상, 폐렴, 천식, 견관절 주위염
3) 치법 : 【침법】 외방을 향해 사자 : 0.5~1촌
【구법】 구 : 3~7장, 온구 : 5~15분

3. 천부(天府 : LU 3)

1) 위치 : 겨드랑 전측횡문 하 3촌 상완골 외측
쇄골과 척택의 중간 지점

2) 주치 : 비(鼻) 출혈, 기관지염, 상완내측통

3) 치법 : 【침법】 사자 : 1.5촌

【구법】 온구 : 5분

4. 협백(俠白 : LU 4)

1) 위치 : 상완골의 전외측 천부(天府) 직하 1촌(肘상 5촌)

2) 주치 : 심통, 번만(煩滿)

3) 치법 : 【침법】 직자 : 1~1.5촌

【구법】 구 : 3~5장, 온구 : 5~15분

5. 척택(尺澤 : LU 5)

1) 위치 : 주와횡문 중앙 상완이두근건 요측

2) 주치 : 반신불수, 뇌졸중, 응급 처치혈

해수, 효천, 기관지염, 객혈, 흉막염

인후종통, 주비종통, 편도선염, 유뇨증

3) 치법 : 【침법】 직자 : 0.5~1촌

4) 효과 : 설폐열(泄肺熱), 역기강하(逆氣降下)

5) 참고 : 폐경의 합혈(合穴)

※척택은 주로 사혈치료혈
중풍 응급치료혈

6. 공최(孔最 : LU 6)

1) 위치 : 척택↔태연 연결선상 척택 하방 5촌

수근횡문 상방 7촌 요측

2) 주치 : 해수, 효천, 폐염, 편도선염, 두통

주비통(肘臂痛)

3) 치법 : 【침법】 직자 : 1~1.5촌

【구법】 구 : 3~7장, 온구 : 5~15분

4) 참고 : 폐경의 극혈(郄穴)
급성병 치료에 효과
호흡기 질환에 효과
※치질에 효과

7. 열결(列缺 : LU 7)

1) 위치 : 수근횡문돌기[태연(太淵)] 상방 1.5촌
2) 주치 : 안면신경마비, 구안와사, 반신불수
상지(上肢)마비, 경항강통, 두통
손바닥열증(폐실증), 하품, 소변 잦은 질환(폐허증)
3) 치법 : 【침법】 외방을 향해 사자 : 0.5~1촌
【구법】 구 : 3~5장, 온구 : 5~10분
4) 참고 : 폐경의 낙혈(絡穴) 팔맥교회혈
※사혈에 우수한 효과
4총혈, 8요혈로 두항병(頭項病)에 특효혈

8. 경거(經渠 : LU 8)

1) 위치 : 손목관절횡문 직상 1촌
2) 주치 : 기관지염, 흉통, 천식
3) 치법 : 【침법】 사자 : 0.5~0.7촌

9. 태연(太淵 : LU 9)

1) 위치 : 앙장(仰掌) 수근횡문 요측 함요처(陷凹處)
2) 주치 : 호흡기질환, 기관지염, 유행성감기, 효천, 폐결핵
3) 치법 : 【침법】 직자 : 0.3~0.5촌
【구법】 구 : 3~5장, 온구 : 3~5분
4) 효과 : 거풍화담(袪風化痰), 이폐지해(利肺止咳)
5) 참고 : 폐경의 원혈(原穴)

폐경의 수혈(輸穴)

팔회혈의 맥회(脈會)

10. 어제(魚際 : LU 10)

1) 위치 : 무지 제1중수골 중앙 적백육제(赤白肉際)

2) 주치 : 편도선염, 인후염, 폐흉통, 해수
실음불어, 부정맥, 혈압조절

3) 치법 : 【침법】 직자 : 0.5~1촌
【구법】 구 : 3~5장, 온구 : 1~3분

4) 참고 : 폐경의 형혈(滎穴)
신열(身熱)의 주치혈
위(胃)의 진단혈

※어제가 푸른 색 → 위의 한(寒邪)
어제가 붉은 색 → 위의 열(熱邪)
어제가 검은 색 → 만성병증상

11. 소상(少商 : LU 11)

1) 위치 : 무지 조갑각(爪甲角) 요측(橈側) 방(傍) 0.1촌
엄지손톱 모서리 요골쪽 0.1촌

2) 주치 : 소화불량, 중풍, 편도선염, 감모(感冒), 해수
정신분열, 폐렴, 혼궐(昏厥), 육혈(衄血=코피)

3) 치법 : 【침법】 점자(點刺)사혈 상향 0.1촌 자입
【구법】 구 : 3~7壯, 온구 : 1~3분

4) 효과 : 청폐이인(淸肺利咽), 심하만, 위긴장증해소

5) 참고 : 폐경의 정혈(井穴)
심하만(心下滿), 심계(心悸) 주치혈
위 긴장증에 사혈혈(穴)

※소상+합곡을 배용(配用)하면 효과적임.
인후종통 → 천돌(天突)+합곡 배혈

사암오행침 허 · 실 · 한 · 열 보사법

증	보법		사법		자침시
폐허증	태 백	태 연	소 부	어 제	묘시
폐실증	소 부	어 제	음 곡	척 택	인시
폐한증	소 부	어 제	척 택	음 곡	
폐열증	척 택	음 곡	태 백	태 연	

수태음폐경암기법(手太陰肺經暗記法)

중부 운문 천부 협백　　中府 雲門 天府 俠白
척택 공최 열결 경거　　尺澤 孔最 列缺 經渠
태연 어제 수상 (혈)　　太淵 魚際 少商 (穴)
(수태음에 폐경락)　　(手太陰에 肺經絡)

※폐경은 일일이 살펴보아야 11혈뿐임

제2절 수양명대장경(手陽明大腸經)

The Large Intestine Meridian : LI

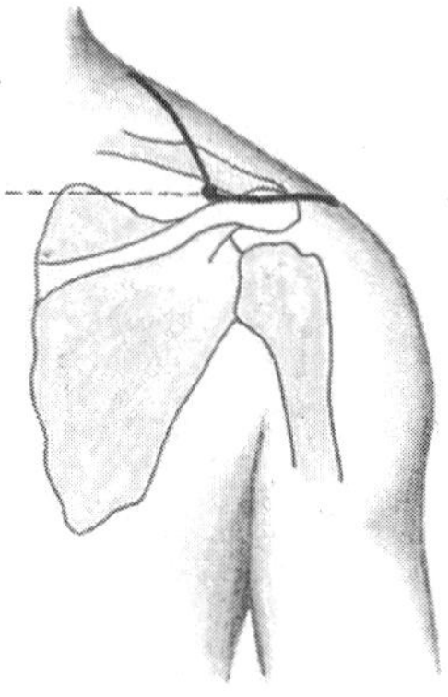

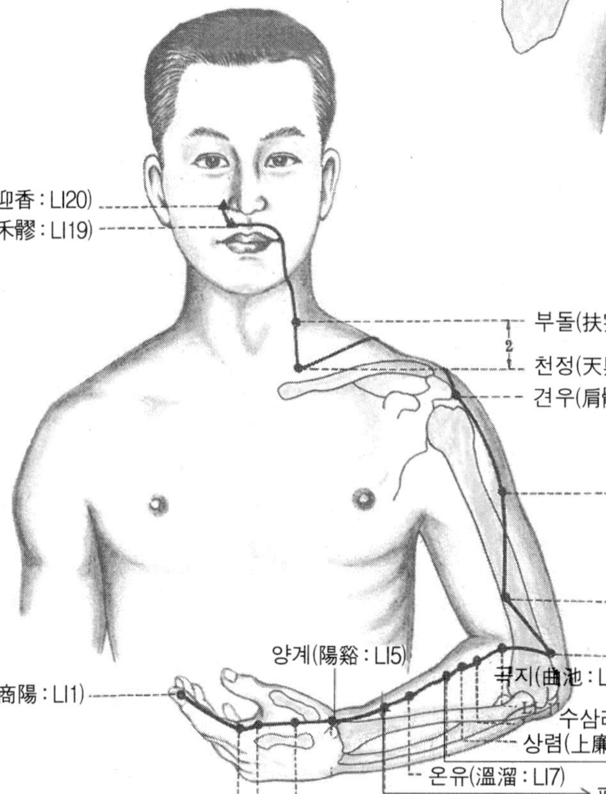

수양명대장경(手陽明大腸經)의 주요혈

오 수 혈(五輸穴)		특 정 혈(特定穴)	
정금혈(井金穴)	상양(商陽)	원혈(原穴)	합곡(合谷)
형수혈(滎水穴)	이간(二間)	낙혈(絡穴)	편력(偏歷)
수목혈(輸木穴)	삼간(三間)	극혈(郄穴)	온유(溫溜)
경화혈(經火穴)	양계(陽谿)	모혈(募穴)	천추(天樞)위경
합토혈(合土穴)	곡지(曲池)	수혈(兪穴)	대장수(大腸兪)
(양, 음경이 다름)	※	하합혈(下合穴)	상거허(上巨墟)위경

1. 상양(商陽 : LI 1)

1) 위치 : 식지 조갑각(爪甲角) 요측(橈側) 방(傍) 0.1촌
둘째손가락 손톱 모서리 요골쪽 0.1촌
2) 주치 : 소화불량, 중풍혼미, 고열, 치통, 인후통, 이농
편도선염, 감모(感冒), 콧물감기, 시력감퇴
3) 치법 : 【침법】 점자(點刺)사혈 상향 0.1촌 자입
【구법】 구 : 3~7壯, 온구 : 1~3분
4) 참고 : 대장경의 정금혈(井金穴)
심하만(心下滿), 흉중기만(胸中氣滿), 사혈혈
위 긴장증에 사혈혈(穴)
두부충혈 하강(사혈)혈
※콧물감기 특효혈

2. 이간(二間 : LI 2)

1) 위치 : 식지 기절골 골두 요측 함요처
2) 주치 : 치통, 인후통, 육혈(衄血=코피)
3) 치법 : 【침법】 직자 : 0.5~1촌 자입
【구법】 구 : 3장, 온구 : 3~5분 형수혈(滎水穴)

4) 참고 : 대장경의 형수혈(滎水穴) 신열(身熱)치료

3. 삼간(三間 : LI 3)

1) 위치 : 식지 중수골 골두 요측 함요처
2) 주치 : 치통, 인후통, 삼차신경통, 안질
3) 치법 : 【침법】 직자 : 0.3 자입
【구법】 구 : 3壯, 온구 : 5~10분
4) 참고 : 대장경의 수목혈(兪木穴)
체중절통(體重節痛) 치료

4. 합곡(合谷 : LI 4)

1) 위치 : 제1중수골과 제2중수골 갈라진 곳(제2중수골 쪽 압통점)
2) 주치 : 안면신경마비, 구안와사, 중풍마비, 인후종통
오관과 질환(耳鼻, 咽喉, 眼, 口腔), 감모(感冒)
근육마비, 반신불수, 면목병(面目病)
3) 치법 : 【침법】 직자 : 0.5~1촌 자입
【구법】 구 : 3壯, 온구 : 3~5분
4) 효과 : 청폐이인(淸肺利咽), 심하만, 위긴장증 해소
5) 참고 : 대장경의 원혈(原穴)
사관혈의 하나
소화기질환 위 긴장증
급성질환의 구급혈
※근육마비 → [노궁 ↔ 후계] 투자
작탁, 염전, 장시간 유침하지 않음(눈 충혈 혈압항진 유발)
임부는 금침함
낙태 → (補 합곡 + 瀉 삼음교)
수지구금, 수근마비 → [노궁 ↔ 후계] 투자

5. 양계(陽谿 : LI 5)

1) 위치 : 손등을 펴고 엄지를 젖히면 나타나는 무지신근건과 장무지신근건 사이 함요처
2) 주치 : 중풍, 반신불수, 주(肘)·팔목마비, 이명
두통, 목적종통, 손목 관절통, 이농
3) 치법 : 【침법】 직자 : 0.5~1촌 자입
【구법】 구 : 3壯, 온구 : 5~10분
4) 참고 : 대장경의 경화혈(經火穴)
해천(咳喘), 한열(寒熱) 치료

6. 편력(偏歷 : LI 6)

1) 위치 : (팔을 직각으로 하고 양계↔곡지 직선상)
양계혈 상 3/12촌
2) 주치 : 안면신경마비, 육혈, 편도선염
3) 치법 : 【침법】 직자 : 0.5~1촌 자입
【구법】 구 : 3壯, 온구 : 5~15분
4) 참고 : 대장경의 낙혈

7. 온유(溫溜 : LI 7)

1) 위치 : (팔을 직각으로 하고 양계↔곡지 직선상)
편력혈 상 2촌(양계 상방 5/12촌)
2) 주치 : 안면신경마비, 구내염(口內炎), 이하선염, 악성 종기
3) 치법 : 【침법】 직자 : 0.5~1.5촌 자입
【구법】 구 : 3壯, 온구 : 5~15분
4) 참고 : 대장경의 극혈

※극성병 치료
중풍반신불수 뜸 기효(奇效)<중풍 발생 7일이 경과하기 전에 뜸 7~수백장>

8. 하렴(下廉 : LI 8)

1) 위치 : 곡지혈 하 4촌
2) 주치 : 두통, 안통, 안훈, 유선염, 주비통, 복통
3) 치법 : 【침법】 직자 : 1~2촌 자입
【구법】 구 : 3壯, 온구 : 5~20분

9. 상렴(上廉 : LI 9)

1) 위치 : 곡지혈 하 3촌
2) 주치 : 중풍반신불수, 염좌, 수족마목, 복통, 두통
3) 치법 : 【침법】 직자 : 1~2촌 자입
【구법】 구 : 3壯, 온구 : 5~20분

10. 수삼리(手三里 : LI 10)

1) 위치 : 곡지혈 하 2촌
2) 주치 : 안면신경마비, 수비불인(手臂不仁), 나력
중풍구와, 악성종기, 반신불수, 궤양성질환
위장관질환(위통, 복통, 설사, 소화불량)
3) 치법 : 【침법】 직자 : 0.5~1촌 자입
【구법】 구 : 3~7壯, 온구 : 5~20분
4) 참고 : 혈압강하 최고혈
옹(癰), 정(疔)같은 악성종양 종기에 특효
궤양성 질환→[중완+족삼리+수삼리]

11. 곡지(曲池 : LI 11)

1) 위치 : (팔을 직각으로 가슴에 대고 취혈)
주관절횡문 외측 단
2) 주치 : 고혈압, 모든 상기병, 상지관절통, 중풍구와

악성종기, 반신불수, 갑상선종대, 피부병

3) 치법 : 【침법】 직자 : 2~2.5 자입

투자 : 곡지 ↔ 소해(少海)

사자 : 지첨을 향하여 1.5~2.5 자입

【구법】 구 : 3~7壯, 온구 : 5~20분

4) 효과 : 거풍해표(祛風解表), 청열이습(淸熱利濕), 조화영혈(調和營血)

5) 참고 : 대장의 합토혈(合土穴)

역기이설(逆氣而泄)

대장을 조절하는 주치혈

인신전체를 조절하는 필수혈

상체치료할 때는 먼저 곡지를 취함

12. 주료(肘髎 : LI 12)

1) 위치 : 굴주(屈肘)하고 곡지 사외방(斜外方) 1촌

2) 주치 : 주비통

3) 치법 : 【침법】 직자 : 1~1.5촌

【구법】 구 : 3~5壯, 온구 : 5~10분

13. 수오리(手五里 : LI 13)

1) 위치 : 곡지혈 상 3촌

2) 주치 : 주비통, 객혈, 복막염

3) 치법 : 【침법】 직자 : 1~1.5촌

【구법】 구 : 3~5壯, 온구 : 5~15분

※(고전)금침혈

14. 비노(臂臑 : LI 14)

1) 위치 : (팔을 내려 팔꿈치를 직각으로 굽히고 취혈)

삼각근 정지부 약간 전방(곡지 상 7촌)

2) 주치 : 수불능거동, 회고불능, 항강구급(項强拘急)
오십견(五十肩), 견관절 주위염, 안질

3) 치법 : 【침법】 직자 : 1~1.5촌
【구법】 구 : 3~7壯, 온구 : 5~15분

15. 견우(肩髃 : LI 15)

1) 위치 : 견봉과 쇄골사이 전방 함요처(장심을 아래로 향하고 팔을 옆으로 직각으로 들어 올리면 오목해지는 함요처 취혈)

2) 주치 : 고혈압, 견관절염, 오십견, 관절통, 중풍
반신불수, 급성열병, 팔 무력증

3) 치법 : 【침법】 직자 : 견우↔극천 2~3촌 자입(오십견 특효혈)
사자 : 견우↔견내능↔삼각근
횡자 : 견우↔삼각근
【구법】 구 : 3~7壯, 온구 : 5~15분

4) 참고 : 대장경+소장경+양교맥 교회혈

※견내능(肩內陵)→기혈
견전 액와횡문단과 견우혈 중간 지점

16. 거골(巨骨 : LI 16)

1) 위치 : 쇄골견봉단과 견갑골사이 함요처

2) 주치 : 견관절질환, 견비통

3) 치법 : 【침법】 직자 : 1~2촌
【구법】 구 : 3~7壯, 온구 : 5~20분

4) 참고 : 대장경+양교맥 교회혈

※거골(巨骨)은 쇄골(鎖骨)을 뜻한다.
뇌빈혈을 야기시키고 훈침 우려가 있으므로 강자극 심자를 피한다.

17. 천정(天鼎 : LI 17)

1) 위치 : 부돌과 결분을 잇는 선의 중점
2) 주치 : 편도선염, 치통, 후두염
3) 치법 : 【침법】 직자 : 0.5~1촌
【구법】 구 : 3~7壯, 온구 : 5~10분

18. 부돌(扶突 : LI 18)

1) 위치 : 후두융기(喉頭隆起, 아담의 사과) 후방 각 3촌
2) 주치 : 해천, 인후종통, 목 쉰 증상, 편도선염
3) 치법 : 【침법】 직자 : 0.5~1촌
【구법】 구 : 1~3壯, 온구 : 5~10분
※1부(扶)는 3촌임.

19. 화료(禾髎 : LI 19)

1) 위치 : 코구멍 외연 직하 수구외방
2) 주치 : 안면신경마비, 코피
3) 치법 : 【침법】 횡자 : 0.3~0.5촌

20. 영향(迎香 : LI 20)

1) 위치 : 비익(鼻翼, 콧망울) 외방 0.5촌 비순구(鼻脣溝)
2) 주치 : 안면신경마비, 비염, 비출혈, 비후성비염
후각신경이상, 결막염, 축농증, 코 막힘
3) 치법 : 【침법】 직자 : 0.5~1촌 자입, 사자 : 영향↔비통 0.5~0.8촌
【구법】 영향에는 뜸하지 않음
4) 효과 : 통비규(通鼻竅), 산풍열(散風熱)
5) 참고 : 축농증 특효혈
※영향↔비통으로 대각선 투자(우측영향→좌측비통, 좌측영향→우측비통)

수·족양명경의 교회혈

사암오행침 허 · 실 · 한 · 열 보사법

증	보법		사법		자침시
대장허증	족삼리	곡지	양 곡	양 계	진시
대장실증	양 곡	양 계	통 곡	이 간	묘시
대장한증	양 곡	해 계	이 간	통 곡	*
대장열증	이 간	통 곡	양 곡	해 계	*

진오행(眞五行)

오장의 진오행(眞五行)

木 <肝>	→	木穴<大敦>
火 <心>	→	火穴<少府>
<心包>	→	火穴<勞宮>
土 <脾>	→	土穴<太白>
金 <肺>	→	金穴<經渠>
水 <腎>	→	水穴<陰谷>

수양명대장경암기법(手陽明大腸經暗記法)

상양	이간	삼간	합곡	商陽	二間	三間	合谷
양계	편력	온유 (3촌)		陽谿	偏歷	溫溜 (3촌)	
하렴	상렴	(수)삼리	곡지	下廉	上廉	(手)三里	曲池
주료	(수)오리	비노	견우	肘髎	(手)五里	臂臑	肩髃
거골	천정	부돌	화료	巨骨	天鼎	扶突	禾髎
	영향 (대장 수양명)				迎香 (大腸 手陽明)		

(대장은 20명, 소장은 19명)

제3절 족양명위경(足陽明胃經)-1

The Stomach Meridian : S

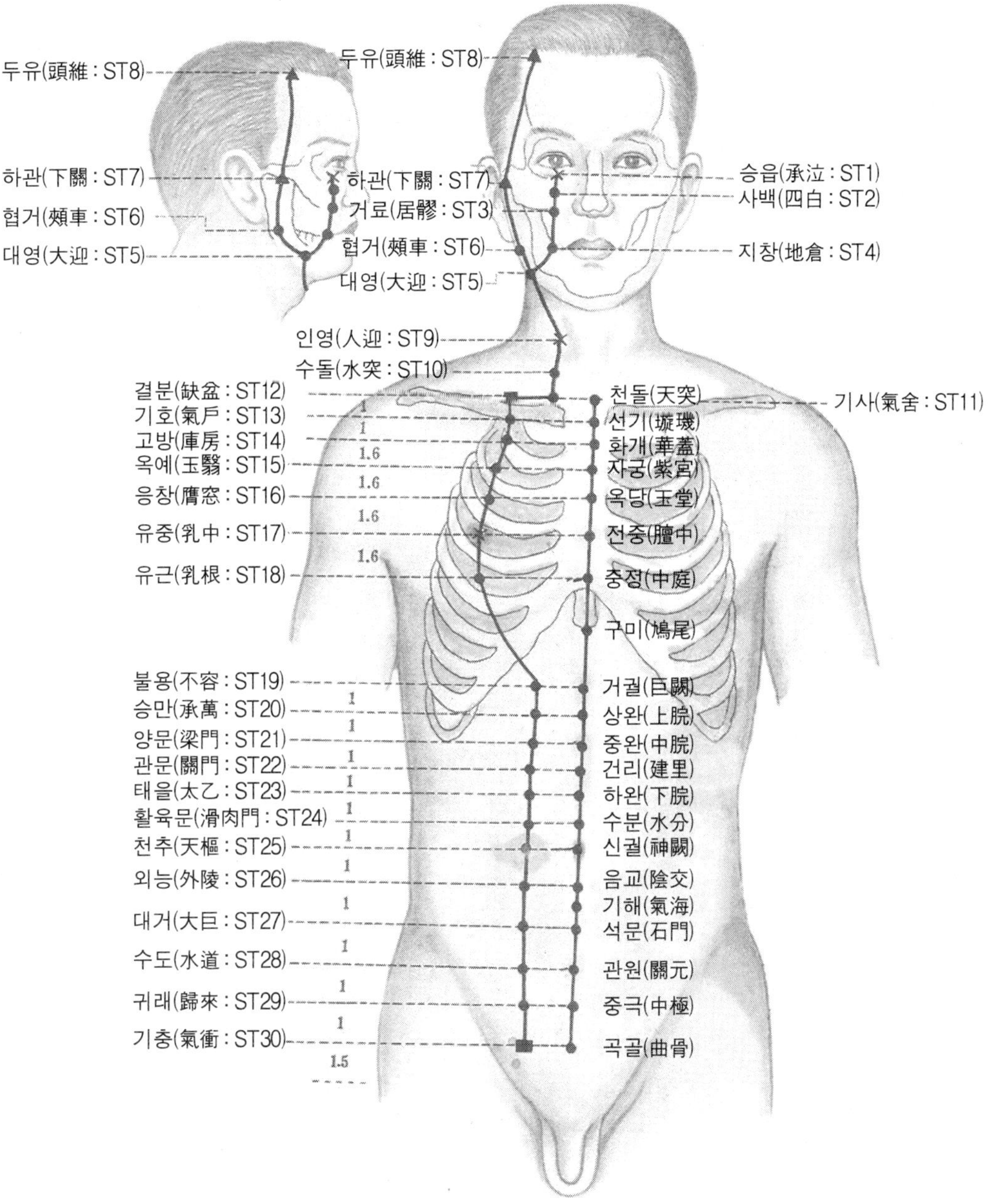

족양명위경(足陽明胃經)-2

The Stomach Meridian : S

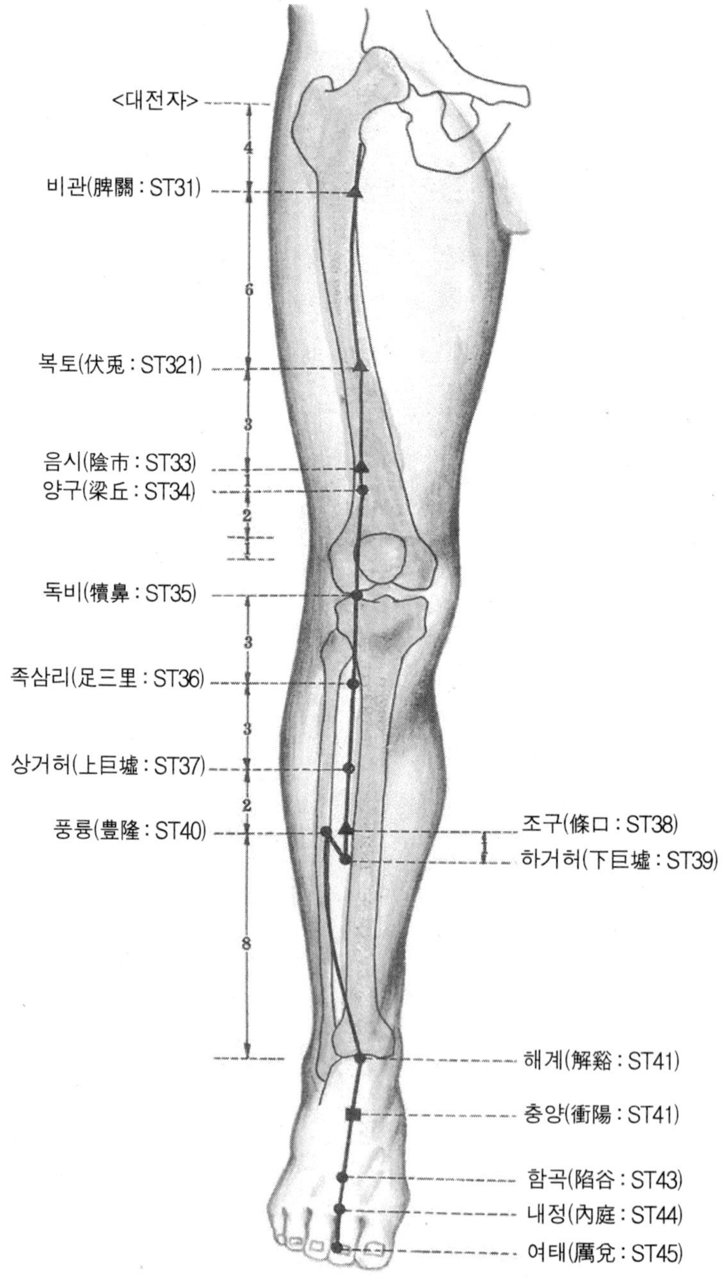

족양명위경(足陽明胃經)의 주요혈

오 수 혈(五輸穴)		특 정 혈(特定穴)	
정금혈(井金穴)	여태(厲兌)	원혈(原穴)	충양(衝陽)
형수혈(滎水穴)	내정(內庭)	낙혈(絡穴)	풍륭(豊隆)
수목혈(輸木穴)	함곡(陷谷)	극혈(郄穴)	양구(梁丘)
경화혈(經火穴)	해계(解谿)	모혈(募穴)	중완(中脘)
합토혈(合土穴)	족삼리(足三里)	수혈(兪穴)	위수(胃兪)
(양, 음경이 다름)	*	하합혈(下合穴)	족삼리(足三里)

1. 승읍(承泣 : ST 1)

1) 위치 : 동공 직하 0.7촌
2) 주치 : 급・만성결막염, 근시, 원시, 난시, 내사시, 목적통(目赤痛),
녹・백내장, 야맹증, 구안와사(口眼喎斜), 유루(流淚)
3) 치법 : 【침법】 직자 : 1~1.5촌 자입
【구법】 침구자생경 : 뜸을 하지 않음(『동인경』에는 침을 금한다고 되어 있음)
4) 참고 : 안병의 주치혈
양교맥+임맥+위경의 교회혈

2. 사백(四白 : ST 2)

1) 위치 : 동공 직하 1촌
2) 주치 : 하안검 경련, 삼차신경통, 안면신경마비
3) 치법 : 【침법】 직자 : 0.3~0.8촌 자입, 횡자 : 0.8~1촌
4) 효과 : 거풍명목(祛風明目), 소간이담(疏肝利膽)
5) 참고 : 눈병의 주치혈

3. 거료(居髎 : ST 3)

1) 위치 : 동공 직하 비익하련과 교차점(영향혈 외방 0.3촌)
2) 주치 : 비염, 삼차신경통, 안면신경마비, 안질, 치통
3) 치법 : 【침법】 직자 : 0.3~0.5촌 자입
【구법】 구 : 5장, 온구 : 5분

4. 지창(地倉 : ST 4)

1) 위치 : 동공 직하 구각 상평선 교차점 구각 외방 0.4촌
2) 주치 : 구안와사, 삼차신경통, 안면신경마비
목불개폐, 침 흘림, 입술경련
3) 치법 : 【침법】 횡자 : 안면신경마비, 투자 : 지창↔협거 1.5~2.5촌
【구법】 구 : 5장, 온구 : 5분
※주의 : 뜸 극히 주의(안면은 금구로 되어 있음)
양교맥+임맥+위경의 교회혈

5. 대영(大迎 : ST 5)

1) 위치 : 하악골을 외측으로 밀면 정지되는 곳
하악각 전방 1촌 3푼
2) 주치 : 이하선염, 아관긴급, 안면신경마비, 치통
3) 치법 : 【침법】 사자 : 0.5~0.8
【구법】 구 : 3장, 온구 : 10분
4) 참고 : 위경과 대장경의 교회혈
삼차신경 경련에 효과
혀가 굳어 말을 못할 때 효과
눈의 통증으로 눈을 감지 못할 때 효과

6. 협거(頰車 : ST 6)

1) 위치 : 입 벌리고 하악각과 이수(耳垂) 중앙 함요처

2) 주치 : 중풍, 구금불개, 회고불능, 안면신경마비
이하선염, 교근경련, 악관절염, 치통

3) 치법 : 【침법】 직자 : 0.5촌 자입
투자 : 안면신경마비(협거 ↔ 지창)
교근마비(咬筋麻痺) 상방 자입
【구법】 온구 : 5~10분

4) 참고 : 치통 → [하관 + 합곡 + 내정] 배용
급성이하선염 → [예풍 + 합곡]
구금불개 → [승장 + 합곡]

7. 하관(下關 : ST 7)

1) 위치 : 어금니를 물고 힘을 주면 근육이 움직이는 곳
협골궁과 하악골 과상돌기(顆狀突起) 앞 함요처

2) 주치 : 중풍, 구금불개, 회고불능, 안면신경마비, 이명
이하선염, 교근경련, 악관절염, 안면근육경련, 치통

3) 치법 : 【침법】 직자 : 삼차신경통 1.5촌 자입
사자 : 하악관절염 전 · 후방으로 0.8~1촌
교근마비(咬筋麻痺) 상 또는 하방 1.5~2촌
【구법】 온구 : 5~10분

4) 참고 : 위경과 담경 교회혈

8. 두유(頭維 : ST 8)

1) 위치 : 정중선(독맥) 좌우 각 4.5촌(양 두유지간은 9촌)
액각(額角) 발제 상 0.5촌

2) 주치 : 두통, 편두통, 안면신경마비, 정신분열증

3) 치법 : 【횡자】 앞에서 뒤를 향해 피하 0.8~1.5촌 투자
4) 참고 : 위경과 담경의 교회혈
족소양담경+위경+양유맥 교회
편두통에 가장 효과적인 혈

9. 인영(人迎 : ST 9)

1) 위치 : 인후돌기 양방 1.5촌
2) 주치 : 고혈압, 저혈압, 인후종통, 갑상선종통
3) 치법 : 【침법】 직자 또는 사자 : 0.5~1촌
4) 참고 : 위경과 담경의 교회혈
혈압조절에 효과 우수
※깊이 자침하면 살인할 수 있는 요주의 혈

10. 수돌(水突 : ST 10)

1) 위치 : 인영과 기사 중간점
2) 주치 : 고혈압, 저혈압, 인후종통, 갑상선종통
3) 치법 : 【침법】 직자 또는 사자 : 0.5~1촌

11. 기사(氣舍 : ST 11)

1) 위치 : 인영 직하 흉골두와 쇄골두 간의 함요처
2) 주치 : 인후염, 인후종통, 천식, 갑상선종통
3) 치법 : 【침법】 직자 또는 사자 : 0.3~0.5촌
【구법】 구 : 3~5장, 온구 : 5~15분

12. 결분(缺盆 : ST 12)

1) 위치 : 유두선과 쇄골상연이 만나는 곳(정중 외방 4촌)
2) 주치 : 천식, 회고불능

3) 치법 : 【침법】 직자 : 0.3~0.5촌
【구법】 구 : 3~5장, 온구 : 5~10분

4) 참고 : 심자시 폐첨 손상으로 기흉 유발 우려 침뜸 삼가
지압 치료점으로 활용

13. 기호(氣戶 : ST 13)

1) 위치 : 쇄골중점의 하연 선기(璇璣)혈 외방(外傍) 4촌
[선기(璇璣) → 유부(兪府) → 기호 → 운문(雲門)]

2) 주치 : 천식, 회고불능

3) 치법 : 【침법】 직자 : 0.3~0.5촌
【구법】 구 : 3~5장, 온구 : 5~10분

4) 참고 : 심자시 폐첨 손상 기흉유발 우려 침뜸 삼가
지압 치료점으로 활용

14. 고방(庫房 : ST 14)

1) 위치 : 제1늑간 화개혈 외방 4촌
[화개(華蓋) → 욱중(彧中) → 고방(庫房) → 중부(中府)]

2) 주치 : 늑간신경통

3) 치법 : 【침법】 사자 : 0.5~0.8촌

15. 옥예(玉翳 : ST 15)

1) 위치 : 유두선과 쇄골상연 중앙
제2늑간 자궁혈 외방 4촌
[자궁(紫宮) → 신장(神藏) → 옥예(玉翳) → 주영(週榮)]

2) 주치 : 유선염, 늑간신경통, 기관지염

3) 치법 : 【침법】 직자 : 0.3~0.8촌
【구법】 구 : 3~5장, 온구 : 5~10분

16. 응창(膺窓 : ST 16)

1) 위치 : 쇄골중선 제3늑간 옥당(玉堂)혈 외방 4촌
[옥당(玉堂) → 영허(靈墟) → 응창 → 흉향(胸鄉)]
2) 주치 : 천식, 회고불능, 감모, 기관지염, 복명, 설사
3) 치법 : 【침법】 직자 : 0.3~0.8촌
【구법】 구 : 3~5장, 온구 : 5~15분

17. 유중(乳中 : ST 17)

1) 위치 : 유두의 중앙 제4늑간
[전중(膻中) → 신봉(神封) → 유중 → 천지(天池)]
2) 치법 : 【침법】 금침
【구법】 금구혈
3) 참고 : 혈위(穴位)찾기 기준점으로 활용

18. 유근(乳根 : ST 18)

1) 위치 : 쇄골중선 제5늑간 유두 직하 1늑간 격(隔)
[중정(中庭) → 보랑(步廊) → 유근 → 식두(食竇)]
2) 주치 : 유즙분비부전, 기관지염, 유선염
3) 치법 : 【침법】 직자 : 0.5~1촌
【구법】 온구 : 5~15분

19. 불용(不容 : ST 19)

1) 위치 : 거궐(巨闕) 외방 2촌, 제상 6촌
[거궐 → 유문 → 불용 → 기문(간경) → 대포(비경)]
2) 주치 : 위통, 위확장, 늑간신경통, 구토, 위산과다증
3) 치법 : 【침법】 직자 : 0.5~0.8촌 자입
【구법】 구 : 5장, 온구 : 5~20분

4) 참고 : 횡격막의 구급을 이완시켜 준다.
위의 모든 병증 제거에 즉효성이 있는 혈
※용(容)은 용기(容器)로 불용(不容)은 용기입구, 즉 위 시작하는 부위

20. 승만(承萬 : ST 20)

1) 위치 : 불용(不容) 하 1촌, 상완 외방 2촌
[상완→통곡→승만→일월(담경)]
2) 주치 : 위통, 급만성 위염, 뱃속 동괴(動塊), 적취
3) 치법 : 【침법】 직자 : 0.5~0.8촌 자입
【구법】 구 : 5장, 온구 : 5~20분
4) 참고 : 임신부는 뜸을 금함
※승만(承萬)은 용기(容器)에 음식을 받아 넣어 넘치는 곳으로 위의 체부(體部)를 뜻함.

21. 양문(梁門 : ST 21)

1) 위치 : 중완 양방 각 2촌
[중완→음도→양문]
2) 주치 : 위통, 급·만성 위염, 위신경증(위긴장증)
복중적기결통, 산통(疝痛), 궤양(潰瘍)질환
3) 치법 : 【침법】 직자 : 1~2촌 자입
【구법】 구 : 3~5장, 온구 : 5~20분
4) 참고 : 위 질환에 효과적인 혈
중완(中脘), 족삼리(足三里), 위수(胃俞), 비수(脾俞), 양문(梁門)
※위신경증→[내관+양구] 배용
양문은 위를 버티고 지키는 대들보(梁)와 같은 혈

22. 관문(關門 : ST 22)

1) 위치 : 건리(建里) 양방 각 2촌

[건리→석관→관문→복예]

2) 주치 : 급 · 만성위염, 위통(胃痛), 위신경증(위긴장증)

복중적기결통, 산통(疝痛), 궤양(潰瘍)질환

3) 치법 : 【침법】 직자 : 1~2촌 자입

【구법】 구 : 3~5장, 온구 : 5~20분

4) 참고 : 양문과 거의 같은 주치효과

※관문(關門)은 위를 조절하고 통제하는 요새의 관문과 같은 중요한 역할을 하는 혈이란 의미

23. 태을(太乙 : ST 23)

1) 위치 : 신궐(神闕, 배꼽) 상 2촌

하완(下脘) 외방 각 2촌

[하완→상곡→태을문]

2) 주치 : 위통, 장산통, 각기, 유뇨, 정신과질환

3) 치법 : 【침법】 직자 : 1~2촌 자입

【구법】 구 : 3~5장, 온구 : 5~20분

※태을(太乙)은 위가 큰 '乙' 모양으로 구부러져 12지장으로 내려가는 위의 끝 부분을 의미

24. 활육문(滑肉門 : ST 24)

1) 위치 : 신궐(神闕, 배꼽) 상 1촌

수분(水分)혈 외방 각 2촌

[수분(水分)→(×)→활육문(滑肉門)]

2) 주치 : 급 · 만성위염, 정신과 질환

3) 치법 : 【침법】 직자 : 1~2촌 자입

【구법】 구 : 3~5장, 온구 : 5~20분

※활(滑)은 신장을 뜻하고 육(肉)은 비장을 뜻하며 사기가 침입하여 소화기계가 기능을 못하면 체력이 지탱하지 못하게 되는데 활육문은 정(精·신장)과 육(肉·비장)을 도와 체력을 증진시켜 줌.

25. 천추(天樞 : ST 25)

1) 위치 : 신궐(神闕, 배꼽) 양방 각 2촌
[신궐→황수(肓兪)→천추→대횡→대맥(담경)]
2) 주치 : 급·만성위염, 급·만성장염, 변비, 장마비
생리불순, 자궁내막염, 요통, 하리
3) 치법 : 【침법】 직자 : 1.5~2.5촌 자입
【구법】 구 : 3~7장, 온구 : 10~20분
4) 효과 : 소조장부(疏調腸腑), 이기소체(利氣消滯)
5) 참고 : 대장의 모혈(募穴)
천기(天氣)와 지기(地氣)의 교회처
잉부(孕婦)는 뜸하지 않음

※천추는 백회, 천주, 신수, 삼음교처럼 광범위한 주치증을 갖는 혈로 복부병에 특히 효과가 있다.

26. 외능(外陵 : ST 26)

1) 위치 : 신궐(神闕, 배꼽) 하 1촌의 음교(陰交)혈 외방 2촌
[음교(陰交)→중주(中注)→외능(外陵)]
2) 주치 : 복통, 산통(疝痛), 월경통
3) 치법 : 【침법】 직자 : 1~2촌 자입
【구법】 구 : 3~7장, 온구 : 10~20분
4) 참고 : 외능과 대거는 남자의 무사(無嗣)에 효과

27. 대거(大巨 : ST 27)

1) 위치 : 신궐(神闕, 배꼽) 하 2촌, 석문혈 외방 각 2촌
[석문(石門)→사만(四萬)→대거(大巨)→복결(비경)]
2) 주치 : 장협착폐쇄, 방광염, 소변불리, 복통
여자불임, 정력증대, 발기부전, 유정
3) 치법 : 【침법】 직자 : 1~2촌 자입

【구법】 구 : 3~7장, 온구 : 10~20분

※대거(大巨)와 대혁(大赫)은 남자 성기가 발기된 상태
외능, 대거, 신경의 대혁(大赫)은 성기능강화로 남자의 무사(無嗣)에 효과

28. 수도(水道 : ST 28)

1) 위치 : 신궐(神闕, 배꼽) 하 3촌, 관원혈 외방 각 2촌
[관원(關元) → 기혈(氣穴) → 수도(水道)]

2) 주치 : 신염, 방광염, 복수, 고환염, 월경통, 대 · 소변불통

3) 치법 : 【침법】 직자 : 1.5~2촌 자입
【구법】 구 : 5~7장, 온구 : 10~20분

※수도(水道)는 여자의 보양뜸 혈

29. 귀래(歸來 : ST 29)

1) 위치 : 신궐(神闕, 배꼽) 하 4촌, 중극혈 외방 각 2촌
[중극 → 대혁 → 귀래(歸來) → 자궁(子宮) → 부사(비경)]

2) 주치 : 생리불순, 자궁내막염, 방광염, 음위증, 월경통

3) 치법 : 【침법】 직자 : 1.5~2촌 자입
【구법】 구 : 5~7장, 온구 : 10~20분

※귀래혈은 남녀 생식기 질환에 활용
대혁(大赫)의 혁(赫)은 赤+赤으로 혈이 많이 몰려 성기가 발기된 상태를 뜻한다.

30. 기충(氣衝 : ST 30)

1) 위치 : 치골결절 상련 곡골(曲骨) 외방 각 2촌
[곡골(曲骨) → 횡골(橫骨) → 기충 → 충문(衝門)]

2) 주치 : 남녀 생식기질환, 생리불순, 산기통, 음경통

3) 치법 : 【침법】 직자 : 0.5~1촌 자입(심자 불가)
【구법】 구 : 5~7장, 온구 : 5~15분

4) 참고 : 고전에는 금침 금구로 되어 있음

31. 비관(脾關 : ST 31)

1) 위치 : 상전장골극 직하 회음혈과 수평점
2) 주치 : 중풍, 반신불수, 족마목, 요통, 슬한(膝寒)
3) 치법 : 【침법】 직자 : 1.5~3촌
【구법】 구 : 3~5장, 온구 : 5~10분
※대퇴부의 통증 경련 굴신부자유 등에 주효함.

32. 복토(伏兎 : ST 32)

1) 위치 : 슬개골 외측상연의 직상 6촌
2) 주치 : 요부 · 고관절염, 하지마비불인, 각기, 슬냉
중풍, 슬관절염, 보행불능, 반신불수
3) 치법 : 【침법】 직자 : 1.5~2.5촌
【구법】 구 : 3~5장, 온구 : 5~10분
4) 참고 : 갑자기 굴신하지 못하는 것을 치함

33. 음시(陰市 : ST 33)

1) 위치 : 슬개골 외측상연의 직상 3촌
2) 주치 : 하지마비불인, 슬관절염
3) 치법 : 【침법】 직자 : 1~3촌
【구법】 구 : 3~5장, 온구 : 5~10분
4) 참고 : 하복부, 허리, 발, 다리의 냉으로 인한 병 치료

34. 양구(梁丘 : ST 34)

1) 위치 : 슬개골 외측상연의 직상 2촌
2) 주치 : 하지마비불인, 슬관절염
3) 치법 : 【침법】 직자 : 1~3촌
【구법】 구 : 3~5장, 온구 : 5~10분

4) 참고 : 족양명위경의 극혈

※위의 급성병 치료
다리를 쭉 펴면 슬개골 외측에 생긴 골을 타고 밀고 올라가면 막히는 곳

35. 독비(犢鼻 : ST 35)

1) 위치 : 슬개골과 경골면 사이
2) 주치 : 슬통, 슬관절 주위 염증, 슬관절 연골부위 질환
3) 치법 : 【침법】 직자 : 외측 슬안에서 내방 1.5~2촌
투자 : 외슬안에 내슬안으로 2~2.5촌
【구법】 구 : 3~5장, 온구 : 5~10분
4) 참고 : 슬관절염에는 양구(梁丘) 양능천(陽陵泉)배용

※독비(犢鼻)의 독(犢)은 "송아지 독"이고 비(鼻)는 코이다. 슬굴(膝屈)하면 좌슬안(左膝眼) 우슬안(右膝眼)이 송아지 코 같이 보이는데서 독비(犢鼻)란 혈(穴) 명이 유래됨.
각기팔처혈(脚氣八處穴)의 하나
풍시, 복토, 독비, 외슬안
족삼리, 상거허, 하거허, 절골(현종)

36. 족삼리(足三里 : ST 36)

1) 위치 : 독비(犢鼻)혈 하방 3촌 3/16 경골외측 1횡지
2) 주치 : 급・만성 위(胃)・장(腸)질환, 급성췌장염
소화기계질환, 고혈압, 허약체질
3) 치법 : 【침법】 직자 : 1~2촌, 사자 : 하방으로 1~2촌
【구법】 구 : 3~15장, 온구 : 5~10분
4) 효과 : 이비위(理脾胃), 조기혈(調氣血), 보허약(補虛弱)
5) 참고 : 중풍예방과 양생혈(건강보건혈 무병장수혈 만병통치혈)
위의 합토혈(合土穴) 역기 방지
족양명위경과 수양명대장경의 하합혈(下合穴)
정신병의 특효혈
자침심도가 깊어야 효과적

※10세 이하 소아는 금구혈(발육부진 초래)
발육촉진혈 →[신주+대저+명문+신수+현종]

위병의 3요혈

중완 · 내관 · 족삼리

37. 상거허(上巨墟 : ST 37)

1) 위치 : 족삼리(足三里)혈 하방 3촌, 독비 하 6촌
2) 주치 : 비위허약, 소화불량, 각기(脚氣), 장중절통
3) 치법 : 【침법】 직자 : 1~2촌(심도 깊게 자침), 사자 : 하방으로 1~2촌
【구법】 구 : 3~5장, 온구 : 5~20분
4) 참고 : 족양명, 위경
수양명, 대장경의 하합혈(대장병의 반응점)

38. 조구(條口 : ST 38)

1) 위치 : 상거허혈 하 2촌, 슬하 8/16촌
2) 주치 : 슬관절염, 관절 주위염(오십견), 하지신경마비
위통, 족하열(足下熱), 족하한(足下寒)
3) 치법 : 【침법】 직자 : 1.5~2.5촌, 투자 : 오십견 어깨 통증(조구↔승산)
【구법】 구 : 3~5장, 온구 : 5~20분

39. 하거허(下巨墟 : ST 39)

1) 위치 : 상거허혈 하방 3촌, 경골 외방 중지 1촌
독비하 9촌, 경골 외방 중지 1촌
2) 주치 : 비위허약, 소화불량, 각기(脚氣), 장중절통
소아마비, 급성 장경련, 소장 질환
3) 치법 : 【침법】 직자 : 1~2촌

【구법】 구：3~5장, 온구：5~20분

4) 참고 : 수태양소장경의 하합혈

※소아마비 →[대거, 하거허, 풍륭, 조구, 현종]

40. 풍륭(豊隆 : ST 40)

1) 위치 : 외과 상방 8촌, 독비혈과 외과(外踝) 간 중점
독비하 8촌, 경골 외방 중지 2촌(조구혈과 상평선)
독비하 8촌 경골 외방 1촌에 조구혈이 있고, 조구혈 외방 1촌에 풍륭혈이 있다.

2) 주치 : 담다(痰多), 사지종통, 두통, 두현, 각기, 불면증

3) 치법 : 【침법】 직자：1~3촌(사자 가능)
【구법】 구：3~5장, 온구：5~20분

4) 효과 : 화담습(化痰濕), 영신지(寧神志)

5) 참고 : 위경의 낙혈(방광경으로 연락)
담(痰)제거 최고혈
상포종, 안검하수, 쌍꺼풀 등에 활용

41. 해계(解谿 : ST 41)

1) 위치 : 족관절 횡문중앙 건과 건 사이, 외과첨단과 수평

2) 주치 : 담다(痰多), 사지종통, 두통, 두현, 각기(脚氣)
해천한열, 안질환, 면부종, 두풍면목적
장단지 경련, 숨이 차고 천해한열왕래

3) 치법 : 【침법】 직자：1~3촌(사자 가능)
【구법】 구：3~5장, 온구：5~20분

4) 참고 : 위경의 경화혈(經火穴) → 해천한열(咳喘寒熱) 치료

※취혈：발가락을 벌리고 발목을 상 방향으로 젖히면 주상골과 거골 건과 건 사이의 함요처

42. 충양(衝陽 : ST 42)

1) 위치 : 해계혈 하 1.5촌(발등에서 제일 높은 곳)
둘째 설상골과 둘째 중족골 골두 사이

2) 주치 : 두통, 족배통, 안면신경마비, 사지불거(不擧)

3) 치법 : 【침법】 직자 : 0.3~0.5촌
【구법】 구 : 3~5장, 온구 : 5~20분

4) 참고 : 위경의 원혈(原穴)

43. 함곡(陷谷 : ST 43)

1) 위치 : 제2, 제3중족골 간 함요처

2) 주치 : 두통, 족배통, 안면신경마비, 사지불거(不擧)

3) 치법 : 【침법】 직자 : 0.5~1촌
【구법】 구 : 3~7장, 온구 : 5~10분

4) 참고 : 위경의 수목혈(俞木穴) (체중절통을 주관)
※발바닥으로 투자하면 효과 증대

44. 내정(內庭 : ST 44)

1) 위치 : 제2, 제3 발가락사이(기절골 간 함요처)

2) 주치 : 식중독, 수족냉증, 안면신경마비
설사, 위통, 치통, 급·만성장염

3) 치법 : 【침법】 직자 : 0.5~0.8촌
【구법】 구 : 3~5장, 온구 : 5~10분

4) 참고 : 위경의 형수혈(滎水穴) → 신열 주관
※식중독의 명혈

45. 여태(厲兌 : ST 45)

1) 위치 : 발가락 제2지 외측 지갑각(趾甲角) 0.1촌

2) 주치 : 소화불량, 안면신경마비, 심하만(心下滿), 위통
치통, 신경쇠약, 기절

3) 치법 : 【침법】 직자 : 0.1~0.3촌
【구법】 구 : 3~5장, 온구 : 5~10분

4) 참고 : 위경의 정금혈(井金穴) → 심하만 주관
※위긴장증 사혈 특효

사암오행침 허 · 실 · 한 · 열 보사법

증	보법		사법		자침시
위허증	양 곡	해 계	족임읍	함 곡	사시
위실증	족임읍	함 곡	상 양	여 태	진시
위한증	해 계	양 곡	내 정	통 곡	*
위열증	내 정	통 곡	족삼리	위 중	*

족양명위경암기법(足陽明胃經暗記法)

승읍 사백 거료 지창	承泣 四白 巨髎 地倉
대영 협거 하관 두유	大迎 頰車 下關 頭維
인영 수돌 기사 결분	人迎 水突 氣舍 缺盆
기호 고방 옥예 응창	氣戶 庫房 屋翳 膺窓
유중 유근 불용 승만	乳中 乳根 不容 承滿
양 · 관 · 태을 · 활육문	梁 · 關 · 太乙 · 滑肉門
천추 외릉 대거 수도	天樞 外陵 大巨 水道
귀래 기충 비관 복토	歸來 氣衝 脾關 伏兎
음시 양구 독비 (족)삼리	陰市 梁丘 犢鼻 (足)三里
상거 조구 하거 풍륭	上巨 條口 下巨 豊隆
해계 충양 함곡 내정	解谿 衝陽 陷谷 內庭
여태 (위경 족양명)	厲兌 (胃經 足陽明)

※위경 덕(德)에 잘 먹고 잘 사오(45)

제4절 족태음비경(足太陰脾經)-1

The Spleen Meridian : SP

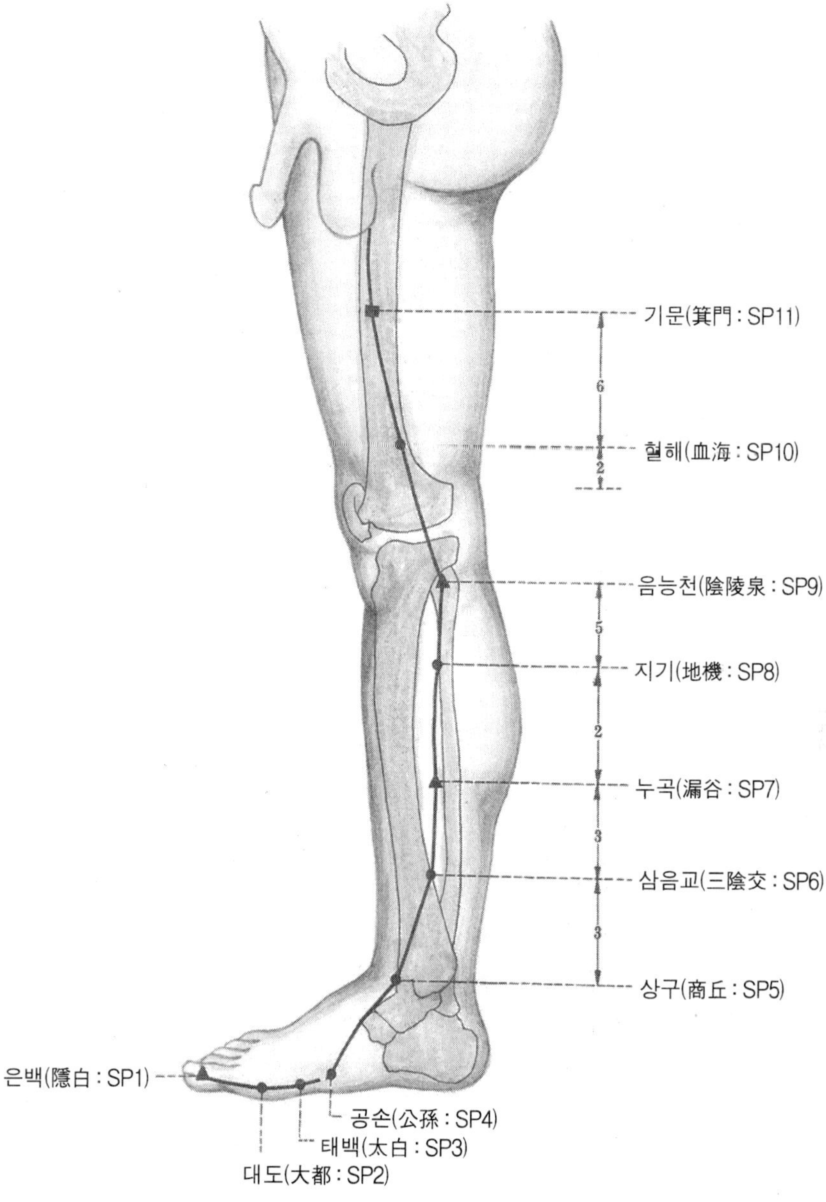

족태음비경(足太陰脾經)-2

The Spleen Meridian : SP

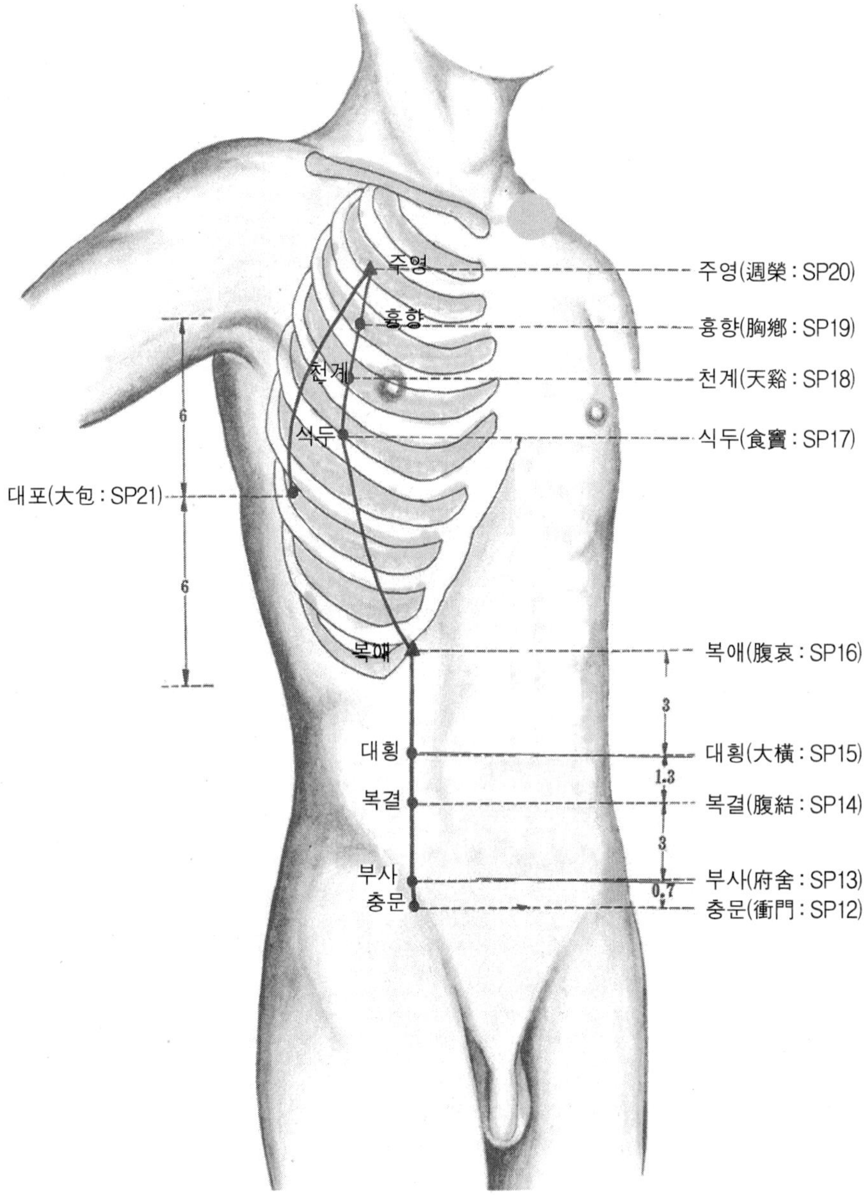

족태음비경(足太陰脾經)의 주요혈

오 수 혈(五輸穴)		특 정 혈(特定穴)	
정목혈(井木穴)	은백(隱白)	원혈(原穴)	태백(太白)
형화혈(滎火穴)	대도(大都)	낙혈(絡穴)	공손(公孫)·대포(大包)
수토혈(輸土穴)	태백(太白)	극혈(郄穴)	지기(地機)
경금혈(經金穴)	상구(商丘)	모혈(募穴)	장문(章門)
합수혈(合水穴)	음능천(陰陵泉)	수혈(兪穴)	비수(脾兪)

1. 은백(隱白 : SP 1)

1) 위치 : 족 무지내측 지갑각 외방 0.1촌
2) 주치 : 소아야노증, 족한(足寒), 생리과다, 소아경련
소변불리, 육혈부지(衄血不止), 붕루(崩漏)
3) 치법 : 【침법】 사자 : 0.1~0.2촌
【구법】 구 : 3~7장, 온구 : 5~10분
4) 효과 : 익비(益脾), 조혈(調血)
5) 참고 : 비경의 정목혈(井木穴)
※생리과다→[은백+삼음교+기해+혈해]

2. 대도(大都 : SP 2)

1) 위치 : 족 제1중족골과 기절골 골두 적백육제
2) 주치 : 열성질환, 설사, 복장, 중풍, 사지부종, 위통, 통풍
3) 치법 : 【침법】 직자 : 0.5~1촌
【구법】 구 : 1~3장, 온구 : 15~20분
4) 참고 : 비경의 형화혈(滎火穴)→신열 주관

3. 태백(太白 : SP 3)

1) 위치 : 족 제1중족골 골두 후하방 함요처
2) 주치 : 두통, 위통, 복창(腹脹), 급성위장염
이질, 곽란, 복중절통, 혈허증, 변비
3) 치법 : 【침법】 직자 : 0.5~1촌
【구법】 구 : 3~5장, 온구 : 5~10분
4) 참고 : 족태음비경의 원혈(原穴)
족태음비경의 수토혈(兪土穴) → 체중절통 주관

4. 공손(公孫 : SP 4)

1) 위치 : 족 제1중족골 기저부 전 하연 태백혈 후방 1촌
2) 주치 : 위통, 복창(腹脹), 급·만성위장염, 하혈, 탈항
소화불량, 곽란, 복중절통, 상토하사
3) 치법 : 【침법】 직자 : 1.5~2촌 용천을 향하여 투자
【구법】 구 : 3~5장, 온구 : 5~10분
4) 효과 : 이비기(利脾氣), 조충맥(調衝脈)
5) 참고 : 족태음비경의 낙혈(絡穴) → 족양명위경
팔맥교회혈 → 충맥
※각기(脚氣) → [공손+족삼리+충양]

5. 상구(商丘 : SP 5)

1) 위치 : 내과 전하방 함요처(경골과 거골의 골간)
2) 주치 : 위통, 복창(腹脹), 급·만성위장염, 이급후중
소화불량, 복중절통, 상토하사, 각기, 부종
3) 치법 : 【침법】 직자 : 0.3~0.5, 투자 : 상구(商丘) ↔ 해계(解谿) 투자
【구법】 구 : 1~3장, 온구 : 5~10분
4) 효과 : 건비위(健脾胃), 화습체(化濕滯)

5) 참고 : 족태음비경의 경금혈(經金穴)
이급후중(변의는 있으나 배변이 안 됨)에 효과
※급만성장염 →[상구+천추+음능천]

6. 삼음교(三陰交 : SP 6)

1) 위치 : 내과첨 직상 3/13촌 경골후연(현종 반대 쪽)
2) 주치 : 월경폐지, 월경불순, 심복창만, 자궁내막염
여자불임, 음경통, 붕루, 각기 부종
비위허약, 소화불량, 복중절통, 상토하사
3) 치법 : 【침법】 직자 : 1.5~2촌 삼음교 → 현종 투자
【구법】 구 : 3~7장, 온구 : 10~20분
4) 효과 : 건비화습(健脾化濕), 소간익신(疏肝益腎)
4) 참고 : 족삼리와 삼음교는 최고의 양생혈
부인과 질환, 남자생식기 질환의 명혈
별명 : 여삼리(女三里) 여자에 최고혈
비 · 간 · 신의 족3음경의 교회처
임신시 금침혈(낙태)
월경불통에 즉효

7. 누곡(漏谷 : SP 7)

1) 위치 : 삼음교혈 직상 3촌 경골후연
2) 주치 : 복창, 복명, 요로감염증, 하지마비, 소화불량
서경구, 임파선염, 체력정력 부족(신허증)
3) 치법 : 【침법】 직자 : 1.5촌
【구법】 구 : 3~5장, 온구 : 10~15분

8. 지기(地機 : SP 8)

1) 위치 : 음능천(陰陵泉)혈 하방 3촌 경골후연
2) 주치 : 당뇨병, 정력감퇴, 유정, 기능성자궁출혈
소화불량, 생리통, 생리불순, 소변불리
하지마비, 위산과다증, 급성위염
3) 치법 : 【침법】 직자 : 1.5~2.5촌
【구법】 구 : 3~5장, 온구 : 10~15분
4) 참고 : 족태음비경의 극혈
당뇨 특효혈

※월경불순 → [지기＋기해＋삼음교]
[지기＋혈해(血海)]

9. 음능천(陰陵泉 : SP 9)

1) 위치 : 경골내측상과 하연(경골후연과 비복근 사이)
2) 주치 : 소화불량, 생리통, 소변불리, 당뇨, 정력감퇴
요통, 유뇨, 곽란, 부인병 전반
3) 치법 : 【침법】 직자 : 1.5~2.5촌
【구법】 구 : 3장, 온구 : 10~15분
4) 참고 : 족태음비경의 합토혈(合土穴)
침 마취혈의 하나
비의 역기이설
습증에 특효

※배꼽 윗배의 냉과 관련 병은 음능천(陰陵泉)을 취하고 배꼽부의 열병, 부종은 양능천(陽陵泉)을 치함.

10. 혈해(血海 : SP 10)

1) 위치 : 슬굴하고 슬개골 내측상련의 상방 2촌
2) 주치 : 월경불순, 생리통, 어혈증, 기능성자궁출혈

소변유실, 부인병, 요통, 유뇨, 대하

3) 치법 : 【침법】 직자 : 1~2촌

【구법】 구 : 3~5장, 온구 : 10~15분

4) 참고 : 어혈의 특구혈(特灸穴)

혈액노폐물 제거혈(산후 뜸 조리혈)

※기해(氣海)와 혈해(血海)는 기와 혈의 정체를 제거하는 혈이다. 어혈증(瘀血證)은 반드시 혈해(血海)혈에 압통이 나타난다.

11. 기문(箕門 : SP 11)

1) 위치 : 혈해(血海) 상방 6촌

2) 주치 : 소변불통, 요도염, 요실금, 서경구임파선염

3) 치법 : 【침법】 직자 : 1~2촌(혈관을 피하여 자침)

【구법】 온구 : 3~10분

4) 참고 : 족태음비경의 내측 사기가 모이는 곳으로 기문을 내시(內市)라고도 하며 족양명위경의 풍시(風市)와 표리 관계가 된다.

12. 충문(衝門 : SP 12)

1) 위치 : 곡골혈(제하 5촌) 외방 4촌 서경구 중앙

[곡골(曲骨) → 횡골(橫骨) → 기충(氣衝) → 충문]

2) 주치 : 복수, 고환염, 질염, 자궁경련, 위경련, 장경련

3) 치법 : 【침법】 직자 : 1~1.5촌

【구법】 구 : 5장, 온구 : 10~20분

4) 참고 : 복수(腹水)의 특효혈(特效穴)

13. 부사(府舍 : SP 13)

1) 위치 : 충문혈 상방 0.7촌, 임맥 외방 4촌

[중극(中極) → 대혁(大赫) → 귀래 → 자궁(子宮) → 부사]

2) 주치 : 산통, 복만, 적취, 곽란, 하복부통, 충수염

3) 치법 : 【침법】 직자 : 1~1.5촌
【구법】 구 : 5장, 온구 : 10~20분

4) 참고 : 비경의 극혈(郄穴) → 급성병 치료
비경+간경+음유맥의 회혈

14. 복결(腹結 : SP 14)

1) 위치 : 부사혈 상방 3촌, 임맥 외방 4촌
대횡혈(배꼽 외방 4촌) 하 1.3촌
[기해(氣海) → (×) → (×) → 0.2촌상 복결(腹結)]

2) 주치 : 산통, 복만, 적취, 곽란, 하복부통

3) 치법 : 제부통(臍部痛), 이급후중, 징가
【침법】 직자 : 1~1.5촌
【구법】 구 : 5장, 온구 : 10~15분, 온구 : 10~20분

4) 참고 : 변비 특효혈(特效穴)

15. 대횡(大橫 : SP 15)

1) 위치 : 제(臍) 외방 4촌, 유두선과 교차점
[신궐 → 황수 → 천추 → 대횡(大橫) → 대맥(帶脈)]

2) 주치 : 설사, 변비, 복창, 제부통(臍部痛), 이급후중, 징가

3) 치법 : 【침법】 직자 : 1~1.5촌
【구법】 구 : 5장, 온구 : 10~20분

16. 복애(腹哀 : SP 16)

1) 위치 : 대횡상 3촌, 유두선과 교차점(중완 외방 4촌에서 유두 하방 4촌 지점)
[중완 → 음도(陰都) → 양문(梁門) → 복애(腹哀)]

2) 주치 : 설사, 변비, 복창, 소화불량

3) 치법 : 【침법】 직자 : 1~1.5촌

【구법】 구 : 5장, 온구 : 10~20분

17. 식두(食竇 : SP 17)

1) 위치 : 정중선 외방 6촌 제5늑간
[중정(中庭) → 보랑(步廊) → 유근(乳根) → 식두(食竇)]

2) 주치 : 설사, 변비, 복창

3) 치법 : 【침법】 직자 : 1~1.5촌
【구법】 구 : 5장, 온구 : 10~20분

18. 천계(天谿 : SP 18)

1) 위치 : 정중선 외방 6촌 제4늑간
[전중 → 신봉 → 유중 → 천지(天池) → 천계(天谿)]

2) 주치 : 기관지염, 천식, 애역(呃逆, 딸국질), 유방염

3) 치법 : 【침법】 사자 : 0.5~0.8촌
【구법】 구 : 5장, 온구 : 10~20분

19. 흉향(胸鄉 : SP 19)

1) 위치 : 정중선 외방 6촌 제3늑간, 주영(週榮) 하 1.6촌
[옥당(玉堂) → 영허(靈墟) → 응창(膺窓) → 흉향(胸鄉)]

2) 주치 : 늑간신경통, 흉협고만

3) 치법 : 【침법】 사자 : 0.5~0.8촌
【구법】 구 : 5장, 온구 : 10~20분

20. 주영(週榮 : SP 20)

1) 위치 : 정중선 외방 6촌 제2늑간
[자궁(紫宮) → 신장(神藏) → 옥예(玉翳) → 주영(週榮)]

2) 주치 : 늑간신경통, 흉막염, 기관지 확장증

3) 치법 : 【침법】 사자 : 0.5~0.8촌

【구법】 구 : 5장, 온구 : 10~20분

21. 대포(大包 : SP 21)

1) 위치 : 액와 횡문 정중앙의 직하 6촌(제7늑간)

[거궐(巨闕) → 유문 → 불용 → 기문 → 대포]

2) 주치 : 늑간신경통, 흉막염, 기관지 확장증

3) 치법 : 【침법】 사자 : 0.5~0.8촌

【구법】 구 : 5장, 온구 : 10~20분

4) 참고 : 비(脾)의 대락(大絡)

대포 → 폐경의 중부로 연락됨[토생금(土生金)]

비경에는 낙혈이 2개가 있는데 비의 낙혈(絡穴)인 공손과 대락(大絡)인 대포혈(大包穴)이 있다.

※액와횡문(腋窩橫紋)중앙에서 11늑골전단까지는 12촌임.

사암오행침 허 · 실 · 한 · 열 보사법

증	보법		사법		자침시
비허증	소 부	대 도	대 돈	은 백	오시
비실증	대 돈	은 백	경 거	상 구	사시
비한증	대 도	소 부	음릉천	음 곡	*
비열증	음릉천	음 곡	태 백	태 계	*

족태음비경암기법(足太陰脾經暗記法)

은백 대도 태백 공손	隱白 大都 太白 公孫
상구 (위에) 삼음교	商丘 (위에) 三陰交
누곡 지기 음릉천	漏谷 地機 陰陵泉
혈해 기문 충문 부사	血海 箕門 衝門 府舍
복결 대횡 복애 식두	腹結 大橫 腹哀 食竇
천계 흉향 주영 대포	天谿 胸鄉 周榮 大包

(21혈 비경락)

※국경일에 銀白色 大砲로 祝砲를 21발 發射한다.

제5절 수소음심경(手少陰心經)

The Heart Meridian : HT

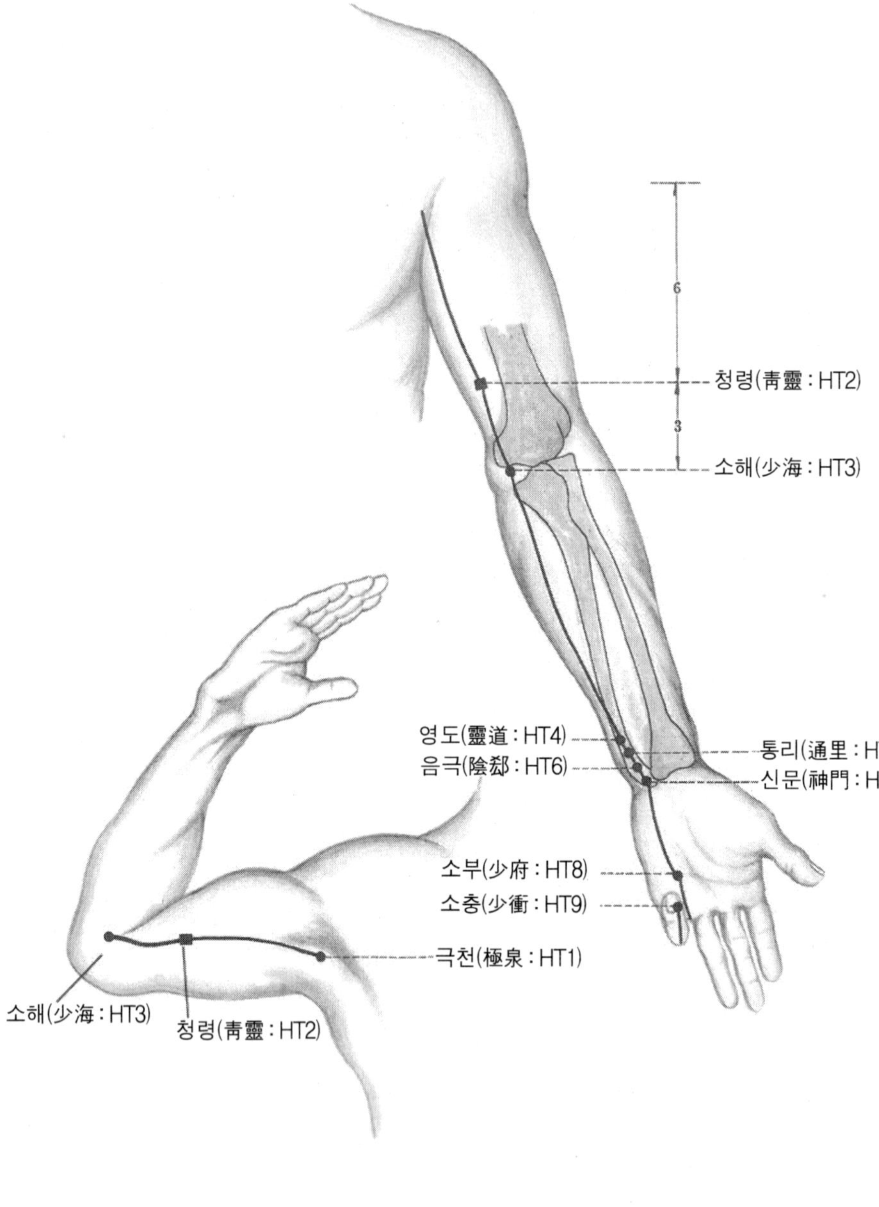

수소음심경(手少陰心經)의 주요혈

오 수 혈(五輸穴)		특 정 혈(特定穴)	
정목혈(井木穴)	소충(少衝)	원혈(原穴)	신문(神門)
형화혈(滎火穴)	소부(少府)	낙혈(絡穴)	통리(通里)
수토혈(輸土穴)	신문(神門)	극혈(郄穴)	음극(陰郄)
경금혈(經金穴)	영도(靈道)	모혈(募穴)	거궐(巨闕)
합수혈(合水穴)	소해(少海)	수혈(兪穴)	심수(心兪)

1. 극천(極泉 : HT 1)

1) 위치 : 거비(擧臂)하고 액와(腋窩) 중앙
2) 주치 : 견관절염, 견관절 주위염, 협늑동통
3) 치법 : 【침법】 사자 : 1~1.5촌
【구법】 구 : 1~3장, 온구 : 5~10분
4) 참고 : 액취(腋臭)에 사혈

2. 청령(靑靈 : HT 2)

1) 위치 : 소해(少海) 상방 3/9촌
2) 주치 : 협통, 견비통
3) 치법 : 【침법】 직자 : 0.5~1.5촌
【구법】 구 : 3~5장, 온구 : 5~10분

3. 소해(少海 : HT 3)

1) 위치 : 주관절 척측 횡문단
2) 주치 : 두통, 심통치통, 항강, 현기증, 구토, 오십견
3) 치법 : 【침법】 직자 : 0.5~1.5촌
【구법】 구 : 3~5장, 온구 : 5~10분

4) 참고 : 심경의 합수혈(合水穴) (역기이설)

4. 영도(靈道 : HT 4)

1) 위치 : 완횡문 척측 상방(신문혈 상방) 1.5촌
2) 주치 : 두통, 심통치통, 항강, 현기증, 구토, 오십견
3) 치법 : 【침법】 직자 : 0.5~0.8촌
【구법】 구 : 1~3장, 온구 : 10~20분
4) 참고 : 심경의 경금혈(經金穴) (해천한열주관)

5. 통리(通里 : HT 5)

1) 위치 : 신문혈 상방 1촌
2) 주치 : 심계, 정신분열증, 심협통, 심계항진
도한, 생리과다, 면열, 주비통
급성설골근마비, 목쉼, 설강불어
3) 치법 : 【침법】 직자 : 0.5~1촌
【구법】 구 : 1~3장, 온구 : 10~20분
4) 참고 : 심경의 낙혈(絡穴)

6. 음극(陰郄 : HT 6)

1) 위치 : 신문혈 상방 0.5촌 건의 척측(완횡문 상 1촌)
2) 주치 : 도한, 각혈, 폭음(暴瘖), 목쉼, 정신분열증
3) 치법 : 【침법】 직자 : 0.5~1촌
【구법】 구 : 1~3장, 온구 : 10~20분
4) 참고 : 심장의 극혈(郄穴)

7. 신문(神門 : HT 7)

1) 위치 : 손목횡문 척측 끝 건의 요측 함요처

2) 주치 : 심계항진, 부정맥, 협심증, 건망증, 다몽, 정신병
히스테리, 불면증, 체중절통, 실음(失音)

3) 치법 : 【침법】 직자 : 0.5~1촌
【구법】 구 : 1~3장, 온구 : 10~20분

4) 효과 : 안신(安神), 통락(通絡), 영신(寧神)

5) 참고 : 심경의 원혈(原穴)
심경의 수토혈(兪土穴)

※부정맥 →[신문+심수+내관]

8. 소부(少府 : HT 8)

1) 위치 : 신문혈 상방 1촌 건의 요측(완횡문 상 1촌)

2) 주치 : 심계항진, 중풍수거불능, 반신불수, 심상병
임포텐스, 음부소양증, 자궁탈, 불면, 다몽

3) 치법 : 【침법】 직자 : 0.5촌
【구법】 구 : 1~3장, 온구 : 10~20분

4) 효과 : 영신지(寧神志), 조심기(調心氣)

5) 참고 : 심경의 형화혈(滎火穴)
피로회복의 뜸혈

9. 소충(少衝 : HT 9)

1) 위치 : 소지요측 조갑각 0.1촌

2) 주치 : 심계항진, 고열, 혼미, 인사불성, 히스테리

3) 치법 : 【침법】 직자 : 0.1~0.2촌
【구법】 구 : 3~5장
【사혈】 점자출혈

4) 효과 : 조심기(調心氣), 구급회생(救急回生)

5) 참고 : 심경의 정목혈(井木穴)
심경과 소장경 교회

※기사회생혈 심하만 치료
심계항진 →[전중+소충] 뜸

사암오행침 허 · 실 · 한 · 열 보사법

증	보법		사법		자침시
심허증	대 돈	소 충	음 곡	少 海	未時
심실증	음 곡	少 海	태 백	신 문	午時
심한증	소 부	연 곡	少 海	음 곡	*
심열증	少 海	음 곡	소 부	연 곡	*

수소음심경암기법

극천 청령 소해 (밑에)
영도 통리 음극 신문
소부 소충 (심경락)

極泉 靑靈 少海 (밑에)
靈道 通里 陰郄 神門
少府 少衝 (心經絡)

제6절 수태양소장경(手太陽小腸經)

The Small Intestine Meridian : SI

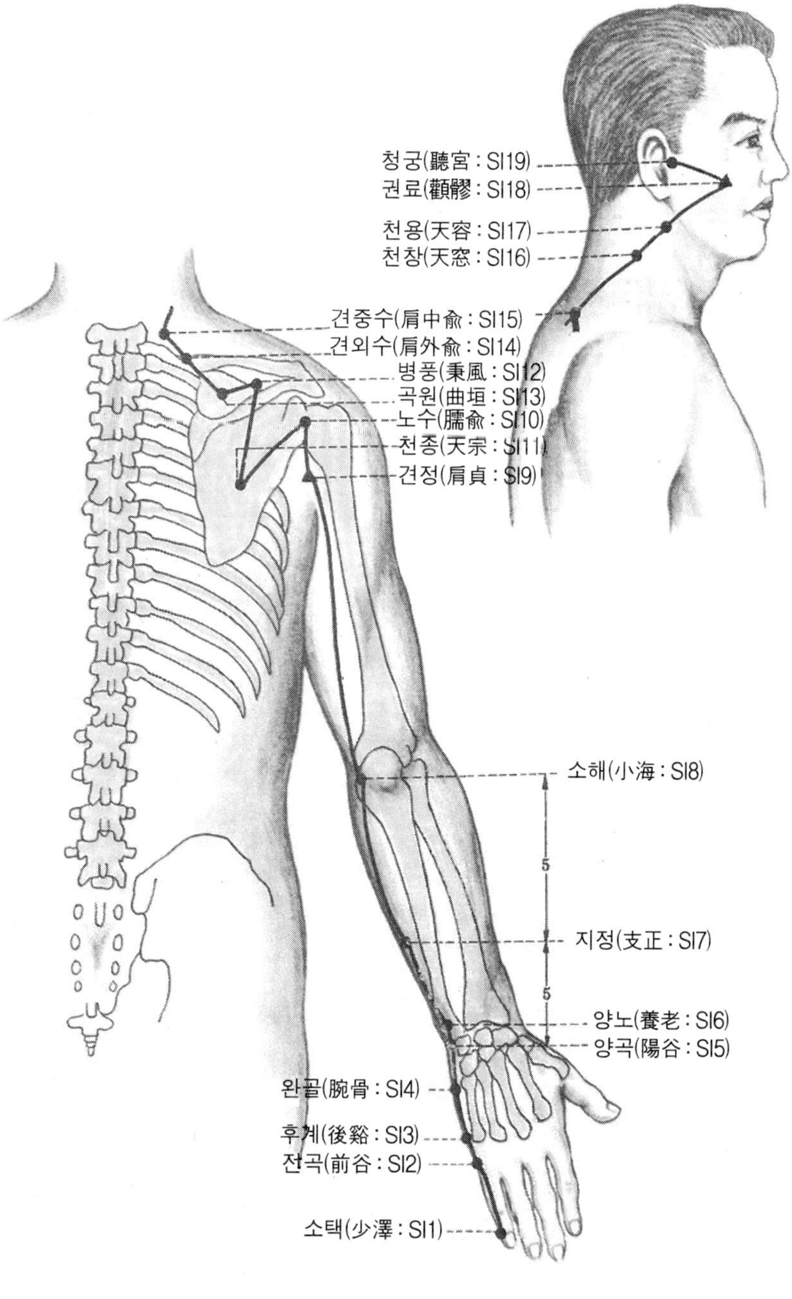

수태양소장경(手太陽小腸經)의 주요혈

오 수 혈(五輸穴)		특 정 혈(特定穴)	
정금혈(井金穴)	소택(少澤)	원혈(原穴)	완골(腕骨)
형수혈(滎水穴)	전곡(前谷)	낙혈(絡穴)	지정(支正)
수목혈(輸木穴)	후계(後谿)	극혈(郄穴)	양노(養老)
경화혈(經火穴)	양곡(陽谷)	모혈(募穴)	관원(關元)
합토혈(合土穴)	소해(小海)	수혈(兪穴)	소장수(小腸兪)

1. 소택(少澤 : SI 1)

1) 위치 : 소지척측 조갑각 0.1촌
2) 주치 : 목예, 심통, 경항급, 유즙분비부족, 두통
반신불수, 백내장, 녹내장, 구급혈
3) 치법 : 【침법】 직자 : 0.1~0.2촌
【구법】 구 : 3~5장, 온구 : 5~15분
【사혈】 점자출혈(좌병우치, 우병좌치)
4) 참고 : 소장경의 정금혈(井金穴)
심하만(心下滿) 치료
기사회생혈

※목예(目翳, 백내장, 녹내장, 각막백반)를 치료함.

2. 전곡(前谷 : SI 2)

1) 위치 : 소지척측 기절골두 직전 함요처
(주먹을 쥘 때 생기는 횡문의 전방)
2) 주치 : 목예, 유선염, 두통, 이명, 후비(喉痺), 경항통
3) 치법 : 【침법】 직자 : 0.3~05촌
【구법】 구 : 3~5장, 온구 : 5~10분
4) 참고 : 소장경의 형수혈(滎水穴)

※산후 유모의 젖이 없음을 치함.

3. 후계(後谿 : SI 3)

1) 위치 : 소지 중수골 척측 골두 측후방 함요처
주먹을 쥐고 장횡선 척측 끝 주름이 접힌 곳

2) 주치 : 목적통, 전간, 정신분열증, 늑간신경통
요통, 도한, 히스테리, 수지마비, 유행성 독감
회고불능(回顧不能), 급성관절염, 체중절통

3) 치법 : 【구법】 구 : 1~3장, 온구 : 5~15분
【사혈】 요통에 점자출혈

4) 참고 : 소장경의 수목혈(兪木穴)
독맥의 기가 모이는 8맥 교회혈(독맥과 통함)
합곡↔후계로 투자

※요통 정중통 →[후계(後谿)+인중(人中)]
투자 →[조구(條口)↔승산(承山)]

4. 완골(腕骨 : SI 4)

1) 위치 : 제5중수골 지단 척측 후연 함요처
제5중수골 유구골 삼각골이 만드는 함요처

2) 주치 : 주·수근관절염, 당뇨병, 이명, 두통
수지마비, 황달, 유행성독감, 두항강통
반신불수, 급성관절염, 요통, 체중절통

3) 치법 : 【침법】 직자 : 0.1촌
【구법】 구 : 3~5장, 온구 : 5~15분

4) 참고 : 소장경의 원혈(原穴)
황달의 특효혈

5. 양곡(陽谷 : SI 5)

1) 위치 : 손등 쪽 손목 관절 횡문 척골 끝 함요처
척골 경상돌기와 삼각골의 사이 함요처

2) 주치 : 수관절통, 이하선염, 이명, 두통, 치은통

3) 치법 : 【침법】 직자 : 0.3~0.5촌
【구법】 구 : 3장, 온구 : 5~20분

4) 참고 : 소장경의 경화혈(經火穴)
※양곡은 이명에 뜸하면 효과가 대단함.

6. 양노(養老 : SI 6)

1) 위치 : 양곡상 1촌, 척골 경상돌기 요측후연 함요처
팔을 굽혀 장심을 가슴으로 향하고 취혈

2) 주치 : 상지관절염, 견배통, 낙침
시력감퇴, 안질환, 요통

3) 치법 : 【침법】 사자 : 내관을 향하여 1~1.5촌
【구법】 구 : 3장, 온구 : 5~10분

4) 참고 : 옹정(癰疔), 옹종(癰腫) 등 악성 종기의 특효혈
※급성요통 → 양노 ↔ 내관 투자
※오십견 → (1) 양노 ↔ 내관 투자
(2) 견우 ↔ 극천 투자
(3) 곡지 ↔ 소해(少海) 투자
(4) 조구 ↔ 승산 투자
(5) 양능천 ↔ 음능천 투자

7. 지정(支正 : SI 7)

1) 위치 : 양곡(陽谷) 상 5촌(5/12촌)
팔을 굽혀 장심을 가슴으로 향하고 취혈

2) 주치 : 견관절염, 주비통, 정신질환, 항강

3) 치법 : 【침법】 직자 : 0.5~0.8촌

【구법】 구 : 3장, 온구 : 5~15분

4) 참고 : 소장경의 낙혈(絡穴)

8. 소해(小海 : SI 8)

1) 위치 : 굴주(屈肘)하고 척골두와 내측 상완골두
사이의 고랑(溝)(척골신경구)

2) 주치 : 척골신경통, 척골신경마비, 주비통, 수비불인

3) 치법 : 【침법】 직자 : 0.5~0.8촌
【구법】 구 : 3장, 온구 : 5~15분

4) 참고 : 소장경의 합토혈(合土穴)

9. 견정(肩貞 : SI 9)

1) 위치 : 액와횡문단(腋窩橫紋端) 상 1촌

2) 주치 : 수비통불능거, 견갑통, 액와다한증, 이명
견관절 주위염(오십견), 상지마비, 이농

3) 치법 : 【침법】 직자 : 1.5~2촌
【구법】 구 : 3~7장, 온구 : 5~20분

※견관절염 → [견정(肩貞)+견료(肩髎)]
상지마비 → [견정(肩貞)+곡지(曲池)]

10. 노수(臑兪 : SI 10)

1) 위치 : 견정(肩貞) 직상 견봉돌기 하연 함요처

2) 주치 : 수비통불능거, 액와다한증, 견비외전블가
견관절주위염(오십견), 상지마비, 견갑통

3) 치법 : 【침법】 직자 : 1~2촌
【구법】 구 : 3~7장, 온구 : 5~20분

4) 참고 : 상완 증상에 대단히 효과적인 혈
수태양소장경+양유맥+양교맥의 교회혈

※노(臑) : 동물의 앞다리
수(兪) : 체중절통을 다스리는 수혈
노수(臑兪)는 상완의 병증에 효과적인 혈

11. 천종(天宗 : SI 11)

1) 위치 : 견갑골 중앙 함요처, 노수에서 2촌내 하방
2) 주치 : 상완신경통, 늑간신경통, 수비통불능거
견관절주위염(오십견), 상지마비, 견갑통
3) 치법 : 【침법】 사자 : 0.5~1.5촌
【구법】 구 : 3~5장, 온구 : 5~15분
4) 참고 : 흉통에 특효혈
※천종에 강한 충격을 주면 팔을 들어 올릴 수 없다. 반대로 팔을 들어 올릴 수 없는 경우는 천종이 치료혈이다.

12. 병풍(秉風 : SI 12)

1) 위치 : 천종 상방 2촌 견갑극 중앙 함요처(곡원과 거골 사이)
2) 주치 : 상지신경통, 오십견, 견응증
수비통불능거, 운동마비
3) 치법 : 【침법】 사자 : 0.5~1촌
【구법】 구 : 3~5장, 온구 : 5~15분
4) 참고 : 대장경+소장경+삼초경+담경의 회혈
오십견 및 견응증(肩凝證) 주치혈

13. 곡원(曲垣 : SI 13)

1) 위치 : 견갑극 내측단 함요처
2) 주치 : 오십견, 견갑통(肩胛痛), 견응증(肩凝證)
상지신경통, 경(頸) · 견(肩) · 완(腕) 증후군
3) 치법 : 【침법】 직자 : 0.5~0.8촌

【구법】 구 : 3~5장, 온구 : 5~15분

4) 참고 : 오십견 및 견응증(肩凝證) 주치혈

14. 견외수(肩外兪 : SI 14)

1) 위치 : 제1흉추극돌기[도도(陶道)혈] 외방 3촌

2) 주치 : 견갑통, 경항강급, 오십견, 견갑통

3) 치법 : 【침법】 직자 : 0.5~1촌

【구법】 구 : 3~5장, 온구 : 5~15분

15. 견중수(肩中兪 : SI 15)

1) 위치 : 대추혈 외방 각 2촌

2) 주치 : 시력감퇴, 오십견, 견갑통

기관지염, 효천, 낙침

3) 치법 : 【침법】 직자 : 0.5~1촌

【구법】 구 : 5~10장, 온구 : 5~15분

16. 천창(天窓 : SI 16)

1) 위치 : 갑상연골 외방 3.5촌(흉쇄유돌근 후연)

[갑상연골(아담의 사과) → 인영 → 부돌 → 천창]

2) 주치 : 인후부의 종통, 갑상선종, 치통, 이명, 편도선염

3) 치법 : 【침법】 직자 : 0.5~1촌

【구법】 구 : 3장, 온구 : 5~10분

17. 천용(天容 : SI 17)

1) 위치 : 하악각의 후하방 흉쇄유돌근 전연

2) 주치 : 편도선염, 인후부의 종통, 인후염, 이명, 이농

3) 치법 : 【침법】 직자 : 설근부를 향하여 1~1.5촌

【구법】 구 : 3장, 온구 : 5~10분

4) 참고 : 인후염 → (천용+천주+합곡)

편도선염 → (천용+합곡)

18. 관(권)료(顴髎 : SI 18)

1) 위치 : 협골하연 중앙 외안각 직하 영향혈과 수평위

2) 주치 : 안면신경마비, 삼차신경통, 안면부근육경련, 급성비염

3) 치법 : 【침법】 직자 : 1~1.5촌

※영향-거료(동공 직하)-권료(외안각 직하)가 같은 상평선 상에 위치함.

※<觀>자는 광대뼈<권> 또는 광대뼈<관>으로 읽음으로 권료(觀髎) 또는 관료(觀髎) 둘 다 옳음.

19. 청궁(聽宮 : SI 19)

1) 위치 : 입 벌릴 때 이주(耳珠)의 앞에 생기는 함요처

2) 주치 : 이명(耳鳴), 이농(耳聾), 농아(聾啞), 중이염, 치통

3) 치법 : 【침법】 직자 : 1~2촌

【구법】 구 : 3~5장

4) 참고 : 이주삼혈(耳珠三穴)의 하나로 이명, 난청 특효혈

수소양+족소양+수태양소장경의 교회혈

※중이염 → [청궁+예풍+합곡]
이명, 이농 → [청회+예풍+회종]
편도선염 → [청궁+합곡]
인후염 → [청궁+천주+합곡]

이주삼혈(耳珠三穴) - 이명, 난청 특효혈

(1) 이문(耳門) → 수소양삼초경
(2) 청궁(聽宮) → 수태양소장경
(3) 청회(聽會) → 족소양담경

사암오행침 소장경 허 · 실 · 한 · 열 보사법

증	보법		사법		자침시
소장허증	족임읍	후 계	통 곡	전 곡	申時
소장실증	통 곡	전 곡	족삼리	小 海	未時
소장한증	양 곡	곤 륜	전 곡	통 곡	*
소장열증	전 곡	통 곡	족삼리	小 海	*

수태양소장경(手太陽小腸經)의 주요혈

오 수 혈(五輸穴)		특 정 혈(特定穴)	
정금혈(井金穴)	소택(少澤)	원혈(原穴)	완골(腕骨)
형수혈(滎水穴)	전곡(前谷)	낙혈(絡穴)	지정(支正)
수목혈(輸木穴)	후계(後谿)	극혈(郄穴)	양노(養老)
경화혈(經火穴)	양곡(陽谷)	모혈(募穴)	관원(關元)
합토혈(合土穴)	소해(小海)	수혈(兪穴)	소장수(小腸兪)

수태양소장경(手太陽小腸經)

소택 전곡 후계 완골	少澤 前谷 後谿 腕骨
양곡 양노 지정 소해	陽谷 養老 支正 小海
견정 노수 천종 병풍	肩貞 臑兪 天宗 秉風
곡원 견외(수) 견중수	曲垣 肩外 · 肩中兪
천창 천용 권료 청궁	天窓 天容 顴髎 聽宮
(19穴에 小腸經)	(19혈에 소장경)

※소장 19명이 천궁을 했음

제7절 족태양방광경(足太陽膀胱經)-1

The Bladder Meridian : BL

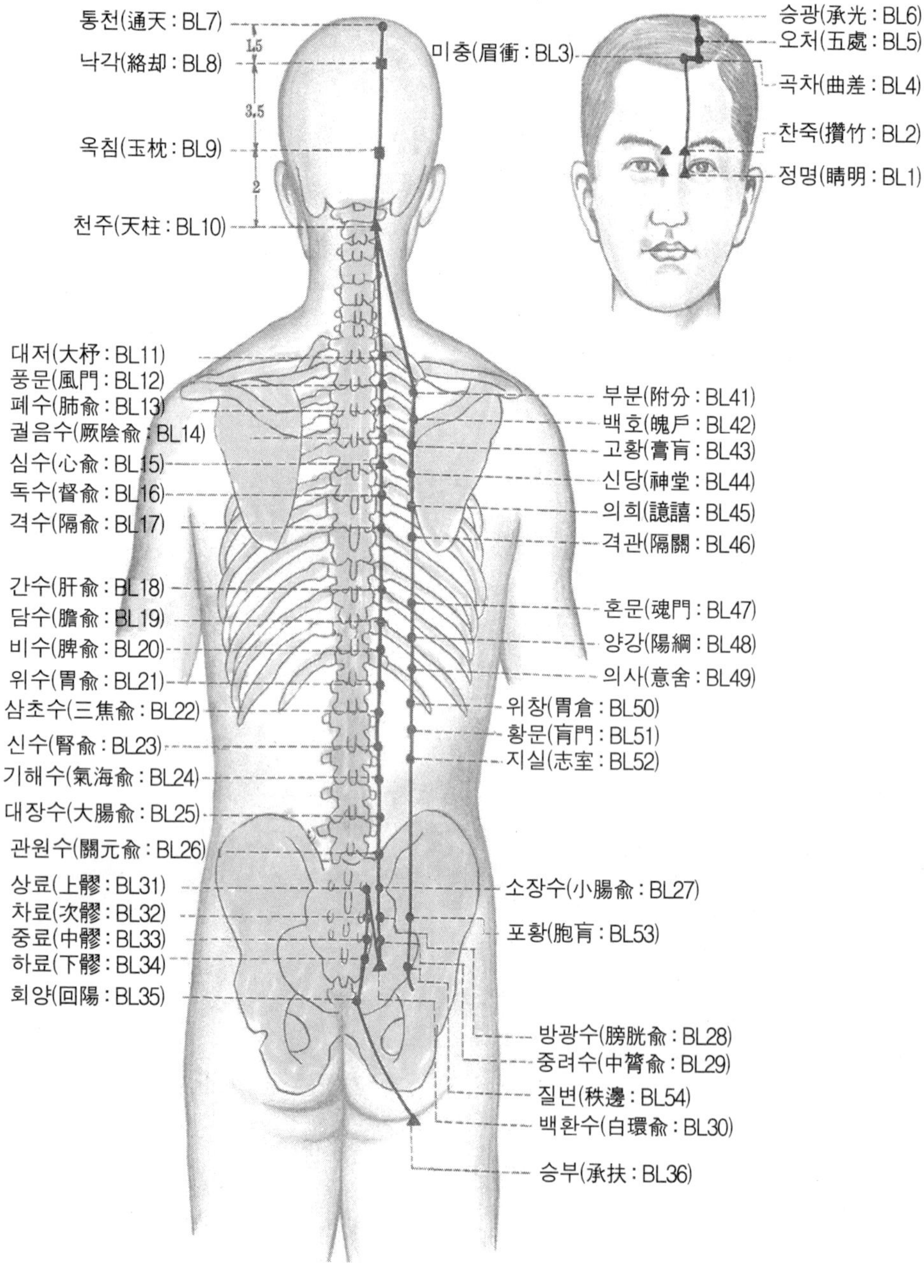

족태양방광경(足太陽膀胱經)-2

The Bladder Meridian : BL

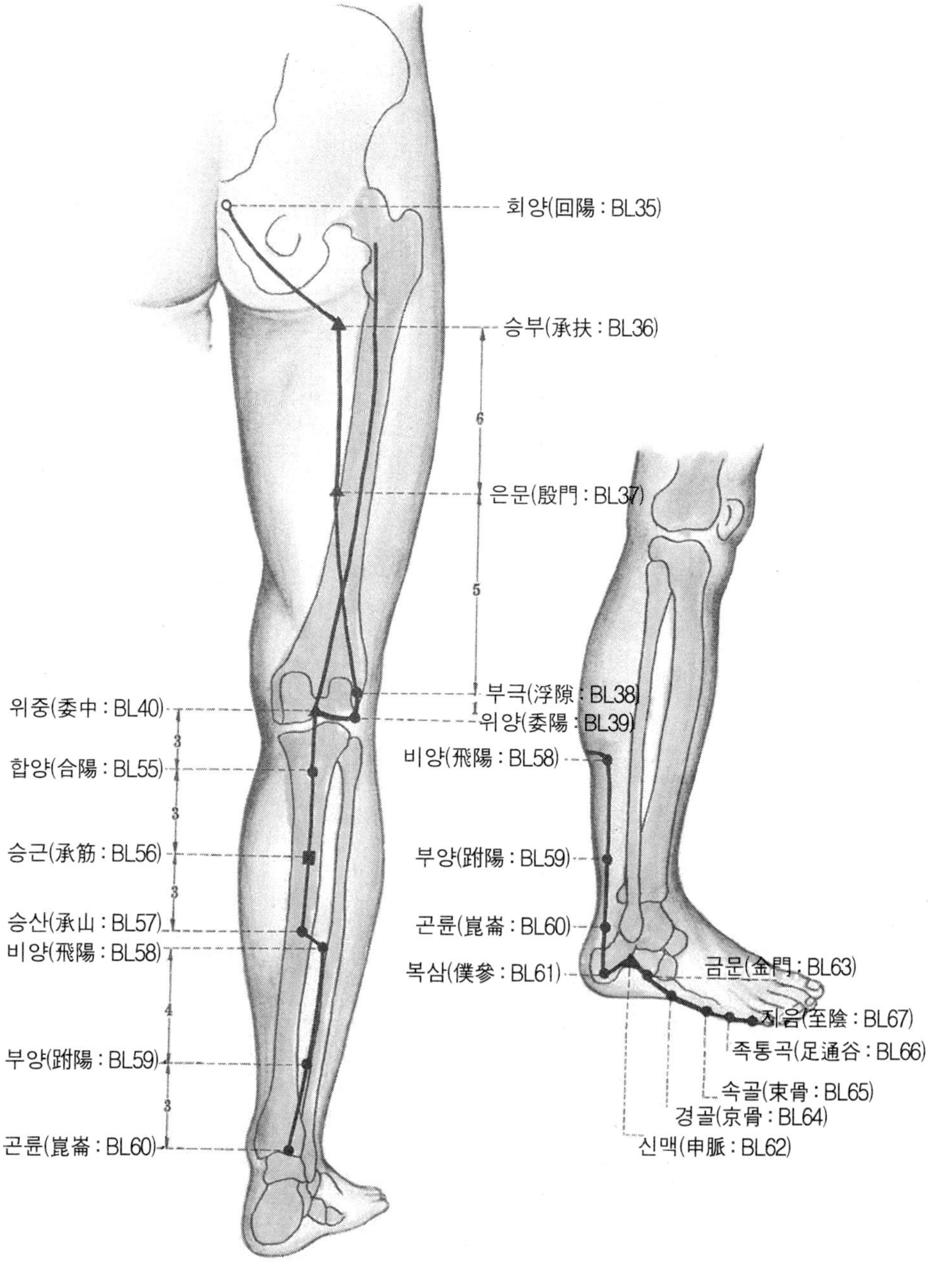

족태양방광경(足太陽膀胱經)의 주요혈

오 수 혈(五輸穴)		특 정 혈(特定穴)	
정금혈(井金穴)	지음(至陰)	원혈(原穴)	경골(京骨)
형수혈(滎水穴)	통곡(通谷)	낙혈(絡穴)	비양(飛陽)
수목혈(輸木穴)	속골(束骨)	극혈(郄穴)	금문(金門)
경화혈(經火穴)	곤륜(崑崙)	모혈(募穴)	중극(中極)
합토혈(合土穴)	위중(委中)	수혈(兪穴)	방광수(膀胱兪)
※	※	하합혈(下合穴)	위중(委中)

1. 정명(睛明 : BL 1)

1) 위치 : 목내자(目內眥) 상방 0.1촌 함요처
2) 주치 : 목적통, 영풍유루(迎風流淚), 내외예장(內外翳障)
백내장, 녹내장, 눈병전반, 근시, 야맹증
3) 치법 : 【침법】 직자 : 1~1.5촌(수기법 금함)
4) 효능 : 소풍청열(疏風淸熱), 통락명목(通絡明目)
5) 참고 : 소장경 방광경 위경 양교맥 음교맥 5맥 교회혈
눈을 맑게 하는 지압점

※백내장 →[상정명+구후+태양+예명+소택+합곡]
녹내장 →[정명+구후+풍지+태충]
사시(斜視)→[정명+충지+구후+찬죽+사죽공+합곡]
유루(流淚)→[정명+비노]
구후(球後)→목내자에서 눈길이 3/4 승읍외방 기혈

2. 찬죽(攢竹 : BL 2)

1) 위치 : 미모(眉毛) 내단 함요처
2) 주치 : 안면신경마비, 급성결막염, 안검경련, 안검하수
안검하수, 목현, 각막백반, 목적종통, 유루증
3) 치법 : 【침법】 직자 : 0.3~0.5촌, 투자 : 찬죽혈↔정명 1~1.5촌

【구법】 구 : 금구혈(禁灸穴)

4) 참고 : 눈을 맑게 하는 지압점

※안면신경마비 → [찬죽혈 ↔ 魚腰 + 풍지 + 합곡]
눈이 부을 때 찬죽혈로 치료함.

3. 미충(眉衝 : BL 3)

1) 위치 : 미두(眉頭)의 직상 신정혈과 곡차혈 사이
신정혈과 두유 사이(4.5촌)의 1/6

2) 주치 : 두통, 목현, 비색, 급성결막염

3) 치법 : 【침법】 사자 : 0.3~0.5촌
【구법】 구 : 금구혈

※코 막힌 것을 풀어 줌.

4. 곡차(曲差 : BL 4)

1) 위치 : 신정(神庭)혈 외방 1.5촌(발제 상 0.5촌)
신정혈과 두유 사이(4.5촌)의 1/3

2) 주치 : 두통, 비색(鼻塞), 비출혈(鼻出血), 안질환

3) 치법 : 【침법】 사자 : 0.3~0.5촌
【구법】 구 : 3~5장, 온구 : 5~15분

※두통이나 코 막힐 때
① 곡차(曲差) + 천주(天柱) 특효
② 곡차(曲差) + 천주 + 풍지 + 영향 + 통천 특효

5. 오처(五處 : BL 5)

1) 위치 : 상성(上星)혈 외방 1.5촌(곡차혈 상 0.5촌)

2) 주치 : 두통, 비색(鼻塞), 현운, 비염, 전간

3) 치법 : 【침법】 사자 : 0.3~0.5촌
【구법】 구 : 3~5장, 온구 : 5~15분

6. 승광(承光 : BL 6)

1) 위치 : 오처(五處)혈 후방 1.5촌(전발제 상 2.5촌)
2) 주치 : 두통, 감모, 목예, 비염, 현운
3) 치법 : 【침법】 사자 : 0.3~0.5촌

7. 통천(通天 : BL 7)

1) 위치 : 백회 전방 1촌 양방 1.5촌(발제 상 4촌)
2) 주치 : 비염, 두통, 두정중통, 비색다체(鼻塞多涕)
비출혈(鼻出血), 후각감퇴, 두목동통
3) 치법 : 【침법】 횡자 : 0.5~1촌
【구법】 구 : 1~3장, 온구 : 5~10분
4) 참고 : 상한, 두목동통, 편두통, 육혈을 치료함
※비염 →[통천+상성+인당+합곡]
편두통→[통천+곤륜]

8. 낙각(絡却 : BL 8)

1) 위치 : 통천혈 후방 1.5촌, 독맥 양방 1.5촌
2) 주치 : 이명, 두통, 비염, 비색, 현운
3) 치법 : 【침법】 횡자 : 0.3~0.5촌
【구법】 구 : 3장
4) 참고 : 두통, 이명 치료함

9. 옥침(玉枕 : BL 9)

1) 위치 : 뇌호혈 외방 1.3촌(후발제 상 3촌)
2) 주치 : 불면증, 이명, 두통, 현운, 근시
3) 치법 : 【침법】 횡자 : 0.3~0.5촌
【구법】 구 : 1~3장, 온구 : 5~15분

10. 천주(天柱 : BL 10)

1) 위치 : 아문혈 양방(兩傍) 1.3촌(후발제부)

2) 주치 : 항근강통, 후두통, 정신쇠약, 인후염
후두신경통, 오십견, 고혈압, 낙침

3) 치법 : 【침법】 횡자 : 0.5~1촌, 사혈 : 점자출혈
【구법】 온구 : 3~5분

4) 참고 : 혈압안정에 절대적인 혈

※차멀미에 뛰어난 혈
오십견, 고혈압 낙침(落枕)에 특효혈

11. 대저(大杼 : BL 11)

1) 위치 : 제1흉추극돌기 하(도도혈) 양방(兩傍) 1.5촌
[제1흉추 (→) 도도(陶道) → 대저(大杼)]

2) 주치 : 기관지염, 감모, 폐염, 항배통(項背痛)
항근강통, 지체마목, 갑상선비대증
오십견, 바세도우병, 고혈압, 낙침

3) 치법 : 【침법】 횡자 : 0.7~1촌, 사혈 : 점자출혈
【구법】 구 : 3~7장, 온구 : 5~10분

4) 참고 : 대저는 골회(骨會)
대저는 골수(骨髓)와 뇌(腦)를 양육하는 혈

※감모(感冒) → [대저 + 폐수 + 풍문 + 풍지]
폐렴(肺炎) → [대저 + 폐수 + 중부 + 공최]

12. 풍문(風門 : BL 12)

1) 위치 : 제2흉추극돌기 양방(兩傍) 1.5촌
[제2흉추(×) → 풍문(風門) → 부분(附分)]

2) 주치 : 상풍해천, 기관지염, 폐염, 감모, 두통
비색유체(鼻塞流涕), 항근강통, 항배통(項背痛)

신열상기(身熱上氣), 상한(傷寒)

3) 치법 : 【침법】 직자 : 0.5~1촌, 횡자 : 상에서 하로 1~2촌 투자

【구법】 구 : 3~5장, 온구 : 5~15분

4) 효능 : 선폐(宣肺), 조기(調氣), 소풍(疏風)

5) 참고 : 풍문은 독맥과 족태양방광경의 교회혈

※감모(感冒) → [대저+풍지+풍문+폐수]
감모에는 구법(灸法) 치료가 효과적임
폐(肺)를 상할 염려가 있으므로 심자는 피함.
제2~3흉추 사이에는 독맥혈이 없음.

13. 폐수(肺兪 : BL 13)

1) 위치 : 제3흉추극돌기 하(신주혈) 양방(兩傍) 1.5촌

[제3흉추 신주(身柱) → 폐수(肺俞) → 백호(魄戸)]

2) 주치 : 감모, 기관지염, 폐염, 항배통(項背痛), 악성종기

항근강통, 상풍해천, 비색유체(鼻塞流涕), 진폐증

신열상기(身熱上氣), 상한(傷寒), 두통, 백일해

3) 치법 : 【침법】 직자 : 0.5~1촌, 횡자 : 상에서 하로 1~2촌 투자

【구법】 구 : 3~5장, 온구 : 5~15분

4) 효능 : 조폐(調肺), 이기(理氣), 퇴열(退熱)

5) 참고 : 폐의 모혈 → 중부혈

※풍문, 폐수는 심자를 피함.
폐암 → [폐수+격수]
악성종기 진폐증 부스럼에는 뜸을 많이 함.

14. 궐음수(厥陰兪 : BL 14)

1) 위치 : 제4흉추극돌기 양방(兩傍) 1.5촌

[제4흉추(×) → 궐음수(厥陰俞) → 고황(膏肓)]

2) 주치 : 심통, 흉만, 신경쇠약, 치통

해역, 해천, 늑간신경통, 구토

3) 치법 : 【침법】 직자 : 0.5~1촌, 횡자 : 상에서 하로 1~2촌 투자
【구법】 구 : 3~5장, 온구 : 5~15분

4) 참고 : 혈액순환이 나빠 냉증인 환자에게 대단한 효과
제4~5흉추 사이에는 독맥이 없음

15. 심수(心兪 : BL 15)

1) 위치 : 제5흉추극돌기 하(신도혈) 양방(兩傍) 1.5촌
[제5흉추 신도(神道) → 심수(心俞) → 신당(神堂)]

2) 주치 : 심통, 흉만, 신경쇠약, 늑간신경통, 해천, 건망증
객혈, 도한, 부정맥, 심방세동, 심흉번민, 정신병

3) 지법 : 【침법】 직자 : 0.5~1촌, 횡자 : 상에서 하로 1~2촌 투자
【구법】 구 : 3~5장, 온구 : 5~15분

4) 효능 : 이혈조기(理血調氣), 영심안심(寧心安心)

5) 참고 : 혈액순환이 나빠 냉증인 환자에게 특효
심의 모혈 → 거궐(巨闕)혈

※부정맥 → [심수 + 신문 + 내관]
혈전폐색성혈관염 → [심수 + 격수 + 혈해]

16. 독수(督兪 : BL 16)

1) 위치 : 제6흉추극돌기 하(영대혈) 양방(兩傍) 1.5촌
[제6흉추 영대(靈臺) → 독수(督俞) → 의희(譩譆)]

2) 주치 : 횡격막경련, 복통, 복명, 한열심통
피부소양증, 역기, 유선염, 심막염

3) 치법 : 【침법】 직자 : 0.7~1촌
【구법】 구 : 3~5장, 온구 : 5~10분

17. 격수(隔兪 : BL 17)

1) 위치 : 제7흉추극돌기 하(지양혈) 양방(兩傍) 1.5촌

[제7흉추지양(至陽) → 격수(隔俞) → 격관(隔關)]

2) 주치 : 빈혈, 위암, 식도협착, 만성출혈성질환, 해역, 토혈
흉협고만(胸脇苦滿), 복창만(腹脹滿), 모든 암병
위산과다, 위궤양, 위하수증, 한열왕래

3) 치법 : 【침법】 직자 : 0.5~1 촌, 횡자 : 상에서 하로 1~2촌 투자
【구법】 구 : 3~5장, 온구 : 15분

4) 효능 : 이혈화어(理血化瘀), 보허손(補虛損)

5) 참고 : 혈회혈(血會穴)로 청혈(淸血)혈
모든 혈액병의 뜸 치료혈
암 치료의 필수혈

※혈독제거, 암독제거
면역력 강화 혈구증가

18. 간수(肝兪 : BL 18)

1) 위치 : 제9흉추극돌기 하(근축혈) 양방(兩傍) 1.5촌
[제9흉추하 근축(筋縮) → 간수(肝俞) → 혼문]

2) 주치 : 급 · 만성간염, 담낭염, 황달, 위질환, 안질환
편두통, 수전증, 채머리, 모든 근병
늑간신경통, 생리불순, 반신불수, 중풍

3) 치법 : 【침법】 직자 : 0.5~1촌, 횡자 : 1~2촌 투자
【구법】 구 : 3~5장, 온구 : 15분

4) 효능 : 이간담, 청습열, 조기체, 명안목(明眼目)

5) 참고 : 간수는 해독의 명혈
간의 모혈 → 기문혈
예명(翳明) → 예풍(翳風) 후방 1촌〈신혈〉

※급성전염성간염 → [간수+예명+중봉]
급성백혈병 → [간수+신수+현종]
목불명(目不明) → [간수+명문]
양 옆구리 급통 → [간수+비수+지실]
간경변 → [간수+기문+비수+독수+혈해+삼음교+양능천]

19. 담수(膽兪 : BL 19)

1) 위치 : 제10흉추극돌기 하(중추혈) 양방(兩傍) 1.5촌

[제10흉추 중추(中樞) → 담수(膽俞) → 양강(陽綱)]

2) 주치 : 간염, 황달, 담낭염, 위염복장

흉협통, 좌골신경통, 오한발열, 주마담

3) 치법 : 【침법】 직자 : 0.5~1촌

【구법】 구 : 3~5장

4) 효능 : 청설간담사열(淸泄肝膽邪熱), 화위이기관격(和胃理氣寬隔)

5) 참고 : 해독혈

지방의 소화를 돕는 쓸개즙이 나온다.

※담(膽)의 모혈[일월(日月)]혈

주마담(走馬痰) → 유독성사혈(有毒性死血)이 전신을 돌며 일정한 장소기 없이 여기저기 새알같이 솟아나 발병하였다가 없어지는 양성 혈관암이다.

20. 비수(脾兪 : BL 20)

1) 위치 : 제11흉추극돌기 하(척중혈) 양방(兩傍) 1.5촌

[제11흉추 척중(脊中) → 비수(脾俞) → 의사(意舍)]

2) 주치 : 위염, 궤양병, 소화불량, 간비종대

당뇨, 간염, 만성출혈성질환, 자궁탈수

지체핍력, 위하수, 영양실조

3) 치법 : 【침법】 직자 : 1~1.5촌

【구법】 구 : 3~7장, 온구 : 5~20분

4) 효능 : 조비기(調脾氣), 조운화(助運化),

화영혈(和營血), 제수습(除水濕), 면역력증대

5) 참고 : 비장의 모혈 → 장문혈

기혈 췌수(膵俞) → 제8흉추극돌기 외방 1.5촌

신혈 비열혈(脾熱穴) → 제6흉추극돌기 외방 0.5촌

※당뇨 → [비수 + 격수 + 췌수(膵兪) + 신수 + 비열혈]

백혈구감소증 → [비수 + 대추 + 족삼리 + 삼음교]

고전에서는 현대 의학의 췌장+비장(脾臟, spleen)을 하나의 장기(臟器) 비(脾)로 보았다.

21. 위수(胃兪 : BL 21)

1) 위치 : 제12흉추극돌기 하 양방(兩傍) 1.5촌
[제12흉추 하(×) → 위수(胃兪) → 위창(胃倉)]

2) 주치 : 위염, 간염, 장염, 담염, 궤양병, 위하수(胃下垂)
급만성 소화기질환, 위한복통, 설이(泄痢)

3) 치법 : 【침법】 직자 : 1~1.5 촌, 횡자 : 상에서 하로 1~2촌 투자
【구법】 구 : 3~7장, 온구 : 5~20분

4) 효능 : 조위기(調胃氣), 화습소체(化濕消滯)

5) 참고 : 위의 모혈 → 중완혈
※만성위염 → [위수+비수+중완+족삼리]

22. 삼초수(三焦兪 : BL 22)

1) 위치 : 제1요추극돌기 하 양방(兩傍) 1.5촌
[제1요추 하 현추(懸樞) → 삼초수 → 황문(肓門)]

2) 주치 : 위염, 장염, 신염, 유뇨, 장명, 복창, 복수

3) 치법 : 【침법】 직자 : 1~1.5촌
【구법】 구 : 3~7장, 온구 : 10~20분

4) 참고 : 삼초의 모혈은 석문(石門)혈
※삼초는 인체의 열에너지를 조절하는 곳이다. 삼초수·석문·중완·전중의 네 혈은 삼초의 기능을 조절하는 중요한 역할을 한다.

23. 신수(腎兪 : BL 23)

1) 위치 : 제2요추극돌기 하 명문혈 양방(兩傍) 1.5촌
[제2요추 하 명문(命門) → 신수(腎兪) → 지실(志室)]

2) 주치 : 위염, 장염, 신염, 요통, 복통설사, 이명, 이농
수종병, 중풍반신불수, 유정, 위양, 정액결핍

월경부조, 소변분리, 당뇨, 골수병

3) 치법 : 【침법】 직자 : 척추를 향해 1.5~2촌

【구법】 구 : 3~7장, 온구 : 10~20분

4) 효능 : 조신기(調腎氣), 강요척(强腰脊), 明耳目

5) 참고 : 신장의 모혈(募穴)→담경의 경문혈

신장의 배수혈→신수(腎兪)

정력의 원천

건강증진의 필수혈

요통의 특효혈

※신장염→[신수+중극+삼음교+복유+비양+자궁혈]

24. 기해수(氣海兪 : BL 24)

1) 위치 : 제3요추극돌기 하 양방(兩傍) 1.5촌

[제3요추극돌기 하(×)→기해수(氣海兪)→(×)]

2) 주치 : 위염, 장염, 신염, 요통, 복통설사

3) 치법 : 【침법】 직자 : 1.5~2촌

【구법】 구 : 3~7장, 온구 : 10~20분

4) 효능 : 조기혈(調氣血), 건요슬(健腰膝)

5) 참고 : 요통의 특효혈

25. 대장수(大腸兪 : BL 25)

1) 위치 : 제4요추극돌기 하 양방(兩傍) 1.5촌

[제4요추 하 요양관→대장수→(×)]

2) 주치 : 요퇴통, 변비, 요부염좌, 위염, 장염

신염, 요통, 복통설사, 담마진(은진, 두드러기)

3) 치법 : 【침법】 직자 : 1~2촌, 사자 : 좌골신경통 외사자 2~3촌

【구법】 구 : 3~7장, 온구 : 10~20분

4) 효능 : 조장위(調腸胃), 건요슬(健腰膝)

5) 참고 : 대장수는 요통 및 하리(下痢) 특효혈
대장의 모혈 → 천추혈

26. 관원수(關元兪 : BL 26)

1) 위치 : 제5요추극돌기 하 양방(兩傍) 1.5촌
[제5요추 하(×) → 관원수(關元俞) → (×)]
2) 주치 : 만성장염, 유뇨, 요통, 당뇨병, 소변빈삭
여자생식기만성염증, 방광염, 성욕감퇴
3) 치법 : 【침법】 직자 : 1.5~2촌
【구법】 구 : 3~7장, 온구 : 5~15분
4) 효능 : 이하초(理下焦), 건요슬(健腰膝), 습체제거
5) 참고 : 요통(腰痛), 성욕증진의 특효혈

27. 소장수(小腸兪 : BL 27)

1) 위치 : 제1천골공의 높이 상료(上髎) 외방
배부정중선의 양방(兩傍) 1.5촌
[제1천추 하 상료(上髎) → 소장수(小腸俞) → (×)]
2) 주치 : 요통, 당뇨병, 장염, 방광염, 요혈, 소변빈삭
여자생식기염증, 유뇨, 대하, 성욕감퇴
천장관절의 질병, 설사, 하리, 산통
3) 치법 : 【침법】 직자 : 1.5~2촌, 사자 : 좌골신경통 외사자 2~3촌
【구법】 구 : 3~7장, 온구 : 10~20분
4) 효능 : 통조소장(通調小腸), 이습청열(利濕淸熱)
5) 참고 : 소장의 모혈(募穴)은 제하(臍下) 3촌의 관원혈

28. 방광수(膀胱兪 : BL 28)

1) 위치 : 제2천골공의 높이 차료(次髎) 외방

배부정중선의 양방(兩傍) 1.5촌

[제2천추 하 차료(次髎) → 방광수 → 포황(胞肓)]

2) 주치 : 좌골신경통, 설사, 변비, 만성장염, 요통, 유뇨

당뇨병, 방광염, 소변빈삭, 음부종통, 성욕감퇴

3) 치법 : 【침법】 직자 : 1.5~2촌, 사자 : 좌골신경통 외 사자 2~3촌

【구법】 구 : 5~7장, 온구 : 10~15분

4) 효능 : 조방광(調膀胱), 이요척(利腰脊)

5) 참고 : 요통 성기능강화 특효혈

방광의 모혈(募穴)은 중극혈(中極穴)

※전립선염 → [방광수 + 신수 + 곡지 + 삼음교]

에이즈 → 다구(多灸)

29. 중려수(中膂兪 : BL 29)

1) 위치 : 제3천골공의 높이 외방

배부정중선의 양방(兩傍) 1.5촌

[제3천추 하 중료(中髎) → 중려수(中膂兪) → (×)]

2) 주치 : 좌골신경통, 장염, 요천강통

3) 치법 : 【침법】 직자 : 1.5~2촌, 사자 : 좌골신경통 외 사자 2~3촌

【구법】 구 : 3~7장, 온구 : 20~30분

30. 백환수(白環兪 : BL 30)

1) 위치 : 제4천골공의 높이 외방

배부정중선의 양방(兩傍) 1.5촌

[제4천추 하 하료(下髎) → 백환수 → 질변(秩邊)]

2) 주치 : 좌골신경통, 요천부통증, 자궁내막염, 항문질환

3) 치법 : 【침법】 직자 : 1~2촌

【구법】 구 : 3~7장, 온구 : 10~15분

※여자내성기만성염증 → [백환수 + 자궁 + 혈해 + 삼음교]

탈항(脫肛) →[백환수+자궁+혈해+삼음교]

31. 상료(上髎 : BL 31)

1) 위치 : 제5요추극돌기 하 소장수 내측 제1천골공
[제5요추 하 상료(上髎)→소장수(小腸兪)→(×)]
2) 주치 : 좌골신경통, 하지마비, 여성생식기염증
대하과다, 월경부조, 요천관절질환
3) 치법 : 【침법】 직자 : 1.5~2촌, 사자 : 좌골신경통 외사자 2~3촌
【구법】 구 : 3~7장, 온구 : 10~20분
4) 효능 : 이하초(理下焦), 건요퇴(健腰腿)
5) 참고 : 족태양방광경 족소양 담경의 낙(絡)
※생리통→[상료+관원↔중극+삼음교]

32. 차료(次髎 : BL 32)

1) 위치 : 제2천골 외방 0.9촌 제2천골공
[제2천추 하 차료(次髎)→방광수→포황(胞肓)]
2) 주치 : 생리불순, 좌골신경통, 방광염, 고환염
전립선염, 자궁내막염, 대소변불리
대하과다, 요천관절질환, 하지마비 및 동통
3) 치법 : 【침법】 직자 : 1.5~2촌, 사자 : 좌골신경통 외사자 2~3촌
【구법】 구 : 3~7장, 온구 : 5~20분
4) 효능 : 하초기능조화, 성기능강화
5) 참고 : 팔요혈(八髎穴)은 모두 성기, 성기능강화에 관련이 있는 중요한 강장(强壯) 혈들이다.
※조루증→침뜸[차료+중극+삼음교+곡골+기해+태충]

33. 중료(中髎 : BL 33)

1) 위치 : 제3천골 외방 0.8촌
[제3천추 하 중료(中髎) → 중려수(中膂兪) → (×)]
2) 주치 : 좌골신경통, 월경부조, 하지마비 및 동통
자궁내막염, 전립선염, 방광염, 고환염
대소변불리, 대하과다, 요천관절관련질환
3) 치법 : 【침법】 직자 : 1.5～2촌, 사자 : 좌골신경통 외사자 2～3촌
【구법】 구 : 3～7장, 온구 : 5～20분
4) 효능 : 성기능항진

34. 하료(下髎 : BL 34)

1) 위치 : 제4천골 요수 외방 0.7촌 제4천골공
[제4천추 하 하료 → 백환수(白環兪) → 질변(秩邊)]
2) 주치 : 치질, 회음부통증, 아토피, 접촉성 피부염
3) 치법 : 【침법】 직자 : 1～2촌
【구법】 구 : 3～7장, 온구 : 5～20분
4) 참고 : 여자의 절자(絕子)를 치함

35. 회양(回陽 : BL 35)

1) 위치 : 미골하단의 양방 0.5촌
2) 주치 : 대변실금, 월경통, 음위(陰痿), 설사, 치창
3) 치법 : 회양치료는 구법이 좋음
【침법】 직자 : 1～1.5촌
【구법】 구 : 3～7장, 온구 : 10～20분
4) 참고 : 치병(痔病)의 특효혈

36. 승부(承扶 : BL 36)

1) 위치 : 대퇴 후측 둔(臀, 볼기) 횡문중앙
2) 주치 : 좌골신경통, 대퇴동통, 요배통, 요폐
하지운동마비, 고퇴동통, 엉덩이, 치창
3) 치법 : 【침법】 직자 : 2~3촌
【구법】 구 : 3~7장, 온구 : 5~10분

37. 은문(殷門 : BL 37)

1) 위치 : 복와위 승부혈 직하 6촌(승부와 위중 중간)
2) 주치 : 하지운동마비, 좌골신경통, 고퇴동통, 요배통
3) 치법 : 【침법】 직자 : 2~3촌
【구법】 구 : 3~7장, 온구 : 5~10분
4) 참고 : 하지마비 특효혈
최고 득기(得氣)혈
대퇴동통을 치료함

38. 부극(浮隙 : BL 38)

1) 위치 : 위양(委陽) 상 1촌
2) 주치 : 급성위장염, 방광염, 변비
3) 치법 : 【침법】 직자 : 1~2촌
【구법】 구 : 3~7장, 온구 : 5~20분

39. 위양(委陽 : BL 39)

1) 위치 : 위중혈 외방 1촌
2) 주치 : 요배통, 방광염, 신염, 중풍, 반신불수
3) 치법 : 【침법】 직자 : 1~2촌
【구법】 구 : 3~7장, 온구 : 5~10분

4) 참고 : 족태양방광경의 별낙혈(別絡穴)
삼초경의 하합혈

40. 위중(委中 : BL 40)

1) 위치 : 슬와횡문의 중앙
2) 주치 : 급성위장염, 좌골신경통, 역기이설, 요통
비복근마비, 하지마비, 반신불수, 중풍
3) 치법 : 【침법】 직자 : 0.5~1촌
【구법】 구 : 3~5장, 온구 : 3~5분
4) 효과 : 조수도(調水道), 이방광(利膀胱)
5) 참고 : 족태양방광경의 합토혈(合土穴)

※급성요유상 → 사혈[위중+후계+인중, 은교+아시혈]
중풍응급처치 → 사혈[위중+척택]

41. 부분(附分 : BL 41)

1) 위치 : 제2흉추극돌기 외방 3촌
[제2흉추 하(×) → 풍문(風門) → 부분(附分)]
2) 주치 : 견갑구급, 경통회고(頸痛回顧), 강직척추염
주비마목, 견항배부산통(肩項背部疝痛)
수전증, 채머리
3) 치법 : 【침법】 직자 : 0.5~0.8촌
【구법】 구 : 3~7장, 온구 : 10~20분
4) 참고 : 해독(解毒) 하독(下毒) 특효혈

※목디스크 → [부분+대추+천주+신주+폐수]
하독(下毒) → [부분+축빈+고항+명문+태계]
수전증, 채머리, 파킨스병 12정혈에 미니 뜸 일장

42. 백호(魄戶 : BL 42)

1) 위치 : 제3흉추극돌기 외방 3촌
[제3흉추 하 신주(身柱) → 폐수(肺兪) → 백호]
2) 주치 : 기폐결핵, 기관지염, 천식, 폐기무력
3) 치법 : 【침법】 직자 : 0.5~0.8촌
【구법】 구 : 3~7장, 온구 : 10~20분
※백(白)은 폐의 정지(情志)

43. 고황(膏肓 : BL 43)

1) 위치 : 제4흉추극돌기 외방 3촌
[제4흉추 하(×) → 궐음수(厥陰兪) → 고황(膏肓)]
2) 주치 : 기관지염, 천식, 폐기무력, 폐결핵, 구병허약
3) 치법 : 【침법】 직자 : 0.5~1촌
【구법】 구 : 3~7장, 온구 : 15~30분
4) 효능 : 이폐기(이理肺氣), 보허손(補虛損), 선폐(宣肺)
5) 참고 : 심자(深刺) 주의
※코레스톨 제거 특효혈
수족 냉증에 효과
만성병으로 인한 탈기 신체허약 등에 효과

44. 신당(神堂 : BL 44)

1) 위치 : 제5흉추극돌기 신도 외방 3촌
[제5흉추 하 신도(神道) → 심수(心兪) → 신당]
2) 주치 : 기관지염, 천식, 폐기무력, 폐결핵, 구병허약
3) 치법 : 【침법】 직자 : 0.5~1촌
【구법】 구 : 3~7장, 온구 : 15~30분

45. 의희(譩譆 : BL 45)

1) 위치 : 제6흉추극돌기 영대(靈臺) 외방 3촌
[제6흉추 하 영대(靈臺) → 독수(督兪) → 의희]
2) 주치 : 심막염, 늑간신경통, 천식, 애역(呃逆)
3) 치법 : 【침법】 직자 : 0.5~1촌
【구법】 구 : 3~7장, 온구 : 15~30분

46. 격관(隔關 : BL 46)

1) 위치 : 제7흉추극돌기 지양 외방 3촌
[제7흉추 하 지양(至陽) → 격수(隔兪) → 격관]
2) 주치 : 늑간신경통, 식도경련, 위출혈, 배통, 소변불리
3) 치법 : 【침법】 직자 : 0.5~0.8촌
【구법】 구 : 3~7장, 온구 : 10~20분
4) 참고 : 격(隔)은 흉(胸)과 복(腹)을 가르는 막(횡격막)
관(關)은 빗장을 잠그는 큰 문(門)

47. 혼문(魂門 : BL 47)

1) 위치 : 제9흉추극돌기 근축 외방 3촌
[제9흉추 하 근축(筋縮) → 간수(肝兪) → 혼문]
2) 주치 : 간·담질환, 신경쇠약, 담낭염, 위통
3) 치법 : 【침법】 직자 : 0.5~0.8촌
【구법】 구 : 3~7장, 온구 : 10~20분
4) 참고 : 혼(魂)은 간의 정지(情志)

48. 양강(陽綱 : BL 48)

1) 위치 : 제10흉추극돌기 중추 외방 3촌
[제10흉추 하 중추(中樞) → 담수(膽兪) → 양강(陽綱)]

2) 주치 : 간염, 담낭염, 위염, 목황, 복명통, 대소변분리
3) 치법 : 【침법】 직자 : 0.5~0.8촌
【구법】 구 : 3~7장, 온구 : 10~20분
4) 참고 : 담수 보조

49. 의사(意舍 : BL 49)

1) 위치 : 제11흉추극돌기 척중혈 외방 3촌
[제11흉추 하 척중(脊中) → 비수(脾俞) → 의사(意舍)]
2) 주치 : 위부팽만, 위통, 복만, 대변활설
소변적황, 구토, 소갈, 신열, 목황
3) 치법 : 【침법】 직자 : 0.5~0.8촌
【구법】 구 : 3~7장, 온구 : 10~20분
4) 참고 : 위경련의 특효혈(特效穴)

50. 위창(胃倉 : BL 50)

1) 위치 : 제12흉추극돌기 위수(胃俞) 외방 1.5촌
[제12흉추 하(×) → 위수(胃俞) → 위창(胃倉)]
2) 주치 : 위통, 위염, 복통, 위부팽만, 대변활설
소변적황, 구토, 복만소갈, 신열, 목황
3) 치법 : 【침법】 직자 : 0.5~0.8촌
【구법】 구 : 3~7장, 온구 : 10~20분
4) 참고 : 위경련의 특효혈
※제12흉추와 제1요추 간에는 독맥혈이 없음

51. 황문(肓門 : BL 51)

1) 위치 : 제1요추극돌기 하 현추혈 외방 3촌
[제1요추 하 현추(懸樞) → 삼초수(三焦俞) → 황문]

2) 주치 : 유선염, 상복통, 요통, 하지마비, 심하만, 대변결

3) 치법 : 【침법】 직자 : 1~1.5촌
【구법】 구 : 3~7장, 온구 : 10~20분

52. 지실(志室 : BL 52)

1) 위치 : 제2요추극돌기 하 명문(命門) 외방 3촌
[제2요추 하 명문(命門) → 신수(腎俞) → 지실]

2) 주치 : 전립선염, 음낭습진, 소화불량, 신염, 요통
자궁종양, 소변불리, 몽유실정, 수종, 음위

3) 치법 : 【침법】 직자 : 1~2촌, 횡자 : 지실 → 명문 방향으로 2~3촌
【구법】 구 : 3~7장, 온구 : 10~20분

4) 참고 : 호르몬분비 조화
보신익정(補腎益精)

53. 포황(胞肓 : BL 53)

1) 위치 : 제2천골공과 평행 정중 천골능 외방 3촌
[제2천추 하 차료(次髎) → 방광수 → 포황(胞肓)]

2) 주치 : 요척급통, 요통, 좌골신경통, 부인병, 복명
소화불량, 요폐, 성기에 관한 병, 소변불리

3) 치법 : 【침법】 직자 : 1~2촌
【구법】 구 : 3~15장, 온구 : 10~30분

54. 질변(秩邊 : BL 54)

1) 위치 : 제4천골공과 평행 정중 천골능 외방 3촌
[제4천추 하 하료(下髎) → 백환수(白環俞) → 질변]

2) 주치 : 치질(痔疾), 좌골신경통, 항문 · 생식기질환
요폐, 소변불리, 전립선염, 요천통(腰薦痛)

3) 치법 : 【침법】 직자 : 2~3촌
【구법】 구 : 5~7장, 온구 : 5~20분

55. 합양(合陽 : BL 55)

1) 위치 : 위중혈(委中穴) 직하 2촌
2) 주치 : 요슬산통(腰膝酸痛), 붕루, 산통(疝痛)
3) 치법 : 【침법】 직자 : 1~2촌
【구법】 구 : 3~5장, 온구 : 5~10분

56. 승근(承筋 : BL 56)

1) 위치 : 위중 하 5촌(5/16촌) 비복근의 비복중앙
2) 주치 : 요퇴통, 좌골신경통, 비복근경련
요배강통, 하지마비, 치질, 각기
3) 치법 : 【침법】 직자 : 1~2촌
【구법】 구 : 3장, 온구 : 5~20분
※쥐가 날 때 활용혈

57. 승산(承山 : BL 57)

1) 위치 : 위중 직하 8촌(8/16촌)
비복 중앙하 「人」자형의 함요처
2) 주치 : 두통, 요배강통, 하퇴통, 하지마비, 치질, 변비
3) 치법 : 【침법】 직자 : 1~2.5촌
【구법】 구 : 3~5장, 온구 : 5~15분
4) 참고 : 쥐가 날 때 활용혈

※쥐가 날 때 활용혈 → [승산+승근+양능천]
견비통, 오십견 → [승산(承山) ↔ 조구(條口)]
탈항(脫肛) → [승산+백회+장강]

58. 비양(飛陽 : BL 58)

1) 위치 : 곤륜 직상 7촌(승산혈 하방 1촌 9/16촌)

2) 주치 : 풍습성관절염, 신염, 방광염, 각기, 치창
요슬, 요배산통, 하퇴통, 하지마비, 치창, 변비

3) 치법 : 【침법】 직자 : 1.5~2.5촌
【구법】 구 : 3~5장, 온구 : 5~20분

4) 참고 : 방광경의 낙혈(絡穴) → 족소음신경

59. 부양(跗陽 : BL 59)

1) 위치 : 곤륜 직상 3촌(아킬레스건 외측 외과 상 3촌)

2) 주치 : 두통, 요부동통, 하지동통, 방광염
각기, 하지마비, 사지거상불능, 치창

3) 치법 : 【침법】 직자 : 1~2촌
【구법】 구 : 3~5장, 온구 : 5~15분

4) 참고 : 양교맥의 극혈

※양교맥은 외측 복숭아뼈 밑에서 시작하여 다리 부위에서는 방광경락을 따라 상행하므로 방광강경락과 관계있는 급성병에 효과적임.

60. 곤륜(崑崙 : BL 60)

1) 위치 : 외과첨과 아킬레스건 중간

2) 주치 : 항척강직(項脊强直), 갑상선종대, 하지마비
요배하지동통, 좌골신경통, 태반불출, 난산
류머티즘관절염, 두통, 각기, 치창

3) 치법 : 【침법】 직자 : 0.5~1.5촌
【구법】 구 : 3~5장, 온구 : 5~20분

4) 참고 : 족태양방광경의 경화혈(經火穴)

61. 복삼(僕參 : BL 61)

1) 위치 : 곤륜 하 1.5촌 함요처
2) 주치 : 치은병(齒齦病), 족과통, 종골통
요배하지동통, 하지마비, 요통
3) 치법 : 【침법】 직자 : 0.3~0.5 촌
【구법】 구 : 3~5장, 온구 : 5~20분
4) 참고 : 족태양방광경과 양교맥의 교회혈(交會穴)
※광언견귀(狂言見鬼)

62. 신맥(申脈 : BL 62)

1) 위치 : 외과 하연 함요처(외과 직하 0.5촌)
2) 주치 : 척수막염, 정신분열, 족관절염, 안검하수
중풍불어, 반신불수, 이명심계, 내이성현운
치조농루(齒槽膿漏), 두통, 각기, 하지마비
3) 치법 : 【침법】 직자 : 0.3~0.5촌
【구법】 구 : 3~5장, 온구 : 5~20분
4) 효과 : 청신지(淸神志), 서근맥(舒筋脈)
5) 참고 : 양교맥의 기시부 신맥(申脈 → 양교맥)
팔맥교회혈
방광경의 급성병 응급처치혈

63. 금문(金門 : BL 63)

1) 위치 : 신맥전 하방 0.5촌의 종골과 입방골 간 함요처
2) 주치 : 요퇴통(腰腿痛), 족저통, 전간, 소아경궐
3) 치법 : 【침법】 직자 : 0.3~0.5촌
【구법】 구 : 3~5장, 온구 : 3~5분
4) 참고 : 족태양방광경의 극혈(郄穴)

64. 경골(京骨 : BL 64)

1) 위치 : 제5중족골 골두와 입방골 접합부위 함요처
2) 주치 : 요퇴통(腰腿痛), 목예(目翳), 두통, 항강
목예(目翳), 이명, 전간(癲癎), 신근염, 심계
3) 치법 : 【침법】 직자 : 0.3~1촌
【구법】 구 : 1~3장, 온구 : 5~10분
4) 효과 : 거풍(袪風), 영신(寧神), 청뇌(淸腦)
5) 참고 : 족태양방광경의 원혈(原穴)

65. 속골(束骨 : BL 65)

1) 위치 : 제5중족골과 기절골이 만나는 중족골 골두의 후외측 적백육제처에 있는 함요처
2) 주치 : 두정통, 정신과질환, 목현, 항강
전간(癲癎), 목예(目翳), 이명
3) 치법 : 【침법】 직자 : 0.3~1촌
【구법】 구 : 1~3장, 온구 : 5~10분
4) 참고 : 족태양방광경의 수목혈(兪木穴)

66. 족통곡(足通谷 : BL 66)

1) 위치 : 제5중족골과 제5기절골 골두 사이의 함요처
2) 주치 : 정신과질환, 목현, 항강, 비출혈
전간(癲癎), 두통, 목예(目翳), 신열
3) 치법 : 【침법】 직자 : 0.2~0.3촌
【구법】 구 : 3~7장, 온구 : 5~20분
4) 참고 : 족태양방광경의 형혈(滎水穴)

67. 지음(至陰 : BL 67)

1) 위치 : 새끼발가락 지갑각(趾甲角) 외측 0.1촌

2) 주치 : 뇌혈관장애, 태위이상, 난산, 두통
전신소양증, 목예(目翳), 비출혈, 중풍

3) 치법 : 【침법】 직자 : 0.1~0.2촌, 사혈 : 심하만(점자출혈)
【구법】 구 : 3~7장, 온구 : 5~20분

4) 참고 : 족태양방광경의 정금혈(井金穴)

※난산(難産) →[미립대 다구(多灸)]
정두통 →[지음+태양+풍지]
비색, 코피 →[지음+태양+풍지]

사암오행침 방광경 허 · 실 · 한 · 열 보사법

증	보법		사법		자침시
방광허증	상 양	지 음	족삼리	위 중	酉時
방광실증	족삼리	위 중	족임읍	속 골	申時
방광한증	양 곡	곤 륜	전 곡	통 곡	*
방광열증	전 곡	통 곡	족삼리	위 중	*

족태양방광경암기법(足太陽膀胱經暗記法)

정명 찬죽 미충 곡차	睛明 攢竹 眉衝 曲差
오처 승광 통천 락각	五處 承光 通天 絡却
옥침 천주 대저 풍문	玉枕 天柱 大杼 風門
폐 · 궐음 · 심 · 독 · 격	肺 · 厥陰 · 心 · 督 · 膈(兪)
간 · 담 · 비 · 위 · 삼초 · 신	肝 · 膽 · 脾 · 胃 · 三焦 · 腎(兪)
기해 · 대장 · 관원 · 소장	氣海 · 大腸 · 關元 · 小腸(兪)
방광 · 중려 · 백환(수)	膀胱 中膂 白環兪
상료 차료 중 · 하(료)	上髎 次髎 中 · 下髎
회양(에서 내려가고)	會陽(에서 내려가고)
승부 은문 부극 위양	承扶 殷門 浮隙 委陽
위중(에서 올라가서)	委中(에서 올라가서)
부분 백호 고황 신당	附分 魄戶 膏肓 神堂
의희 격관 혼문 양강	譩譆 膈關 魂門 陽綱
의사 위창 황문 지실	意舍 胃倉 肓門 志室
포황 질변 (두혈에서)	胞肓 秩邊 (두혈에서)
합양(으로 내려가네)	合陽(으로 내려가네)
승근 승산 비양 부양	承筋 承山 飛揚 跗陽
(3촌밑에) 곤륜 복삼	(3촌밑에) 崑崙 僕參
신맥 금문 경골 속골	申脈 金門 京骨 束骨
통곡 지음 (방광경)	通谷 至陰 (膀胱經)

※이십칠(27)은 신경락 육십칠(67)은 방광경

제8절 족소음신경(足少陰腎經)-1

The Kidney Meridian : K, KI

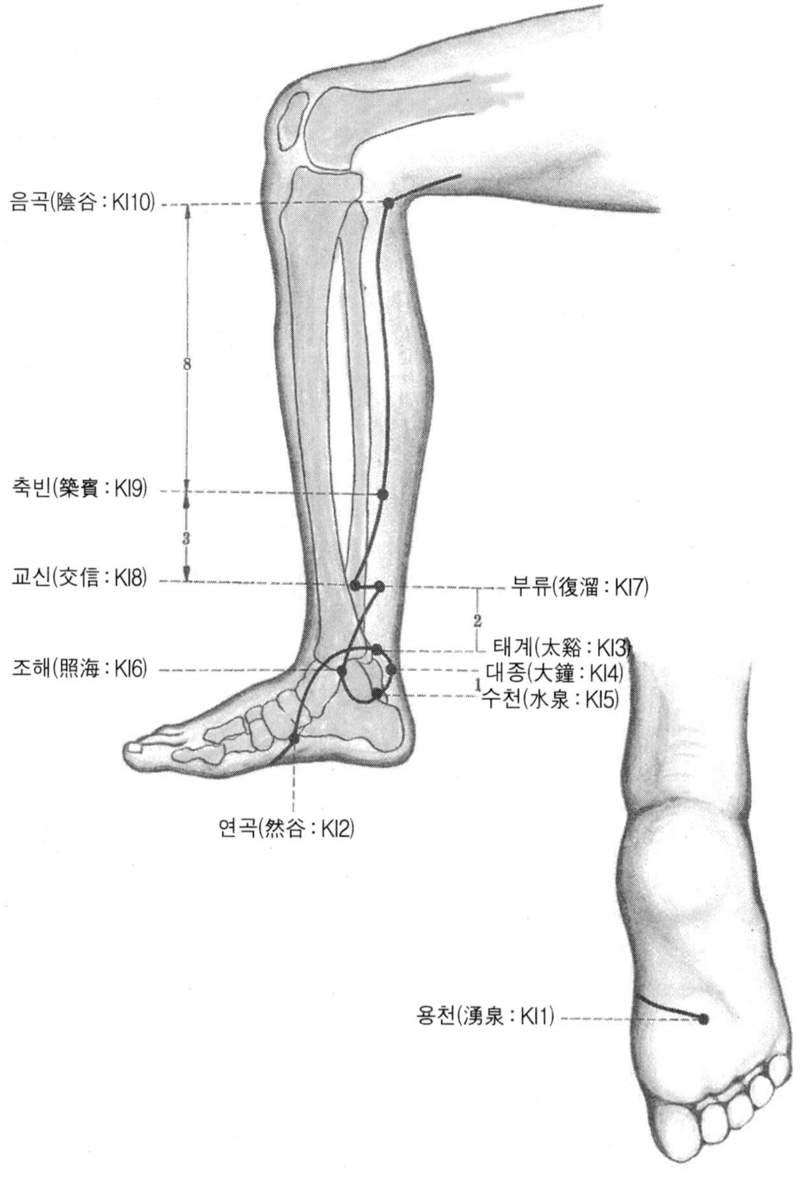

족소음신경(足少陰腎經)–2

The Kidney Meridian : K

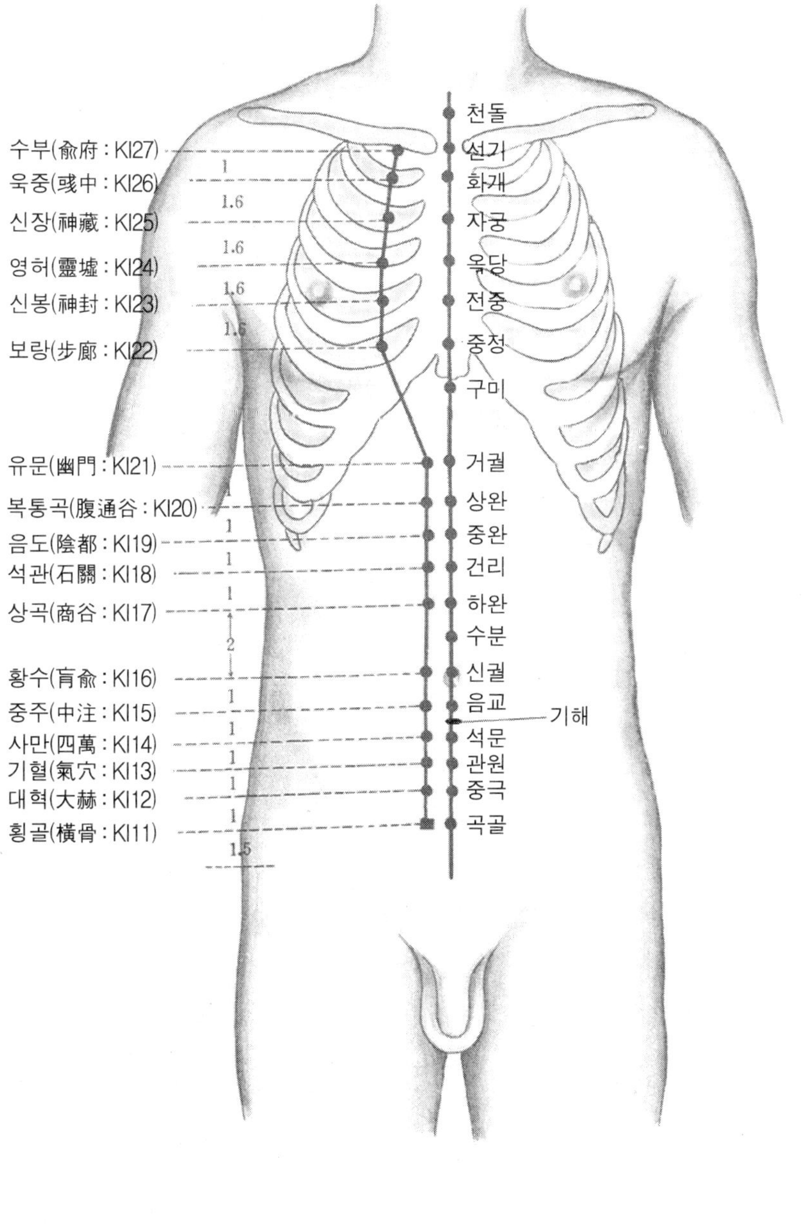

족소음신경(足少陰腎經)의 주요혈

오 수 혈(五輸穴)		특 정 혈(特定穴)	
정목혈(井木穴)	용천(龍泉)	원혈(原穴)	태계(太谿)
형화혈(滎火穴)	연곡(然谷)	낙혈(絡穴)	대종(大鐘)
수토혈(輸土穴)	태계(太谿)	극혈(郄穴)	수천(水泉)
경금혈(經金穴)	부류(復溜)	모혈(募穴)	경문(京門)
합수혈(合水穴)	음곡(陰谷)	수혈(兪穴)	신유(腎兪)

1. 용천(湧泉 : KI 1)

1) 위치 : 족저 중심선상 앞에서 1/3 지점
제2 · 제3중족골 골간 사이

2) 주치 : 정력강화, 쇼크, 중풍, 히스테리, 족심열, 고혈압
시력장애, 신병, 간질, 혼수상태, 전간, 두정통
족심이상, 중서, 비출혈, 소아경풍, 비출혈

3) 치법 : 【침법】 직자 : 0.5~1촌
【구법】 구 : 1~3장(灸炷는 麥大), 온구 : 5~10분

4) 효능 : 개규(開竅), 영신(寧神), 청신열(淸腎熱)

5) 참고 : 족소음신경의 정목혈(井木穴)
스태미너 강화
용천(湧泉) : 인체의 성장호르몬, 성호르몬
[용(湧 : 샘솟다) + 천(泉 : 우물, 땅속에서 솟는 물)]
※마늘 뜸, 생강 뜸이 효과적임
급증에는 뜸을 금함
중독성 쇼크 → [용천 + 족삼리]
정신병 → [용천 + 인중 + 노궁 + 흉분]
수(水), 진(津), 액(液), 정(精), 혈(血)의 대사기능 강화혈

2. 연곡(然谷 : KI 2)

1) 위치 : 내과전 하방 종골(踵骨)과 주상골(舟狀骨)이 만나는 골간(骨間)의 함요처

2) 주치 : 신열(身熱), 고혈압, 여성불임, 족냉
생리불순, 생리통, 음부소양증, 인후염
족지동통, 방광염, 황달, 당뇨, 파상풍

3) 치법 : 【침법】 직자 : 0.5~1.5촌
【구법】 구 : 1~3장(灸炷는 麥大), 온구 : 5~10분

4) 효능 : 개규(開竅), 영신(寧神), 청신열(淸腎熱)

5) 참고 : 족소음신경의 형화혈(滎火穴)

※족지동통 →[연곡+태충 ↔ 용천]

3. 태계(太谿 : KI 3)

1) 위치 : 내과첨과 아킬레스건을 이은 선의 중점

2) 주치 : 체중절통, 만성후두염, 요배통, 신염
하지마비, 생리불순, 생리통, 당뇨
신경쇠약, 신경쇠약, 방광염, 이명
음위, 유정, 유뇨, 치통, 천식, 변비

3) 치법 : 【침법】 직자 : 0.5~1촌(태계 ↔ 곤륜효과)
【구법】 구 : 3~5장, 온구 : 5~15분

4) 효능 : 익신(益腎), 건요슬(健腰膝), 청신열(淸腎熱)

5) 참고 : 족소음신경의 원혈(原穴)
족소음신경의 수토혈(輸土穴)

4. 대종(大鐘 : KI 4)

1) 위치 : 태계혈의 하후방 0.5촌, 아킬레스건과 종골 접합부

2) 주치 : 천식, 신경쇠약, 뇨폐, 후두통, 족근(足跟)부동통

3) 치법 : 【침법】 직자 : 0.3~0.5촌

【구법】 구 : 3~5장, 온구 : 5~20분

4) 참고 : 족소음신경의 낙혈(絡穴) → 방광경의 복삼(僕參)

※수습관리의 최고혈

5. 수천(水泉 : KI 5)

1) 위치 : 태계혈의 직하방 1촌
아킬레스건과 종골 접합부

2) 주치 : 무월경, 자궁탈, 근시

3) 치법 : 【침법】 직자 : 0.3~0.5촌
【구법】 구 : 5장, 온구 : 5~10분

4) 참고 : 족소음신경의 극혈(郄穴)

6. 조해(照海 : KI 6)

1) 위치 : 내과첨단 직하방 1촌, 거골과 종골사이 함요처

2) 주치 : 편도선염, 신경쇠약, 히스테리, 생리불순, 인후염
적백대하, 음부소양증, 편도선염, 자궁탈, 불면증

3) 치법 : 【침법】 직자 : 0.5~1촌
【구법】 구 : 3장, 온구 : 5~10분

4) 참고 : 부인병 생리불순에 효과
팔맥교회혈

7. 부류(復溜 : KI 7)

1) 위치 : 태계혈(太谿穴) 직상 2촌

2) 주치 : 신염, 고환염, 정력감퇴, 기능성자궁출혈, 수종
도한, 다한증, 백대과다, 농성변(濃性便), 복장
혈변, 요척통, 빈혈, 복수, 복창설사, 간경변

3) 치법 : 【침법】 직자 : 0.5~1촌

【구법】 구 : 3장, 온구 : 5~20분

4) 참고 : 족소음신경의 경금혈(經金穴)

※복수(腹水) → [부류(復溜) + 수분(水分)]

8. 교신(交信 : KI 8)

1) 위치 : 태계혈(太谿穴) 직상 2촌, 경골내측연

2) 주치 : 생리불순, 붕루, 요폐증, 이질, 변비, 하지내측통

3) 치법 : 【침법】 직자 : 0.5~1촌

【구법】 구 : 3장, 온구 : 5~20분

9. 축빈(築賓 : KI 9)

1) 위치 : 태계혈(太谿穴) 상방 5촌(삼음교 상 2촌)

(태계혈과 음곡혈 사이를 잇는 선상에서 취혈)

2) 주치 : 해독, 신염, 여자내성기의 질병, 고환염, 방광염

비복근경련, 정신분열증, 도한, 다한증, 족천통

3) 치법 : 【침법】 직자 : 1~2촌

【구법】 구 : 3장, 온구 : 5~15분

4) 참고 : 신경의 극혈(郄穴)

약물중독, 주독, 맹독, 충독, 태독의 하독혈

해독의 명혈 ① 축빈(築賓) → 족소음신경

② 부분(附分) → 족태양 방광경

※축빈에 뜸은 수사성하리를 유발하므로 해독에만 축빈에 뜸을 함.

10. 음곡(陰谷 : KI 10)

1) 위치 : 슬와횡문내측 반건양근건(半腱樣筋腱)의 하단과

반막양근건(半膜樣筋腱)의 하단의 슬와횡문 상

2) 주치 : 슬관절염, 비뇨 · 생식기계 질환, 역기이설

3) 치법 : 【침법】 직자 : 1~2촌

【구법】 구 : 3~5장, 온구 : 5~10분

4) 참고 : 족소음신경의 합수혈(合水穴)

※정력 감퇴로 인한 무릎 흔들림 →[음곡+곡천]

11. 횡골(橫骨 : KI 11)

1) 위치 : 곡골혈 외방 0.5촌

[곡골(曲骨) → 횡골 → 기충(氣衝) → 충문(衝門)]

2) 주치 : 산기(疝氣), 유뇨(遺尿), 유정(遺精), 요도염

3) 치법 : 【침법】 직자 : 1~1.5촌

【구법】 구 : 5장, 온구 : 10~20분

4) 참고 : 횡골에서 유문(幽門)까지 11혈은 충맥의 회혈

12. 대혁(大赫 : KI 12)

1) 위치 : 신궐 하 4촌, 중극혈의 외방 0.5촌

[중극 → 대혁(大赫) → 귀래 → 자궁(기혈) → 부사]

2) 주치 : 요도염, 유정(遺精), 남자양위증, 여자불감증

3) 치법 : 【침법】 직자 : 1~1.5촌

【구법】 구 : 5장, 온구 : 10~20분

4) 참고 : 적(赤)+적(赤)=혁(赫), 붉은색 강조

위경의 대거(大巨)와 대혁(大赫)은 남자 생식기가 극도로 발기된 모양

※임포텐스 →[용천+대혁+관원+황수+신수]

13. 기혈(氣穴 : KI 13)

1) 위치 : 제하 3촌, 관원 외방 0.5촌

[관원(關元) → 기혈(氣穴) → 수도(水道)]

2) 주치 : 생리불순, 요척통, 대하, 불임증, 요로감염증, 설사

3) 치법 : 【침법】 직자 : 1~1.5촌
【구법】 구 : 3~5장, 온구 : 10~20분
4) 참고 : 충맥의 회혈
※요척통(腰脊痛), 월경불순을 치료함.

14. 사만(四滿 : KI 14)

1) 위치 : 석문(石門) 외방 0.5촌
[석문(石門) → 사만(四滿) → 대거(大巨)]
2) 주치 : 생리불순, 대하, 불임증, 요로감염증, 요척통, 설사
3) 치법 : 【침법】 직자 : 1~1.5촌
【구법】 구 : 3~5장
4) 참고 : 충맥의 회혈

15. 중주(中注 : KI 15)

1) 위치 : 음교(陰交) 외방 0.5촌
[음교(陰交) → 중주(中注) → 외능(外陵)]
2) 주치 : 생리불통, 요통, 복통, 변비, 소화불량
3) 치법 : 【침법】 직자 : 1~1.5촌
【구법】 구 : 3~5장
4) 참고 : 충맥의 회혈

16. 황수(肓兪 : KI 16)

1) 위치 : 신궐(神闕) 외방 0.5촌
[신궐(배꼽) → 황수 → 대횡 → 대맥(담경)]
2) 주치 : 위경련, 요통, 복통, 장염, 변비, 애역, 무사(無嗣)
3) 치법 : 【침법】 직자 : 1~1.5촌
【구법】 구 : 3~5장

4) 참고 : 충맥의 회혈

※무사(無嗣)를 치료하는 혈
[황수(肓兪)+외능(外陵)+대거(大巨)]
황수는 신의 허실을 조절하는 혈로 신허에 효과

17. 상곡(商谷 : KI 17)

1) 위치 : 중완 하 2촌, 신궐 상 2촌, 하완(下脘) 양방 0.5촌
[하완(下脘) → 상곡(商谷) → 태을문(太乙門)]

2) 주치 : 위경련, 요통, 복복막염

3) 치법 : 【침법】 직자 : 1~1.5촌
【구법】 구 : 3~5장

18. 석관(石關 : KI 18)

1) 위치 : 중완 하 1촌, 신궐 상 3촌, 건리(建里) 외방 0.5촌
[건리(建里) → 석관(石關) → 관문(關門)]

2) 주치 : 위통, 애역, 변비, 식도경련

3) 치법 : 【침법】 직자 : 1~1.5촌
【구법】 구 : 3~5장

4) 참고 : 다수증(多睡證)의 특효혈

19. 음도(陰都 : KI 19)

1) 위치 : 중완(中脘) 양방 0.5촌
[중완 → 음도(陰都) → 양문(梁門) → 복애(腹哀)]

2) 주치 : 폐기종, 흉막염, 복장, 복통
황달, 소화불량, 심하번만(心下煩滿), 기역

3) 치법 : 【침법】 직자 : 0.7~1촌
【구법】 구 : 3~5장, 온구 : 15~20

4) 참고 : 침구설약(鍼灸說約)

황달, 소화불량, 심하번만, 기역을 치함
※위하수(胃下垂)→[음도+간수+비수+위수]

20. 복통곡(腹通谷 : KI 20)

1) 위치 : 상완(上脘) 외방 0.5촌
[상완→통곡(通谷)→승만(承萬)→일월(日月)]
2) 주치 : 항강, 전간, 심계, 안면마비[구사(口斜)]
늑간신경통, 구토, 설사, 만성위염
3) 치법 : 【침법】 직자 : 0.7~1촌
【구법】 구 : 3~5장, 온구 : 15~20분

21. 유문(幽門 : KI 21)

1) 위치 : 거궐(巨闕) 외방 0.5촌
[거궐(巨闕)→유문→불용(不容)→기문(期門)]
2) 주치 : 늑간신경통, 위확장, 위경련, 만성 위염
3) 치법 : 【침법】 직자 : 0.7~1촌
【구법】 구 : 3~5장, 온구 : 15~20분
4) 참고 : 현대해부학적 유문이 아님

22. 보랑(步廊 : KI 22)

1) 위치 : 중정(中庭)혈 외방 2촌
[중정(中庭)→보랑→유근→식두]
2) 주치 : 비염, 늑간신경통, 흉막염, 위염, 기관지염, 심근경색
3) 치법 : 【침법】 사자 : 0.3촌
【구법】 구 : 3~5장, 온구 : 5~20분
4) 참고 : 심자는 금함(폐, 심장, 간 주의)

23. 신봉(神封 : KI 23)

1) 위치 : 전중(膻中)혈 외방 2촌
[전중 → 신봉 → 유중 → 천계 → 천지 → 연액
고황 → 궐음수 → 제4 · 제5흉추 사이]
2) 주치 : 비염, 늑간신경통, 흉막염, 위염, 기관지염, 심근경색
3) 치법 : 【침법】 사자 : 0.3촌
【구법】 구 : 3~5장, 온구 : 5~20분
4) 참고 : 심자는 금함(폐, 심장 주의)

※유중혈의 높이로 몸을 한 바퀴 돌면 전면에 [전중 → 신봉 → 유중 → 천계 → 천지 → 연액], 후면에 [고황 → 궐음수 → 제4·제5흉추 사이]로 혈들이 몸을 한 바퀴 돌아 배열되어 있다.

24. 영허(靈墟 : KI 24)

1) 위치 : 옥당(玉堂)혈 외방 2촌(제3늑간)
[옥당 → 영허 → 응창 → 흉향]
2) 주치 : 늑간신경통, 기관지염, 구토, 유선염, 흉막염, 위염, 심근경색, 비염
3) 치법 : 【침법】 사자 : 0.3촌
【구법】 구 : 3~5장, 온구 : 5~20분
4) 참고 : 심자는 금함(폐, 심장 주의)

25. 신장(神藏 : KI 25)

1) 위치 : 자궁(紫宮)혈 외방 2촌(제2늑간)
[자궁 → 신장(神藏) → 옥예 → 주영]
2) 주치 : 늑간신경통, 기관지염, 구토, 유선염
3) 치법 : 【침법】 사자 : 0.3촌
【구법】 구 : 3~5장, 온구 : 5~20분
4) 참고 : 심자는 금함(폐, 심장 주의)

※신(神)은 심장을 뜻하며 신장은 신(神)이 머무는 곳이다. 정신(精神)에서 정(精)은 신장, 신(神)은 심장의 기능을 의미한다.

제9절 수궐음심포경(手厥陰心包經)

The Pericardium Meridian : P, PC

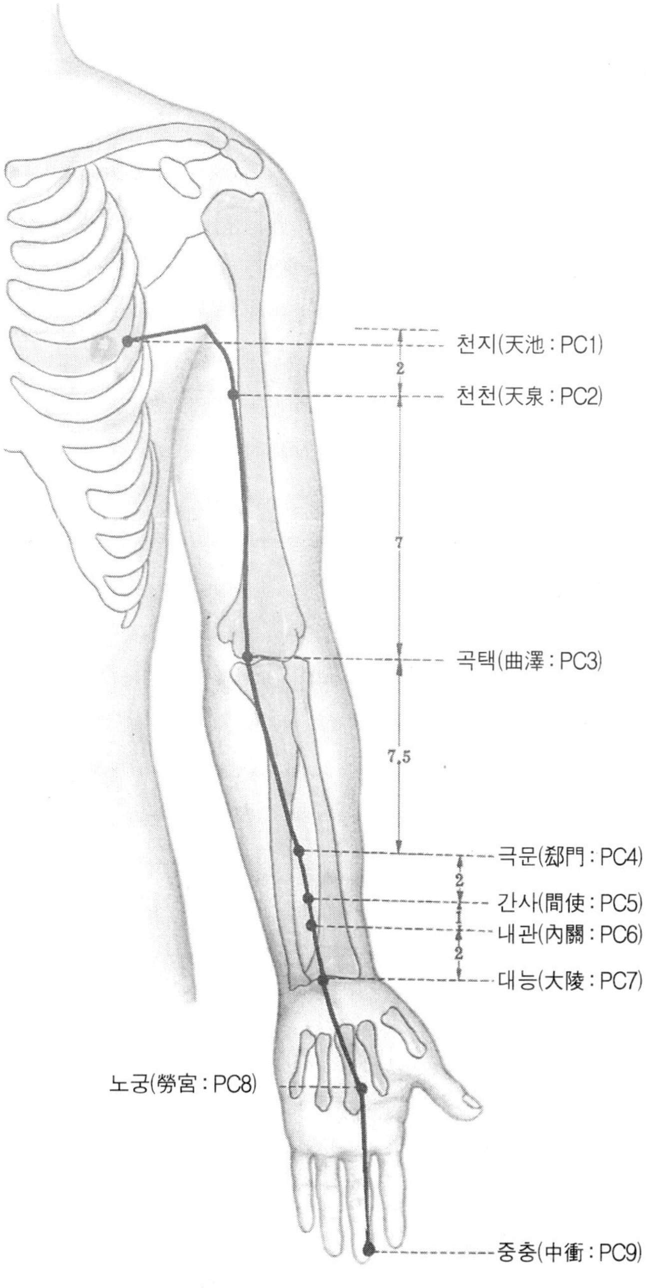

수궐음심포경(手厥陰心包經)의 주요혈

오 수 혈(五輸穴)		특 정 혈(特定穴)	
정목혈(井木穴)	중충(中衝)	원혈(原穴)	대능(大陵)
형화혈(滎火穴)	노궁(勞宮)	낙혈(絡穴)	내관(內關)
수토혈(輸土穴)	대능(大陵)	극혈(郄穴)	극문(郄門)
경금혈(經金穴)	간사(間使)	모혈(募穴)	전중(膻中)
합수혈(合水穴)	곡택(曲澤)	수혈(兪穴)	궐음수(厥陰兪)

1. 천지(天池 : PC 1)

1) 위치 : 제4늑간 유두 외방 1촌
[전중→신봉→유중→천지→천계] 상평선
2) 주치 : 늑간신경통, 심교통, 액하부종통
3) 치법 : 【침법】 사자 : 외측을 향하여 0.2촌 사자
【구법】 구 : 3장
4) 참고 : 심자는 금함(폐첨 주의)

※유중(乳中) 외방 1촌에 천지(天池)혈, 천지 외방 1촌에 천계혈이 4늑간 사이에 있으나 늑골이 외방으로 갈수록 조금씩 사선으로 올라가기 때문에 평행이 아니다.

2. 천천(天泉 : PC 2)

1) 위치 : 액와횡문 하방 2촌(상완이두근의 장두, 단두 사이)
2) 주치 : 해천, 심계항진, 흉협통, 심교통, 상완내측통
3) 치법 : 【침법】 직자 : 0.6촌
【구법】 구 : 3장

3. 곡택(曲澤 : PC 3)

1) 위치 : 주관절 횡문 상 상완이두근건 척측 함요처
2) 주치 : 역기이설, 급성위장염, 심근염, 기관지염, 주부통

3) 치법 : 【침법】 직자 : 0.5~1촌, 점자 : 점자사혈(급성위염)

4) 효능 : 세혈열(洗血熱), 통심기(通心氣), 調臟腑

5) 참고 : 수궐음심포경의 합혈(合穴)

※심흉통 → [곡택+척택+내관+대능+위중]
중풍졸도, 급성위염 → [곡택+위중] 점자출혈

4. 극문(郄門 : PC 4)

1) 위치 : 수근횡문 정중 대능 직상 5촌 양근(兩筋)사이

2) 주치 : 심근염, 협심통, 심계, 흉막염, 심계흉통

3) 치법 : 【침법】 직자 : 1~1.5촌
【구법】 구 : 3장, 온열 : 5~15분

4) 효능 : 영심안신(寧心安神), 이기관격(理氣寬膈)

5) 참고 : 수궐음심포경의 극혈

※심장질환 치료의 특효혈
신기부정(神氣不正)을 치료함.

5. 간사(間使 : PC 5)

1) 위치 : 수근횡문 정중 대능 직상 3촌 양근(兩筋)사이

2) 주치 : 체중절통, 풍습성심장병, 위완통, 심통, 정신분열증

3) 치법 : 【침법】 직자 : 0.5~1.5촌
【구법】 구 : 3장, 온열 : 5~15분

4) 효능 : 화위(和胃), 영신(寧神), 거담(祛痰)

5) 참고 : 수궐음심포경의 경금혈(經金穴)

6. 내관(內關 : PC 6)

1) 위치 : 수근횡문 정중 대능 직상 2촌 양근(兩筋)사이

2) 주치 : 쇼크, 풍습성심장병, 협심통, 심계, 구토, 멀미
풍, 위완통, 심통, 편두통, 갑상선기능항진증

비위불화, 인후종통, 황달, 각종 수술의 마취

3) 치법 : 【침법】 직자 : 0.5~1.5촌

【구법】 구 : 3장, 온열 : 5~15분

4) 효능 : 영심안신(寧心安神), 이기진통(理氣鎭痛)

5) 참고 : 수궐음심포경의 낙혈(絡穴)

팔맥교회혈 음유맥으로 통함

※감전구급 → [내관 + 인중 + 중충]
오심구토, 멀미 → [내관 + 족삼리]
중독성 쇼크 → [내관 + 용천 + 족삼리]
내관 → 심흉(가슴부위)
외관 → 허리 등배부위질환
울렁울렁 어질어질 두근두근 → 내관
위병 3요혈 → [중완·내관·족삼리]

7. 대능(大陵 : PC 7)

1) 위치 : 수근횡문 정중 양근(兩筋)사이

2) 주치 : 해천한열, 심근염, 심통, 심계

위염, 구토, 편도선염, 반신불수, 수족마비

불변, 정신병, 늑간신경통, 수관절질환

3) 치법 : 【침법】 직자 : 0.3~0.5촌

【구법】 구 : 3~5장, 온열 : 5~15분

4) 효능 : 청심영신(淸心寧神), 화위관흉(和胃寬胸)

5) 참고 : 수궐음심포경의 원혈(原穴), 수토혈(俞土穴)

※『열병한불출 설목통(舌木痛) 광언 귀(鬼)를 봄』을 치료한다. <침구설약(鍼灸說約)>

8. 노궁(勞宮 : PC 8)

1) 위치 : 주먹을 쥘 때 중지첨(中指尖)이 닿는 곳(제2 · 제3중수골 사이)

2) 주치 : 신열(身熱), 중풍혼수, 구중성취, 구내염

히스테리, 협심증, 심통, 심계, 정신병

소아경풍, 반신불수, 수족마비, 다한증

위염, 구토, 장중열궐(掌中熱厥), 불변(不便)

3) 치법 : 【침법】 직자 : 0.6촌 손등을 향하여 직자

【구법】 구 : 3~5장, 온열 : 5~15분

4) 효능 : 청심세열(淸心洗熱)

5) 참고 : 수궐음심포경의 형화혈(滎火穴)

과로할 때 반응이 모이는 혈

※구중성취(口中腥臭) → [대능+내관+소택]

9. 중충(中衝 : PC 9)

1) 위치 : 중지 조갑각 요측 0.1촌

2) 주치 : 쇼크, 심하만, 설강불언, 중풍혼수

중서, 고열, 심교통, 황달

3) 치법 : 【침법】 직자 : 0.1촌, 점자 : 점자출혈

4) 참고 : 수궐음심포경의 정목혈(井木穴)

※손은 뇌(腦)나 내장의 이상 상태를 보여주는 계기판 역할을 한다.

사암오행침 심포경 허 · 실 · 한 · 열 보사법

증	보법		사법		자침시
심포허증	대 돈	중 충	음 곡	곡 택	亥時
심포실증	음 곡	곡 택	태 백	대 능	亥時
심포한증	소 부	노 궁	곡 택	少 海	*
심포열증	곡 택	少 海	태 백	대 능	*

수궐음심포경암기법(手厥陰心包經暗記法)

천지 천천 곡택 (아래)	天池 天泉 曲澤 (아래)
극문 간사 내관 대능	郄門 間使 內關 大陵
노궁 중충 (심포경)	勞宮 中衝 (心包經)

제10절 수소양삼초경(手少陽三焦經)

The Triple Energizer Meridian : TE

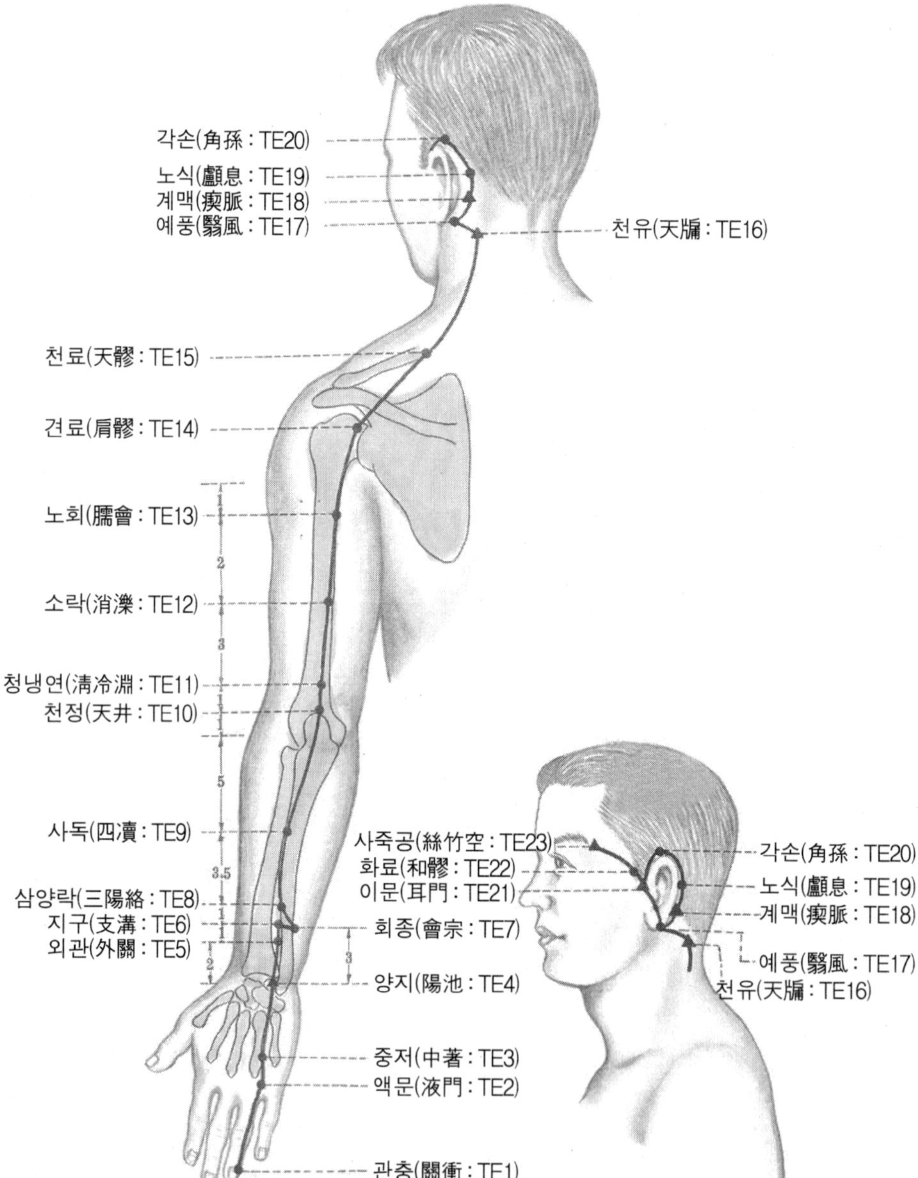

수소양삼초경(手少陽三焦經)**의 주요혈**

오 수 혈(五輸穴)		특 정 혈(特定穴)	
정금혈(井金穴)	관충(關衝)	원혈(原穴)	양지(陽池)
형수혈(滎水穴)	액문(液門)	낙혈(絡穴)	외관(外關)
수목혈(輸木穴)	중저(中著)	극혈(郄穴)	회종(會宗)
경화혈(經火穴)	지구(支溝)	모혈(募穴)	석문(石門)
합토혈(合土穴)	천정(天井)	수혈(兪穴)	삼초수(三焦兪)

1. 관충(關衝 : TE 1)

1) 위치 : 제4지 척측 조갑각 외방 0.1촌
2) 주치 : 열성질환, 후두염, 결막염, 두통, 곽란
3) 치법 : 【침법】 직자 : 0.1촌, 점자 : 점자출혈
4) 참고 : 수소양삼초경의 정금혈(井金穴)

2. 액문(液門 : TE 2)

1) 위치 : 제4지와 제5지 중수골골두 접합부
2) 주치 : 두통, 인후염, 난청, 수배통, 중풍반신불수
3) 치법 : 【침법】 직자 : 0.3~0.5촌
【구법】 구 : 3~5장, 온열 : 5~10분
4) 참고 : 수소양삼초경의 형수혈(滎水穴)
두부의 이(耳), 목(目), 치(齒) 질환에 효과
※기사회생(쇼크)의 특효혈

3. 중저(中渚 : TE 3)

1) 위치 : 제4 · 5지 중수골두 접합부 0.5촌 후방 함요처,
액문혈 후방 1촌 함요처

2) 주치 : 두통, 인후염, 난청, 이농, 이명, 수배통, 반신불수

3) 치법 : 【침법】 직자 : 0.3~0.5촌

【구법】 구 : 3~5장, 온열 : 5~10분

4) 효능 : 소기기(疏氣機), 이이규(利耳竅)

5) 참고 : 수소양 삼초경의 수목혈(俞木穴)

두부의 귀(耳), 눈(目), 이(齒) 질환에 효과

※이명(耳鳴), 이농(耳聾) → [중저+이문+예풍]

4. 양지(陽池 : TE 4)

1) 위치 : 제4 · 5지 중수골직 상 수배수근횡문 함요처

2) 주치 : 수관절주위질환, 감모, 편도선염, 소갈, 구건

이농, 이명, 수배통, 반신불수, 완통무력

3) 치법 : 【침법】 직자 : 0.3~0.5촌

【구법】 구 : 3~5장, 온열 : 5~10분

4) 효능 : 서근통락(舒筋通絡), 해표청열(解表淸熱)

5) 참고 : 수소양삼초경의 원혈(原穴)

가급적 뜸은 금함

※수근, 수관절염 → [양지+상팔사+사봉]

팔사(八邪) → [大都 上都 中都 下都]

상팔사(上八邪) → [合谷 外勞宮 外少府 中渚]

사봉(四縫) → 손바닥 기절골과 중절골 횡문중앙

5. 외관(外關 : TE 5)

1) 위치 : 수배수근횡문 직상 2촌 요골과 척골간 함요처

2) 주치 : 감모, 고열, 폐염, 이하선염, 이명, 이농

편두통, 낙침, 상지관절통, 중풍

반신불수, 난청, 이루(耳漏)

손가락이 아파 물건을 쥘 수 없을 때 활용

3) 치법 : 【침법】 직자 : 1~1.5촌(외관 ↔ 내관)

【구법】 구 : 3~5장, 온열 : 5~15분

4) 효능 : 소표해열(疏表解熱), 통경락기체(通經絡氣滯)

5) 참고 : 수소양삼초경의 낙혈(絡穴)

팔맥교회혈(八脈交會穴) (양유맥과 교통)

난청(難聽)과 이루(耳漏)에 최고혈

※난청(難聽) 이농(耳聾) →[외관+청회혈]
급성중이염 →[외관+풍지+청궁]
완관절통 →[외관↔내관] 투자

6. 지구(支溝 : TE 6)

1) 위치 : 수배수근횡문 직상 3촌, 외관 상 1촌 함요처

2) 주치 : 견비통, 협심통, 늑간신경통, 흉막염

유즙분비부족, 역기, 습관성변비

인사불성, 사지불거, 협액통, 이하선염

3) 치법 : 【침법】 직자 : 1~1.5촌

【구법】 구 : 3~5장, 온열 : 5~15분

4) 참고 : 수소양삼초경의 경화혈(經火穴)

※습관성변비 →[대횡↔천추+족삼리+지구]
유즙분비부족 →[지구+유근+전중+족삼리]
변비 →[지구(支溝)+조회(照會)]

7. 회종(會宗 : TE 7)

1) 위치 : 수배수근횡문 직상 3촌 지구혈 척측 외방 1횡지

2) 주치 : 견비통, 협심통, 늑간신경통, 흉막염

유즙분비부족, 역기, 습관성변비

인사불성, 사지불거, 협액통, 이하선염

3) 치법 : 【침법】 직자 : 0.3~0.5촌

【구법】 구 : 3~5장, 온열 : 5~10분

4) 참고 : 수소양삼초경의 극혈(郄穴)

8. 삼양락(三陽絡 : TE 8)

1) 위치 : 양지혈 상방 4촌, 지구혈 상 1촌
2) 주치 : 견비통, 실어, 폐절제수술마취, 수비통불거
3) 치법 : 【침법】 직자 : 1~1.5촌, 사자 : 2~3촌(삼양락↔극문혈)
【구법】 구 : 3~5장, 온열 : 5~10분

9. 사독(四瀆 : TE 9)

1) 위치 : 주하방 5촌(수장을 아래로, 팔은 횡으로 취혈)
2) 주치 : 두통, 이농, 이명, 상치통
3) 치법 : 【침법】 직자 : 1~2촌, 사자 : 2~3촌(삼양락↔극문혈)
【구법】 구 : 3~5장, 온열 : 5~10분

10. 천정(天井 : TE 10)

1) 위치 : 굴주시 팔꿈치첨단 상방 1촌 함요처
2) 주치 : 역기이설, 주관절, 주위염, 편두통, 편도선염
항강, 견배부동통, 오십견, 해천상기
3) 치법 : 【침법】 직자 : 0.5촌
【구법】 구 : 3~5장, 온열 : 5~10분
4) 참고 : 삼초경의 합토혈(合土穴)

11. 청냉연(淸冷淵 : TE 11)

1) 위치 : 천정혈 상방 1촌 함요처
2) 주치 : 오십견, 두통, 안통, 견비통, 편두통
3) 치법 : 【침법】 직자 : 1~1.5촌
【구법】 구 : 3장, 溫熱 : 5~10분

12. 소락(消濼 : TE 12)

1) 위치 : 천정혈과 노회혈의 중점
2) 주치 : 두통, 항배강통, 치통, 빕통
3) 치법 : 【침법】 직자 : 1~1.5촌
【구법】 구 : 3장, 온열 : 5~10분

13. 노회(臑會 : TE 13)

1) 위치 : 견료혈 직하 3촌
2) 주치 : 견비통, 갑상선종, 비주불인, 비산통불능거
3) 치법 : 【침법】 직자 : 1~1.5촌
【구법】 구 : 3장, 온열 : 5~10분

14. 견료(肩髎 : TE 14)

1) 위치 : 견봉돌기 후하방 함요처
2) 주치 : 견비통, 견관절주위염(오십견), 비산통불능거
뇌졸중으로 인한 편마비, 중풍불수, 고혈압
3) 치법 : 【침법】 직자 : 1.5~2촌
【구법】 구 : 3~5장, 온열 : 5~10분
4) 참고 : 중풍, 오십견, 견관절주위염, 어깨통증 특효혈

※오십견 → [견료(肩髎) ↔ 극천(極泉)] 투자
[견우(肩髃) ↔ 극천(極泉)] 투자
[조구(條口) ↔ 승산(承山)]을 투자함.

15. 천료(天髎 : TE 15)

1) 위치 : 견정혈과 곡원을 이은 선의 중점
2) 주치 : 경항통, 견갑부동통
3) 치법 : 【침법】 직자 : 0.5~1촌

【구법】 구 : 3~5장, 溫熱 : 5~10분

16. 천유(天牖 : TE 16)

1) 위치 : 유양돌기 후하방 흉쇄유돌근후연 발제부위
천주혈과 하악각후연 천용혈 중간 완골혈 직하
2) 주치 : 이명, 이폭농, 항강, 후통, 목통, 두통, 치은통
3) 치법 : 【침법】 직자 : 0.5~1촌
【구법】 구 : 3장, 온열 : 3~5분

※이농 이명 →[천유+청궁+액문]
인후통증 →[천유+예풍+합곡]

17. 예풍(翳風 : TE 17)

1) 위치 : 이수(耳垂)후 하연 개구(開口)시 하악각 함요처
2) 주치 : 이명, 이농, 이하선염, 악관절염, 목통, 구금불개
안면신경마비, 구안와사, 각궁반창, 아치통(牙齒)
3) 치법 : 【침법】 직자 : 1~2촌
【구법】 구 : 3장, 온열 : 5~10분
4) 효능 : 총이명목(聰耳明目), 소풍통락(疏風通絡)
5) 참고 : 수소양삼초경, 족소양담경의 교회혈
예풍은 삼차신경통에 가장 효과적임

※이하선염 →[예풍+협거+합곡]
갑상선염 →[예풍+천돌+합곡+열결+경추협척혈]
구안와사 →[예풍+지창+인중+영향+합곡]
말 못 할 때 →[예풍+내관+염천+통리+금진옥액]
이명 →[예풍+청궁+액문+이총(耳聰)+청혈(聽穴)]

18. 계맥(瘈脈 : TE 18)

1) 위치 : 귀바퀴를 따라 예풍혈과 각손혈을 잇고 예풍에서 1/3 부위 점
2) 주치 : 이명, 이농, 난청, 두통, 소아경풍

3) 치법 : 【침법】 사자 : 0.5~1촌
【구법】 구 : 3장, 溫熱 : 5~10분

19. 노식(顱息 : TE 19)

1) 위치 : 귀바퀴를 따라 예풍혈과 각손혈을 잇고 예풍에서 2/3 부위 점 계맥혈 상 1촌
2) 주치 : 이명, 이농, 난청, 두통, 중이염, 구토
3) 치법 : 【침법】 사자 : 0.1~0.3촌
【구법】 구 : 3장, 온열 : 5~10분

20. 각손(角孫 : TE 20)

1) 위치 : 귀바퀴를 앞으로 접은 이첨 상방 발제처
2) 주치 : 이하선염, 목예, 치통, 항강, 저작곤란
3) 치법 : 【침법】 사자 : 0.3~0.5촌
【구법】 구 : 3장, 온열 : 5~10분
4) 참고 : 삼초경+담경+대장경의 교회혈

21. 이문(耳門 : TE 21)

1) 위치 : 이주(耳珠) 상부 함요처
2) 주치 : 이명, 이농, 농아, 중이염, 치롱, 악관절염
3) 치법 : 【침법】 투자 : 1.5~2.5촌(이문↔청궁↔청회)
【구법】 구 : 3장, 溫熱 : 3~5분
4) 참고 : 농(膿)이 있을 때는 灸禁
※이농(耳聾) → [(이문↔청궁↔청회)+예풍+중저]
치통(齒痛) → [이문+사죽공]+예풍

22. 화료(和髎 : TE 22)

1) 위치 : 이문혈 전상방 발제후연

2) 주치 : 두통, 이명, 아관긴급, 안면신경마비
3) 치법 : 【침법】 사자 : 0.3~0.5촌
【구법】 구 : 1~2장
4) 참고 : 농(膿)이 있을 때는 灸禁
삼초경+담경+소장경의 교회혈

23. 사죽공(絲竹空 : TE 23)

1) 위치 : 미모(眉毛) 외측의 함요처
2) 주치 : 두통, 안질환, 안면신경마비, 편정두통
3) 치법 : 【침법】 횡자 : 0.5~1촌, 투자 : 사죽공(絲竹空) ↔ 어요혈(魚腰穴)

사암오행침 삼초경 허 · 실 · 한 · 열 보사법

증	보법		사법		자침시
삼초허증	족임읍	중 저	통 곡	액 문	子時
삼초실증	통 곡	액 문	족삼리	천 정	亥時
삼초한증	지 구	곤 륜	액 문	통 곡	*
삼초열증	액 문	통 곡	지 구	곤 륜	*

수소양삼초경암기법(手少陽三焦經暗記法)

관충 액문 중저 양지	關衝 液門 中渚 陽池
외관 (위에) 지구 회종	外關 (위에) 支溝 會宗
삼양락(과) 사독(혈)	三陽絡(과) 四瀆(穴)
천정(혈과) 청냉연(은)	天井(穴과) 淸冷淵(은)
소락 노회 (밑에 있고)	消濼 臑會 (밑에 있고)
견료 천료 천유 예풍	肩髎 天髎 天牖 翳風
계맥 노식 각손 이문	瘈脈 顱息 角孫 耳門
화료 (지나) 사죽공	和髎 (지나) 絲竹空

[관충(關衝)으로 사죽공(絲竹空)을 2 · 3초에 명중하니
수소양에 삼초경 하 · 하 · 하 · 하 , 하 · 하 · 하]

제11절 족소양담경(足少陽膽經)-1

The gallbladder Meridian : GB

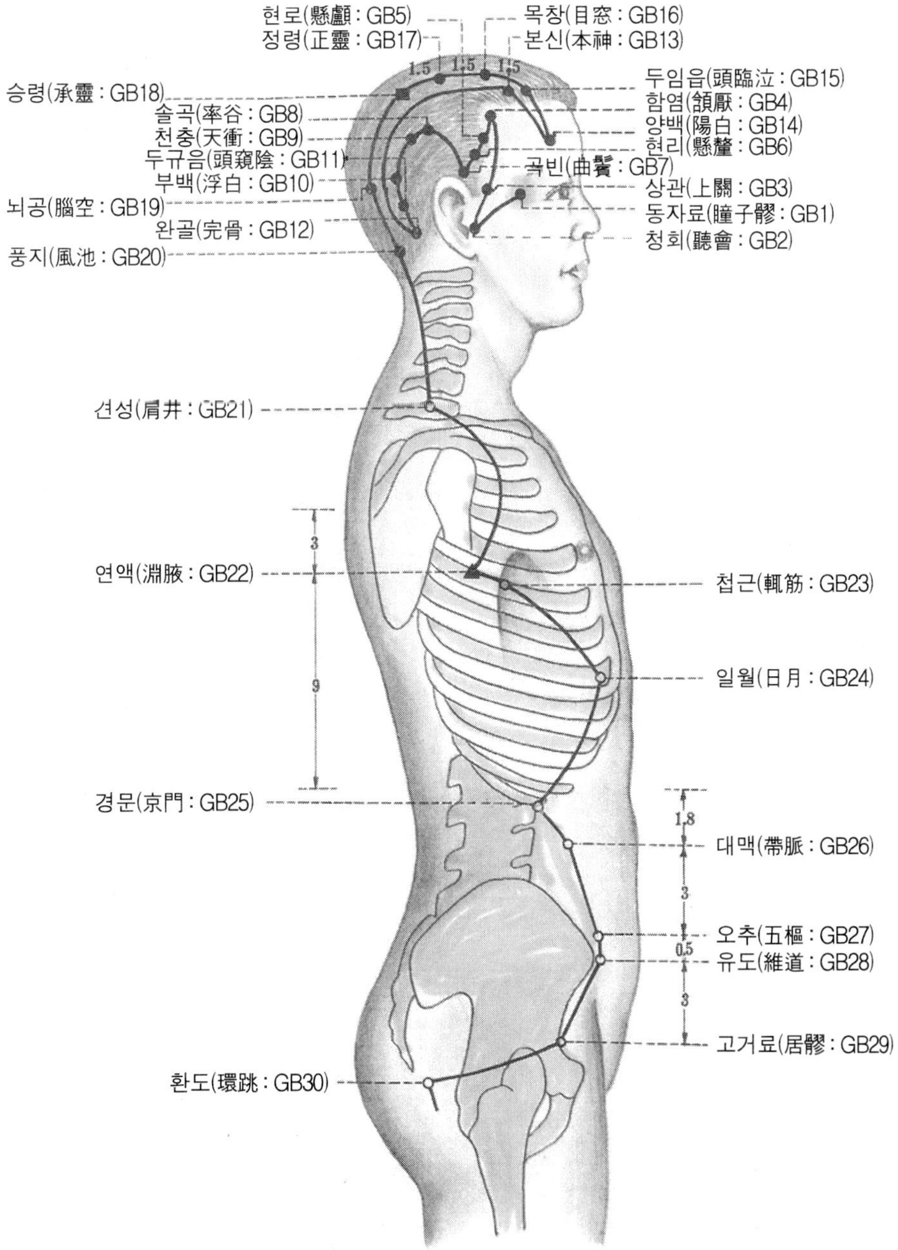

족소양담경(足少陽膽經)–2

The gallbladder Meridian : GB

두부(頭部) 담경 자세히 보기

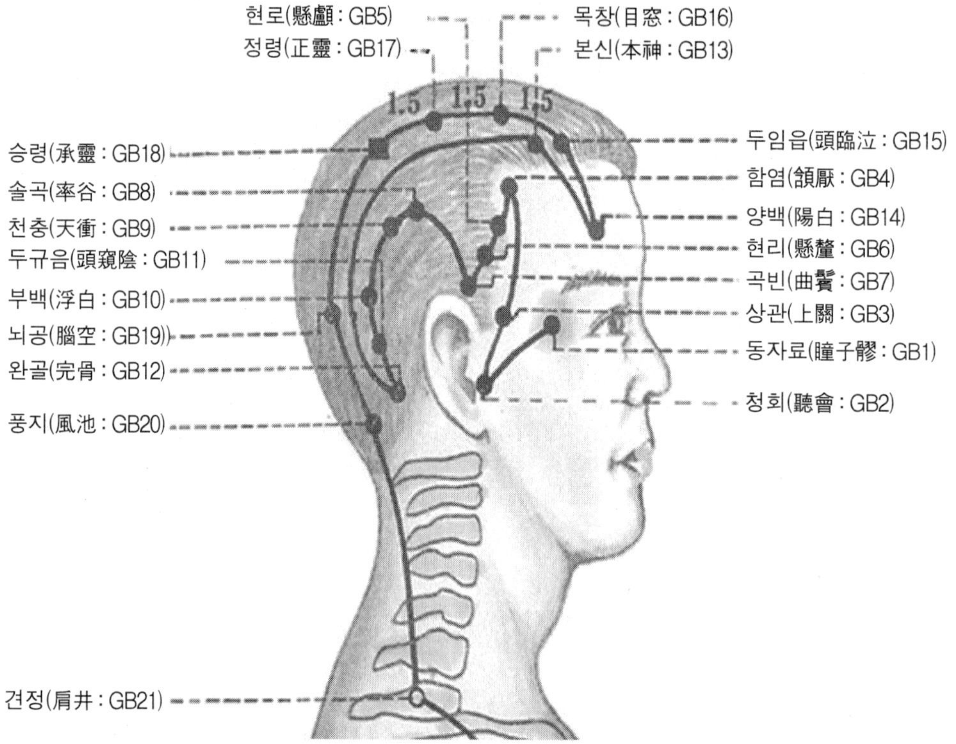

족소양담경(足少陽膽經)-3

The Gallbladder Meridian : GB

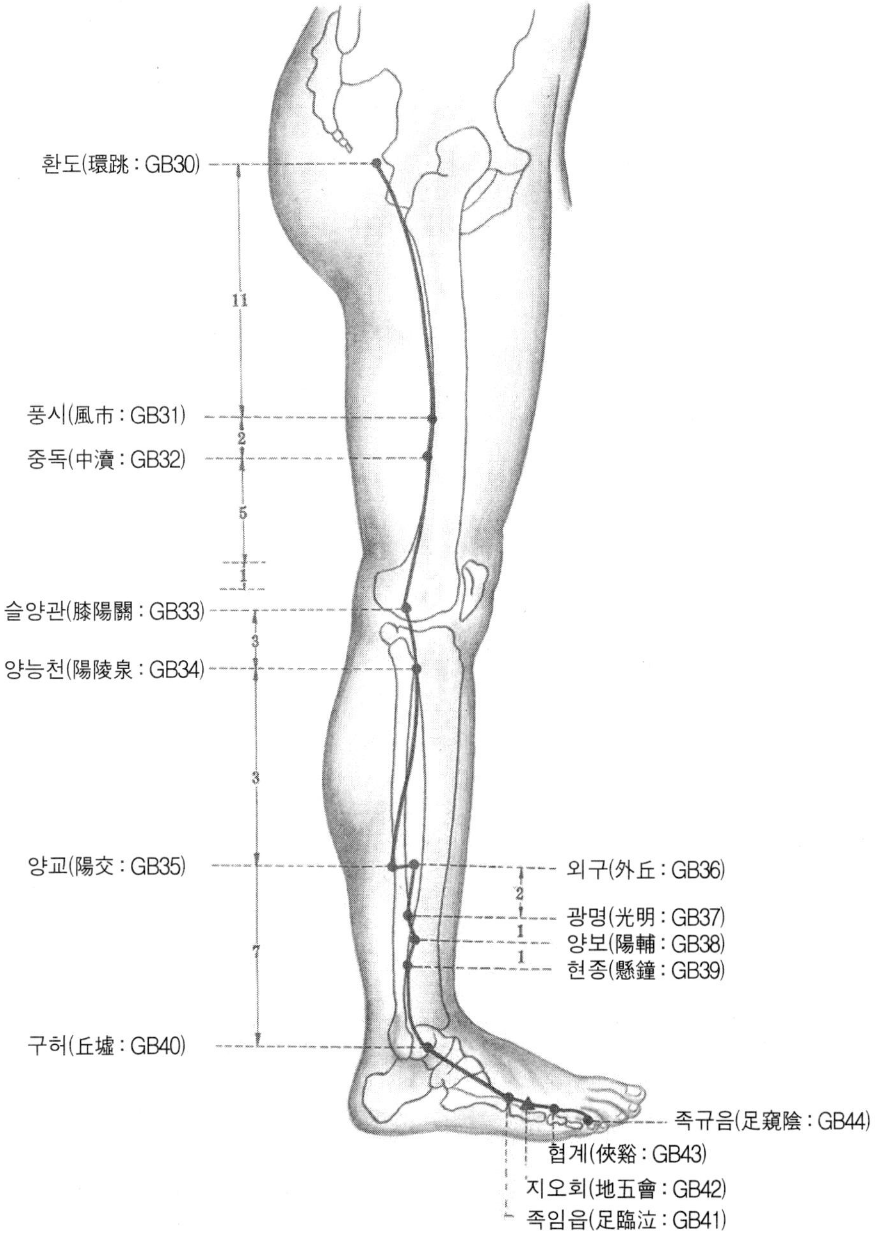

족소양담경(足少陽膽經)의 주요혈표

오 수 혈(五輸穴)		특 정 혈(特定穴)	
정금혈(井金穴)	규음(竅陰)	원혈(原穴)	구허(丘墟)
형수혈(滎水穴)	협계(俠谿)	낙혈(絡穴)	광명(光明)
수목혈(輸木穴)	임읍(臨泣)	극혈(郄穴)	외구(外丘)
경화혈(經火穴)	양보(陽輔)	모혈(募穴)	일월(日月)
합토혈(合土穴)	양능천(陽陵泉)	수혈(兪穴)	담수(膽兪)
※	※	하합혈(下合穴)	양능천(陽陵泉)
		신경의 모혈	경문(京門)
		양유맥의 극혈	양교(陽交)

1. 동자료(瞳子髎 : GB 1)

1) 위치 : 외안각 외방 0.5촌
2) 주치 : 두통, 각막염, 굴절이상, 야맹증
시신경위축, 목예(目翳), 유루증
3) 치법 : 【침법】 횡자 : 0.5~1촌
【구법】 온열 : 5~10분
4) 참고 : 수소양삼초경+족소양담경+수태양소장경 교회혈

2. 청회(聽會 : GB 2)

1) 위치 : 이주삼혈(耳珠三穴) 이문 청궁 청회 중 청궁혈의 하방에 있는 함요처
2) 주치 : 이명, 이농, 농아, 중이염, 안면신경마미, 구안와사
3) 치법 : 【침법】 직자 : 1~1.5촌(개구하고 자침)
【구법】 온열 : 5~10분
4) 참고 : 이명(耳鳴), 이농(耳聾), 아차탈구(牙車脫臼) 치료

3. 상관(上關=客主人 : GB 3)

1) 위치 : 하관혈 직상 협골궁상연 함요처
2) 주치 : 상치통, 안면신경마미, 중이염, 난청
안와사, 구금아차불개, 아관긴급, 이명
3) 치법 : 【침법】 직자 : 0.7~1촌
【구법】 온열 : 3~5분
4) 참고 : 삼차신경통, 상치통 진정에 특효

4. 함염(頷厭 : GB 4)

1) 위치 : 두유혈과 곡빈혈을 잇는 선을 4등분하여 두유에서 1/4 되는 곳
2) 주치 : 이명, 비염, 편두통, 비염, 전간, 경련
3) 치법 : 【침법】 사자 : 자침 1~1.5촌
【구법】 온열 : 5~10분
4) 참고 : 수소양삼초경, 족소양담경, 족양명위경의 교회혈

5. 현로(懸顱 : GB 5)

1) 위치 : 두유혈과 곡빈혈을 잇는 선의 중점
2) 주치 : 편두통, 치통, 안면부종, 신경쇠약, 삼차신경통, 백내장, 녹내장
3) 치법 : 【침법】 직자 : 자침 1~1.5촌
【구법】 온열 : 5~10분

6. 현리(懸釐 : GB 6)

1) 위치 : 두유혈과 곡빈혈을 잇는 선의 곡빈혈에서 1/4이 되는 곳
2) 주치 : 편두통, 아치통, 안면부종, 신경쇠약
3) 치법 : 【침법】 직자 : 자침 1~1.5촌
【구법】 온열 : 5~10분

7. 곡빈(曲鬢 : GB 7)

1) 위치 : 이개 전방 상련을 지나는 수직선과
미궁 외단을 이은 선이 만나는 곳(화료 상방 0.5촌)
2) 주치 : 주정중독으로 인한 노정부(顱頂部) 동통
편두통, 삼치신경통, 측두근 경련
3) 치법 : 【침법】 사자 : 1~1.5촌
【구법】 온열 : 5~10분
4) 참고 : 족소양담경+족태양방광경의 교회혈
※주정중독 숙취로 인한 두통제거

8. 솔곡(率谷 : GB 8)

1) 위치 : 이첨 직상 발제에서 1.5촌, 양백상평선과 교차점
(각손(角孫) 직상 발제에서 1.5촌)
2) 주치 : 주정중독으로 인한 노정부(顱頂部) 동통
편두통, 현운, 안질환
3) 치법 : 【침법】 사자 : 0.3~0.5촌
【구법】 온열 : 5~10분
4) 참고 : 곡빈, 솔곡(率谷)은 음주 후 두통치료에 특효혈

9. 천충(天衝 : GB 9)

1) 위치 : 이개후연(이후점) 직상 솔곡혈 후방 0.5촌
2) 주치 : 두통, 갑상선종통, 전간, 치은종창 및 동통
3) 치법 : 【침법】 사자 : 0.5~1촌
【구법】 구 : 3장, 온열 : 5~15분

10. 부백(浮白 : GB 10)

1) 위치 : 천충혈 하방 1촌

2) 주치 : 두통, 치통, 이명, 난청, 기관지염
견비불거(肩臂不擧), 이농, 족질로 인한 보행불가

3) 치법 : 【침법】 사자 : 자침 0.5~1촌
【구법】 구 : 5장, 온열 : 5~15분

11. 두규음(頭竅陰 : GB 11)

1) 위치 : 부백혈 하방 1촌, 계맥(瘈脈)혈의 후방 1촌

2) 주치 : 두항부통, 이명, 난청, 후두염, 기관지염, 갑상선종

3) 치법 : 【침법】 사자 : 자침 0.5~1촌
【구법】 구 : 5장, 온열 : 5~15분

4) 참고 : 족태양 방광경과 족소양담경의 교회혈

12. 완골(完骨 : GB 12)

1) 위치 : 유양돌기후연 1촌, 풍부(風府)혈의 수평위

2) 주치 : 불면증, 편두통, 현기증, 뇌충혈, 삼차신경통
두안부(頭顔部)부종두통, 안면신경마비
뇌출혈시사혈점, 치통, 이하선염, 경항통

3) 치법 : 【침법】 사자 : 0.5~1촌
【구법】 구 : 5장, 온열 : 5~15분

4) 참고 : 족태양방광경, 족소양담경, 수소양삼초경 교회혈

13. 본신(本神 : GB 13)

1) 위치 : 신정혈 외방 3촌(외안각 직상 발제)

2) 주치 : 두통, 목현, 경항강통, 흉협통

3) 치법 : 【침법】 사자 : 0.3~0.5촌
【구법】 구 : 5~7장, 온열 : 5~15분

14. 양백(陽白 : GB 14)

1) 위치 : 동공 직상 미상(眉上) 1촌[어요(魚腰) 상 1촌]

2) 주치 : 안와상신경통, 안면신경마비, 안검하수, 목폐불가
안질환, 삼차신경통, 두통, 목통, 경항강통

3) 치법 : 【침법】 횡자 : 0.3~0.5촌
【구법】 온열 : 3~5분

4) 참고 : 두목통(頭目痛) 치료

※양백(陽白) ↔ 어요(魚腰) 투자
양백(陽白) ↔ 사죽공(絲竹空) 투자
안검하수 → [양백+태양+두유+풍지]

15. 두임읍(頭臨泣 : GB 15)

1) 위치 : 양백혈 직상 신정혈과 두유 간 발제 상 0.5촌

2) 주치 : 현운, 한불출 목현, 비폐, 목예
급만성결막염, 중풍, 혼미

3) 치법 : 【침법】 사자 : 0.3~0.5촌
【구법】 금구(禁灸)

4) 참고 : 족태양방광경, 족소양담경, 양유맥 교회혈)

16. 목창(目窓 : GB 16)

1) 위치 : 두임읍 상 1촌(전발제 상 1.5촌)

2) 주치 : 두통, 현운, 두부안면부종, 결막염, 치통, 중풍

3) 치법 : 【침법】 사자 : 0.3~0.5촌
【구법】 구 : 5장

4) 참고 : 족소양담경과 양유맥 회혈

※목창혈은 두임읍 상 1.5촌설과 전발제 상 1.5촌설이 있음
두임읍 상 1.5촌설을 따르면 두임읍이 발제 상 0.5촌
목창이 두임읍 상 1.5촌이면 목창은 발제 상 2촌이 되어야 하는데 여전히 1.5촌으로 기록하고 있다(저자 주석).

17. 정령(正靈 : GB 17)

1) 위치 : 목창 상 1.5촌
2) 주치 : 두항부강통, 현운, 치통, 구토
3) 치법 : 【침법】 사자 : 0.3~0.5촌
【구법】 구 : 5장, 온열 : 5~15분
4) 참고 : 족소양담경과 양유맥 교회혈

18. 승령(承靈 : GB 18)

1) 위치 : 정령혈 아래 1.5촌
2) 주치 : 두통, 감모, 기관시염, 인질휜, 기관지염
3) 치법 : 【침법】 사자 : 0.3~0.5촌
【구법】 구 : 5장
4) 참고 : 족소양담경과 양유맥 교회혈

19. 뇌공(腦空 : GB 19)

1) 위치 : 풍지혈의 직상 1.5촌, 뇌호혈 양방 2촌
2) 주치 : 두통, 감모, 천식, 심계, 이명
3) 치법 : 【침법】 사자 : 0.3~0.5촌
【구법】 구 : 3장
4) 참고 : 족소양담경과 양유맥 교회혈

20. 풍지(風池 : GB 20)

1) 위치 : 풍부혈과 상평선 후두융기 직하 함요처
2) 주치 : 두통, 감모, 목훈, 항강통, 안질환, 목적종통
이명, 이농, 고혈압, 불면, 편정두통, 심계
3) 치법 : 【침법】 사자 : 0.3~0.5촌, 투자 : 풍지↔풍지 2~3촌 자입
【구법】 구 : 3~7장, 온열 : 5~10분

4) 효능 : 총이명목(聰耳明目), 소풍해열(疏風解熱)

5) 참고 : 족소양담경 양유맥 교회혈

풍부는 풍한 사기가 침입하여 유체하는 곳

풍부풍지는 중풍 주치혈

※감모 →[풍지+대추+합곡]
고혈압→[풍지+곡지+족삼리+태충]

21. 견정(肩井 : GB 21)

1) 위치 : 대추혈과 견봉각을 있는 평선이 유두선과 교차점

2) 주치 : 현운, 두항강, 유선염, 견배통, 상기해역

중풍불어, 뇌졸중에 의한 편마비, 회고불능

3) 치법 : 【침법】 직자 : 0.5촌

【구법】 구 : 3~7장, 온열 : 10~30분

4) 참고 : (침구갑을경)수소양삼초경, 양유맥 교회혈

(고금의총)수소양삼초경, 족양명위경, 양유맥 교회혈

※견정혈은 심자하면 뇌빈혈을 일으킴
잉부(孕婦)는 금침(禁鍼)
사혈치료에 효과적인 혈

22. 연액(淵腋 : GB 22)

1) 위치 : 액와횡문(腋窩橫紋) 직하 3촌(제5늑골간)

2) 주치 : 흉막염, 액와선염, 늑간신경통, 견비통

3) 치법 : 【침법】 사자 : 0.5~8촌

【구법】 온열 : 3~5분

4) 참고 : 연액은 극천과 장문을 4등분하여 극천에서 1/4에 있음

대체로 제5늑골사이에 해당한다.

23. 첩근(輒筋 : GB 23)

1) 위치 : 연액혈 전방 1촌(연액－첩근－천계혈이 상평선)
2) 주치 : 흉막염, 천식, 구토
3) 치법 : 【침법】 사자 : 0.5~0.6촌
【구법】 금구(禁灸)

24. 일월(日月 : GB 24)

1) 위치 : 기문혈 직하(1늑골 간격) 제7늑골 간에 해당
[상완(上脘) → 통곡(通谷) → 승만(承萬)] → 일월
2) 주치 : 늑간신경통, 담낭염, 급 · 만성간염
소화기궤양, 언어부정, 사지불수
3) 치법 : 【침법】 사자 : 0.5~1촌
【구법】 구 : 3~5장, 온열 : 10~20분
4) 참고 : 족태음비경, 족소양담경의 교회혈
일월혈은 담(膽)의 모혈(募穴)
일월혈은 담낭(膽囊) 질환의 안진혈(按診穴)

25. 경문(京門 : GB 25)

1) 위치 : 제12늑골단의 하
2) 주치 : 신염, 장산통, 늑간신경통, 요통, 하지통
흉협지만(胸脇之滿), 장명, 소화불량
소변불리, 신장질환, 부녀생식기질환
3) 치법 : 【침법】 직자 : 0.7~1촌
【구법】 구 : 3~7장, 온열 : 10~20분
4) 참고 : 경문혈은 신(腎)의 모혈(募穴)
※월경불통 → [경문(京門) + 혈해(血海)]

26. 대맥(帶脈 : GB 26)

1) 위치 : 장문혈 직하 배꼽(신궐)과 수평이 되는 곳
2) 주치 : 자궁내막염, 생리불순, 대하과다, 적벽대하
방광염, 외상성척추손상, 장산통, 부인소복통
3) 치법 : 【침법】 직자 : 1~1.5촌
【구법】 구 : 3~7장, 온열 : 10~20분
4) 효능 : 조대맥(調帶脈), 이습열(利濕熱)
5) 참고 : 족소양 담경과 대맥의 교회혈
대맥혈은 부인병의 전문혈

27. 오추(五樞 : GB 27)

1) 위치 : 상전장골극 전방 측복부 대맥 하 3촌과 교차점
2) 주치 : 자궁내막염, 생리불순, 대하과다, 적벽대하, 요통
방광염, 외상성척추손상, 장산통, 부인소복통
3) 치법 : 【침법】 직자 : 1~2촌
【구법】 구 : 3~5장, 온열 : 10~15분
4) 참고 : 족소양담경과 대맥 교회혈

28. 유도(維道 : GB 28)

1) 위치 : 오추혈의 하 0.5촌
2) 주치 : 자궁내막염, 자궁탈, 요통, 구역부지(嘔逆不止)
3) 치법 : 【침법】 직자 : 1~2촌
【구법】 구 : 5~10장, 온열 : 10~20분
4) 참고 : 족소양담경과 대맥 교회혈

29. (고)거료(居髎 : GB 29)

1) 위치 : 상전장골극과 대전자 최고점 간의 중점

2) 주치 : 자궁내막염, 방광염, 요퇴통, 요인(腰引)소복통
고관절주위질환, 고관절염, 수비부득거

3) 치법 : 【침법】 사자 : 고관절을 향해 2~3촌 자입
【구법】 구 : 5~10장, 온열 : 5~15분

4) 참고 : 족소양경과 양교맥 교회혈
※위·십이지장궤양 →[거료+격수+간수+비수]
하지류머티즘(풍습통) →[거료+환도+위중]

30. 환도(環跳 : GB 30)

1) 위치 : 대퇴대전자의 최고점과 미골과를 이은 선을 3등분하여
대전자 최고점에서 1/3 위치

2) 주치 : 중풍, 퇴슬무력 마비, 반신불수, 전신소양증

3) 치법 : 【침법】 직자 : 고관절을 향해 1.5~2촌 자입
【구법】 구 : 5~10장, 온열 : 15~30분

4) 효능 : 이요퇴(利腰腿), 통경락(通經絡)

5) 참고 : 족소양담경과 족태양방광경 교회혈
※하지운동성마비 →[환도+양능천+절골]
하지동통 →[환도+현종+지음]

31. 풍시(風市 : GB 31)

1) 위치 : 대퇴외측 정중 슬개골상련 상방 7/19촌
직립하여 팔을 드리웠을 때 중지의 끝이 닿는 곳

2) 주치 : 중풍, 퇴슬무력 마비, 반신불수, 전신소양증

3) 치법 : 【침법】 직자 : 고관절을 향해 1.5~2촌 자입
【구법】 구 : 5~10장, 온열 : 15~20분

4) 참고 : 족소양담경과 족태양방광경 교회혈
풍시(風市)는 하퇴외측 통증에 특효혈
※슬관절염 →[풍시+양능천+음시]
하지무력 요통 →[풍시+위중+행간]

32. 중독(中瀆 : GB 32)

1) 위치 : 풍시혈 직하 2촌
2) 주치 : 좌골신경통, 외측대퇴피신경통, 반신불수, 요통
3) 치법 : 【침법】 직자 : 고관절을 향해 1.5~3촌 자입
【구법】 구 : 5~7장, 온열 : 5~20분

33. 슬양관(膝陽關 : GB 33)

1) 위치 : 대퇴골 외측상과 상방에 있는 함요처
슬굴(膝屈)하여 슬관절 외측근과 골 사이 함요처
2) 주치 : 슬관절, 질환, 각기, 족·슬냉증, 하지마비
학슬풍통, 외측대퇴통, 반신불수, 무릎무력증
3) 치법 : 【침법】 직자 : 1.5~2.5촌 자입
4) 참고 : 슬양관은 슬관절통 슬관절굴신불능을 치료한다.
슬양관은 한사로 인한 족·슬한통을 치료한다.

※풍문혈은 열부(熱府)라 하며 배꼽위의 한사침범으로 발생한 열(熱)을 치료하며, 슬양관은 한부(寒府)라고 하며 족냉(足冷)이나 슬냉(膝冷) 등 무릎 아래 한사를 제거한다.
슬관절염 →[슬양관 ↔ 곡천], [양능천 ↔ 음능천]

34. 양능천(陽陵泉 : GB 34)

1) 위치 : 슬굴하고 비골두전하방에 있는 함요처
2) 주치 : 간염, 담낭염, 늑간신경통, 슬관절통
좌골신경통, 비골신경통, 습관성변비, 오십견
오금에 쥐남, 반신불수, 하지마목, 무릎무력증
3) 치법 : 【침법】 직자 : 경골후연을 향해 2~3촌 자입
【구법】 구 : 5~7장, 온열 : 20~30분
4) 효과 : 이간담(利肝膽), 청습열, 강근골(强筋骨)
5) 참고 : 담경의 하합혈

팔회혈 중 근회(筋會)

담경의 합토혈(合土穴)

근건(筋腱)에 관계되는 모든 질병치료 필수혈

35. 양교(陽交 : GB 35)

1) 위치 : 외과 직상 7촌 비골의 후연, 외구(外丘)혈의 후방 분육사이에서 취혈함

2) 주치 : 간염, 하지운동마비, 두통, 한궐, 족불인

3) 치법 : 【침법】 직자 : 1~2촌 자입

【구법】 구 : 5~7장, 온열 : 5~25분

4) 참고 : 양유맥의 극혈(郄穴)

36. 외구(外丘 : GB 36)

1) 위치 : 외과 직상 7촌 비골의 전연

외구(外丘)혈의 전방 분육사이에서 취혈함

2) 주치 : 좌골신경통, 항강(項强), 측흉통, 파킨스병

3) 치법 : 【침법】 직자 : 1~1.5촌 자입

【구법】 구 : 5~7장, 온열 : 5~15분

4) 참고 : 담경의 극혈(郄穴)

37. 광명(光明 : GB 37)

1) 위치 : 외과 직상 5촌(5/16), 현종 직상 2촌 비골의 전연

2) 주치 : 백내장, 시신경위축, 야맹증, 하퇴외측동통

3) 치법 : 【침법】 직자 : 1~1.5촌

【구법】 구 : 5~7장, 온열 : 5~20분

4) 효능 : 조간(調肝), 명목(明目)

5) 참고 : 담경의 낙혈(絡穴)

눈병치료의 최고혈

※백내장 →[광명+승읍+풍지+두광명]
두광명(頭光明)→신기혈 어요(魚腰) 직상 0.3촌

38. 양보(陽輔 : GB 38)

1) 위치 : 외과 직상 4촌(4/16), 현종 직상 1촌 비골의 전연
2) 주치 : 편두통, 경부임파절염, 편마비, 관절염
3) 치법 : 【침법】 직자 : 1~1.5촌
【구법】 구 : 5장
4) 참고 : 담경의 경화혈(經火穴)

39. 현종(懸鐘 : GB 39)

1) 위치 : 외과 직상 3촌(3/16), 비골의 전연
2) 주치 : 낙침, 편두통, 편마비, 좌골신경통, 항강
슬관절족관절질환, 중풍반신불수, 비출혈, 요통
3) 치법 : 【침법】 직자 : 1~2촌 자입
【구법】 구 : 3~5장, 온열 : 5~10분
4) 참고 : 담경의 낙혈(絡穴)
족삼양의 대락(大絡)
팔회혈의 수회(髓會) [수(髓)는 모두 절골에 회(會)한다.]
골수(骨髓)병의 주치혈
중풍, 정신질환 예방혈
담의 화열 골수의 열 강하

※현종을 절골(絶骨)이라고도 함.
골수염 척수염 중풍에 활용
각기(脚氣) →[현종+족삼리+삼음교]
편두통(偏頭痛)→[현종+협계+풍지]

40. 구허(丘墟 : GB 40)

1) 위치 : 외과 전하방 함요처

2) 주치 : 흉협통, 담낭염, 액와임파선염
좌골신경통, 항강, 족·슬관절질환

3) 치법 : 【침법】 직자 : 1~1.5촌 자입
【구법】 구 : 1~3장, 온열 : 5~10분

4) 효능 : 소간이담(疏肝利膽), 통낙(通絡)

5) 참고 : 담경의 원혈(原穴)

※구허·충양(위경)·경골(방광경)이 같은 족근골이 횡문 둘레에 있는데 치료 효과가 모두 우수함.

41. 족임읍(足臨泣 : GB 41)

1) 위치 : 제4·5중족골 접합부 전방 함요처

2) 주치 : 체중절통, 두부임파절결핵, 협늑통, 족통
유즙분비부족, 액와부종장, 생리불순, 두훈, 두통

3) 치법 : 【침법】 직자 : 0.3~0.5촌
【구법】 구 : 3~5장, 온열 : 5~10분

4) 효능 : 소설간담(疏泄肝膽), 통조대맥(通調帶脈)

4) 참고 : 족소양담경의 수목혈(兪木穴)
팔맥 교회혈의 하나(대맥과 통합)

42. 지오회(地五會 : GB 42)

1) 위치 : 제4·5중족골 골두지간 협계혈 상 1촌 함요처

2) 주치 : 이명, 유선염, 요통, 족배부의 동통 및 종통

3) 치법 : 【침법】 직자 : 0.3~0.5촌

43. 협계(俠谿 : GB 43)

1) 위치 : 제4·5지 접합부 0.5촌 후방 적백육제

2) 주치 : 이명, 편두통, 늑간신경통, 족부종통

3) 치법 : 【침법】 직자 : 0.3~0.5촌

【구법】 구 : 3~5장, 온열 : 3~5분

4) 참고 : 족소양담경의 형화혈(滎火穴)

※발열성질환에서도 땀이 나지 않을 때 활용

44. 족규음(足竅陰 : GB 44)

1) 위치 : 제4지 외측 지갑각 0.1촌

2) 주치 : 두통, 고혈압, 늑간신경통, 종통, 막염 천식, 흉막염, 관절마비, 불능거, 병

3) 치법 : 【침법】 직자 : 0.1~0.2촌

【구법】 구 : 2~3장, 온열 : 3~5분

4) 참고 : 족소양담경의 정금혈(井金穴)

사암오행침 허 · 실 · 한 · 열 보사법

증	보법		사법		자침시
담허증	통 곡	협 계	상 양	규 음	丑時
담실증	상 양	규 음	양 곡	양 보	子時
담한증	양 보	양 곡	협 계	통 곡	*
담열증	협 계	통 곡	위 중	양능천	*

족소양담경암기법(足少陽膽經暗記法)

동자(료) 청회 객주인	瞳子(髎) 聽會 客主人
함염 현로 현리 곡빈	頷厭 懸顱 懸釐 曲鬢
솔곡 천충 부백 (두)규음	率谷 天衝 浮白 (頭)竅陰
완골 본신 양백 (두)임읍	完骨 本神 陽白 (頭)臨泣
목창 정영 승영 뇌공	目窓 正營 承靈 腦空
풍지 견정 연액 첩근	風池 肩井 淵腋 輒筋
일월 경문 대맥 오추	日月 京門 帶脈 五樞
유도 (고)거료 환도(밑에)	維道 (股)居髎 環跳(밑에)
풍시 중독 (슬)양관(하고)	風市 中瀆 (膝)陽關(하고)
양능천(에) 양교 외구	陽陵泉(에) 陽交 外丘
광명 양보 현종 구허	光明 陽輔 懸鍾 丘墟
족임읍(과) 지오회(는)	足臨泣(과) 地五會(는)
협계 (족)규음 (담경락)	俠谿 (足)竅陰 (膽經絡)

※一死, 一死(14), 死死(44)하면 肝膽이 서늘하네

제12절 족궐음간경(足厥陰肝經)

The Liver Meridian : LR

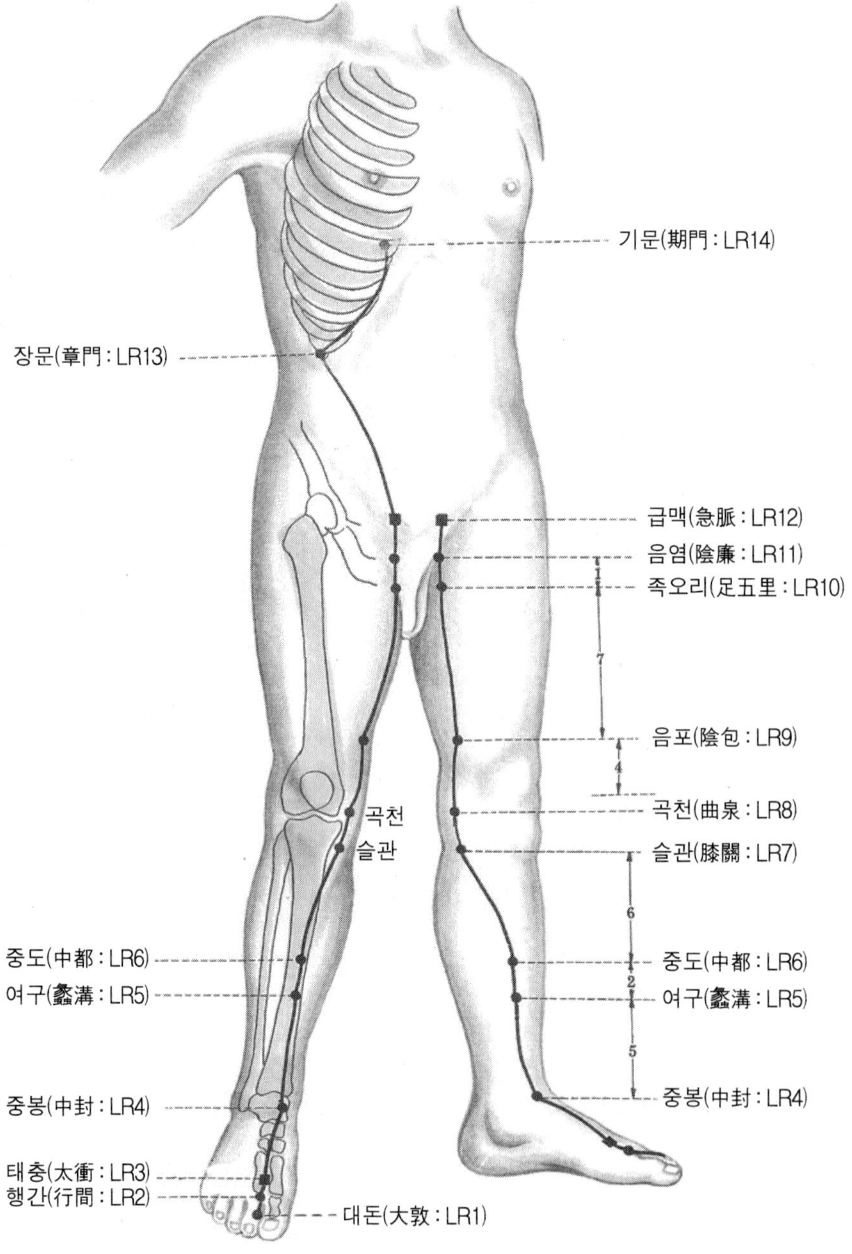

족궐음간경(足厥陰肝經)의 주요혈표

오 수 혈(五輸穴)		특 정 혈(特定穴)	
정목혈(井木穴)	대돈(大敦)	원혈(原穴)	태충(太衝)
형화혈(滎火穴)	행간(行間)	낙혈(絡穴)	여구(蠡溝)
수토혈(輸土穴)	태충(太衝)	극혈(郄穴)	중도(中都)
경금혈(經金穴)	중봉(中封)	모혈(募穴)	기문(期門)
합수혈(合水穴)	곡천(曲泉)	수혈(兪穴)	간수(肝兪)
※		비장모혈(募穴) 장회(臟會)	장문(章門)

1. 대돈(大敦 : LR 1)

1) 위치 : 장지갑각(長趾甲角) 외측 0.1촌

2) 주치 : 구급소생, 심통한출(心痛汗出), 붕루
생리불순, 자궁탈, 산통(疝痛), 고환염
자궁출혈, 소변실금, 외음부가려움, 유뇨

3) 치법 : 【침법】 직자 : 0.1~0.2촌, 점자 : 사혈
【구법】 구 : 3~5장, 온열 : 5~10분

4) 효능 : 소설간신(疏泄肝腎), 행기활혈(行氣活血)

5) 참고 : 족궐음 간경의 정목혈(井木穴)
※붕누(崩漏) → [대돈+격수+혈해+삼음교+태충]

2. 행간(行間 : LR 2)

1) 위치 : 제1・2족지 접합부 적백육제처

2) 주치 : 녹내장, 신열제거, 두통, 현운, 늑간신경통
장산통, 소아경풍, 생리과다, 도한, 족저통
고환염, 생리불순, 목적종통, 산통, 협통, 불면

3) 치법 : 【침법】 직자 : 0.5~1촌

【구법】 구 : 3~5장, 온열 : 5~15분

4) 효능 : 설간화(泄肝火), 소기체(疏氣滯)

5) 참고 : 족궐음 간경의 형화혈(滎火穴)

※간이 실(實)하면 행간 혈을 사(瀉)한다.
녹내장 → [행간 + 풍지 + 합곡]

3. 태충(太衝 : LR 3)

1) 위치 : 제1 · 2중족골 접합부 함요처 척측(행간 상 2촌)

2) 주치 : 구급소생, 고혈압, 혈소판감소증, 목적종통
중풍, 간염, 유선염, 사지관절통, 생리불순
두통, 현운, 불면증, 산통, 흉협통, 요통, 융폐

3) 치법 : 【침법】 직자 : 1~1.5촌, 투자 : 태충 ↔ 용천
【구법】 구 : 3~5장, 온열 : 5~15분

4) 효능 : 평간(平肝), 이혈(理血), 통경활락(通經活絡)

5) 참고 : 족궐음 간경의 원혈(原穴)
족궐음 간경의 수토혈(兪土穴)
음혈(陰血)의 대표(代表) 혈
부인과 생식기에 관한 질병 특효혈

※사지산통 → [태충 + 곡지 합곡 + 족삼리]
월경부지(不止) → [태충 + 삼음교]

4. 중봉(中封 : LR 4)

1) 위치 : 족내과 하연에서 전방 1촌(해계혈과 상구혈 사이 거골 상에 위치)

2) 주치 : 해천한열, 간염, 음경통, 융폐, 산통
족관절통 및 주위 연골조직의 질병

3) 치법 : 【침법】 직자 : 0.5~1촌
【구법】 구 : 3~5장, 온열 : 5~15분

4) 참고 : 족궐음 간경의 경금혈(經金穴)

5. 여구(蠡溝 : LR 5)

1) 위치 : 내과첨 상방 5촌(축빈과 상평선)
2) 주치 : 생리불순, 붕루대하, 고환염, 궁내막염
성욕항진, 산통, 뇨폐, 자궁탈, 음부소양증
3) 치법 : 【침법】 직자 : 0.5~1촌
【구법】 구 : 1~2장, 온열 : 3~5분
4) 참고 : 족궐음 간경의 낙혈(絡穴)

6. 중도(中都 : LR 6)

1) 위치 : 내과첨 상방 7촌, 여구(蠡溝)상 2촌(조구 승산과 상평선)
2) 주치 : 유산, 슬내통, 붕루(崩漏), 급성간염, 하지마비
3) 치법 : 【침법】 직자 : 1.5~2촌
【구법】 구 : 3~5장, 온열 : 5분
4) 참고 : 족궐음 간경의 극혈(郄穴)

7. 슬관(膝關 : LR 7)

1) 위치 : 음능천혈 후 1촌
2) 주치 : 통풍, 슬관절염
3) 치법 : 【침법】 직자 : 1~1.5촌(뜸이 효과적임)
【구법】 구 : 3~5장, 온열 : 5~10분
4) 참고 : 남녀의 성욕감퇴에 효과

8. 곡천(曲泉 : LR 8)

1) 위치 : 슬와횡문 내측 함요처(굴슬시 건을 넘어 함요처)
2) 주치 : 자궁탈수, 전립선염, 질염, 신염, 산통
음부소양, 슬관절염, 유정, 음위, 자궁탈
소변곤란, 슬관절통, 슬연골조직의 질병

3) 치법 : 【침법】 직자 : 1~1.5촌
【구법】 구 : 3~5장, 온열 : 5~15분
4) 효능 : 이방광(利膀胱), 청습열(淸濕熱), 서근락(舒筋絡)
5) 참고 : 족궐음간경의 합수혈(合水穴)
※곡천혈은 슬관절염 슬관절 유머티즘 치료에 필수혈이며 요도염 방광염으로 인한 배설장애 제거에 불가결한 혈이다.

9. 음포(陰包 : LR 9)

1) 위치 : 곡천혈 상 4촌
2) 주치 : 뇨폐, 기면(嗜眠), 음낭습진
3) 치법 : 【침법】 직자 : 1~1.5촌
【구법】 구 : 5장, 溫熱 : 5~10분

10. 족오리(足五里 : LR 10)

1) 위치 : 대퇴 음염혈 하방 1촌(기충혈 하방 3촌)
2) 주치 : 생리불순, 요실금요폐, 요실금
3) 치법 : 【침법】 직자 : 1.5~3촌
【구법】 구 : 3~5장, 온열 : 3~10분

11. 음염(陰廉 : LR 11)

1) 위치 : 기충혈 하방 2촌
2) 주치 : 생리불순, 고관절동통, 하지동통
3) 치법 : 【침법】 직자 : 1~1.5촌
【구법】 구 : 3장, 온열 : 3~5분

12. 급맥(急脈 : LR 12)

1) 위치 : 곡골혈 외방 2.5촌[기충혈 외방 0.5촌(1cm)]

[곡골－횡골－기충－급맥－충문]

2) 주치 : 외음부통, 산기(疝氣), 음경동통

3) 치법 : 【침법】 직자 : 1～1.5촌

【구법】 구 : 3장, 溫熱 : 3～5분

4) 참고 : 곡골－0.5－횡골－1.5촌－기충－0.5－급맥－1촌－충문

(임맥) (신경) (위경) (간경) (비경)

13. 장문(章門 : LR 13)

1) 위치 : 액와정중선상 제11늑골전단

굴주시 주첨이 닿는 곳

2) 주치 : 간비종대, 간염, 장염, 구토, 복창, 적취비괴

3) 치법 : 【침법】 직자 : 0.8～1촌

【구법】 구 : 3장, 온열 : 10～30분

4) 참고 : 비(脾)의 모혈(募穴)

팔회혈 중의 장회(臟會)

14. 기문(期門 : LR 14)

1) 위치 : 거궐 상평선 우두 직하 제6·7늑간극(肋間隙)

[거궐→유문→불용→기문→대포] 동일횡선

2) 주치 : 늑간신경통, 간염, 간종대

위긴장증, 담낭염, 흉막염

3) 치법 : 【침법】 직자 : 0.5촌

【구법】 구 : 5장, 온열 : 5～15분

4) 효능 : 소간이기(疏肝利氣), 화적통어(化積通瘀)

5) 참고 : 간(肝)의 모혈(募穴)

태음비경(脾經) 족궐음간경(肝經)

음유맥(陰維脈)의 회혈

※간염 →[기문(期門)＋중봉＋양능천]

사암오행침 허 · 실 · 한 · 열 보사법

증	보법		사법		자침시
간허증	음 곡	곡 천	경 거	중 봉	寅時
간실증	경 거	중 봉	소 부	행 간	丑時
간한증	행 간	소 부	음 곡	곡 천	*
간열증	음 곡	곡 천	태 충	태 백	*

족궐음간경암기법(足厥陰肝經暗記法)

대돈 행간 태충 중봉	大敦 行間 太衝 中封
여구 중도 슬관 곡천	蠡溝 中都 膝關 曲泉
음포 (족)오리 음렴 급맥	陰包 (足)五里 陰廉 急脈
장문(위에) 기문(혈은)	章門(위에) 期門(穴은)
족궐음(에) (간경락)	足厥陰(에) (肝經絡)

※一死, 一死(14), 死死(44)하면 肝膽이 서늘하네

안구부위별 오장의 관계

눈동자(동공)	→	신장
검은 자위	→	간
흰자위	→	폐
윗눈꺼풀(상안검)	→	위장
아래눈꺼풀(하안검)	→	비장
눈의 시작과 끝부분(내·외자)	→	심장

*전체적인 것은 간이 주관한다.

제2장 기경팔맥(奇經八脈)

인체 분포되어 있는 경락은 12정경과 15락, 기경팔맥(奇經八脈)이 있다. 이들 중 독맥(督脈), 임맥(任脈), 충맥(衝脈), 대맥(帶脈), 양교맥(陽蹻脈), 음교맥(陰蹻脈), 양유맥(陽維脈), 음유맥(陰維脈)은 경(經)에 속하지 않고 장부와도 관련되지 않으며 표리관계로 배합되지 않는 기이(奇異)한 특징을 가지고 있기 때문에 기경팔맥(奇經八脈) 또는 기맥(奇脈)이라고 한다. 12정경은 정상상태로 기혈이 순행하면서 대사활동을 하는데 어떤 원인에 의하여 경맥의 기(氣)가 넘치게 되면 기경팔맥으로 유입되어 음양(陰陽)을 조화롭게 조절하는 작용을 한다. 기경(奇經)은 독맥과 임맥을 제외하고 본경수혈(本經輸穴)이 없으며 나머지 6맥은 12정경과 임 · 독맥(任 · 督脈)의 경혈 중에서 해당 부위의 혈(穴) 이름을 차용하여 맥경(脈經)이 구성되어 있다.

기경팔맥(奇經八脈)의 구성

순서	맥경명	시→종	혈수	참 고
1	독맥(督脈)	長强 → 齦交	28혈	중앙 1선 28혈
2	임맥(任脈)	承漿 → 會陰	24혈	중앙 1선 24혈
3	충맥(衝脈)	氣衝 → 幽門	24혈	좌·우 각 12혈 12혈×2=24혈
4	대맥(帶脈)	帶脈 → 維道	6혈	좌·우 각 3혈 3혈×2=6혈
5	양교맥(陽蹻脈)	申脈 → 風池	28혈	좌·우 각 14혈 14혈×2=28혈
6	음교맥(陰蹻脈)	然谷 → 睛明	14혈	좌·우 각 7혈 7혈×2=24혈
7	양유맥(陽維脈)	金門 → 瘂門	38혈	좌·우 각 18혈(36혈) 독맥 2혈
8	음유맥(陰維脈)	築賓 → 廉泉	12혈	좌·우 각 5혈 5혈×2=10혈 임맥 2혈

제1절 독맥(督脈) 28혈

The Governor Vessel

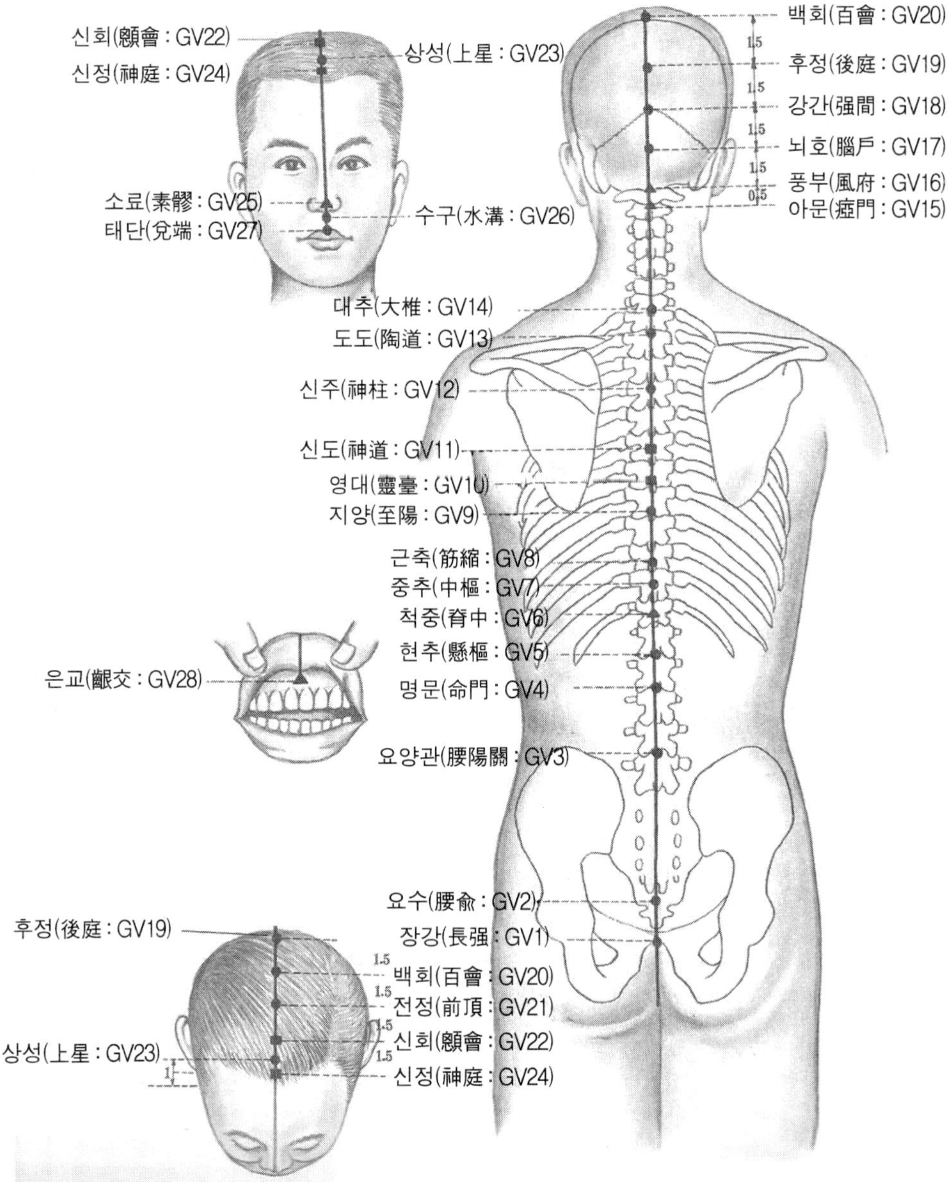

1. 장강(長强 : GV 1)

1) 위치 : 미골단과 항문사이

2) 주치 : 요척통, 치질, 탈항, 음낭습진, 설사
정신분열증, 음위, 하혈구치, 반신불수

3) 치법 : 【침법】 직자 : 0.5~1촌
【구법】 구 : 3~7장, 온구 : 5~15분

4) 효능 : 통임독(通任督), 조양제(調陽臍)

5) 참고 : 독맥의 낙혈(絡穴)
치병(痔病)치료에 특효혈(灸 : 10~20장)

※탈항(脫肛) → [장강+백회+대장수+승산]
엉덩방아 → 장강사혈 특효

2. 요수(腰兪 : GV 2)

1) 위치 : 정중선골능제4추 하 천공열골의 함요처

2) 주치 : 치창, 생리불순, 요실금, 하지마비
정신분열증, 하혈구치, 요척통

3) 치법 : 【침법】 사자 : 0.7~1.5촌
【구법】 구 : 3~7장, 온구 : 10~20분

3. 요양관(腰陽關 : GV 3)

1) 위치 : 제4 · 5요추 극돌기 사이
[요양관 → 대장수]는 동일횡선 상에 위치함.

2) 주치 : 요천부동통, 하지마비, 생리불순, 유정, 음위
하지마목불인, 좌골신경통, 만성장염, 슬관절통

3) 치법 : 【침법】 직자 : 1~1.5촌
【구법】 구 : 3~7장, 온구 : 10~20분

4) 효능 : 조신기(調腎氣), 이요슬(利腰膝), 한습제거

5) 참고 : 좌우 장골극을 잇는 선을 야코비선이라고 하며 야코비선은 제4요추 위를

지나간다.

※요통치료에 필수혈

4. 명문(命門 : GV 4)

1) 위치 : 제2 · 3요추 극돌기 사이
[명문→신수→지실]은 동일횡선에 위치

2) 주치 : 요통, 요부염좌, 신허요통, 정력감퇴, 이명
대하, 생리불순, 자궁내막염, 음위, 붕루, 두통
유뇨, 하지마비, 좌골신경통, 유정, 척추염

3) 치법 : 【침법】 직자 : 1~1.5촌
【구법】 구 : 3~7장, 온구 : 10~20분

4) 효능 : 배원보신(培元補腎), 통리요척(通利腰脊)

5) 참고 : 신허(腎虛)로 오는 정력감퇴 요통 등에 특효

※급성요통→[요양관+인중+위중+요통점]
※<요통점> 기혈
요통1혈→2중수골과 3중수골 사이
요통2혈→3중수골과 4중수골 사이
요통3혈→4중수골과 5중수골 사이

> 제3요추와 제4요추 사이에는 혈(穴)이 없음.
> 제3요추 극돌기 하(×) - (기해수) - (×)

5. 현추(懸樞 : GV 5)

1) 위치 : 제1요추 극돌기 하
[현추→삼초수→황문] 동일횡선 배열

2) 주치 : 이질, 복통, 위장병, 설사, 굴신불능
수곡불화, 복중유적, 탈항, 요척강통

3) 치법 : 【침법】 직자 : 0.5~1촌

【구법】 구 : 3장

4) 참고 : 주로 요배부통 위장병에 활용

제12흉추와 제1요추 극돌기 사이에는 혈(穴)이 없음.
제12흉추 극돌기 하(×) - (위수) - (위창)

6. 척중(脊中 : GV 6)

1) 위치 : 제11흉추 극돌기 하
[척중→비수→의사] 동일횡선 상 위치

2) 주치 : 간염, 요배부통, 하지마비

3) 치법 : 【침법】 직자 : 0.5~1촌
【구법】 금구혈

7. 중추(中樞 : GV 7)

1) 위치 : 제10흉추 극돌기 하
[중추→담수→양강] 동일횡선 위치

2) 주치 : 위통, 담낭염, 담석증, 시력감퇴, 요배부통

3) 치법 : 【침법】 직자 : 0.5~1촌

제8흉추와 제9흉추 극돌기 사이에는 혈(穴)이 없음.
제8흉추 극돌기 하[팔추하(기혈) - 췌수(기혈)]

8. 근축(筋縮 : GV 8)

1) 위치 : 제9흉추 극돌기 하
[근축→간수→혼문] 동일횡선 위치

2) 주치 : 간염, 담낭염, 흉막염, 늑간신경통, 척주강급

안면신경마비, 불면증, 중풍, 뇌척수 신경통

3) 치법 : 【침법】 직자 : 0.5~1촌

【구법】 구 : 3장

4) 참고 : 근축(筋縮)은 간에 속하며 간은 근건(筋腱)을 통제하므로 근건과 관계있는 질병에 활용된다.

9. 지양(至陽 : GV 9)

1) 위치 : 제7흉추 극돌기 하 제7 · 8흉추 극돌기 사이

[지양→격수→격관] 동일횡선 위치

2) 주치 : 위신경통, 소화불량, 식욕부진, 위통

위무력증, 위산과다, 위중한기, 늑간신경통

간염, 황달, 흉배통, 담낭염, 기관지천식

3) 치법 : 【침법】 사자 : 0.7~1촌

【구법】 구 : 3~5장, 온구 : 5~15분

4) 효능 : 이기기(利氣機), 화습열, 관흉격(寬胸膈)

※신열(腎熱) 주치혈
위긴장증 급체 때 지압치료점

10. 영대(靈臺 : GV 10)

1) 위치 : 제6 · 7흉추 극돌기 사이

[영대→독수→의희] 동일횡선 상 위치

2) 주치 : 위통, 비열, 척추통, 항강, 한열, 감모, 기관지염

간염, 황달, 흉배통, 담낭염, 천효구해(喘哮久咳)

3) 치법 : 【침법】 사자 : 0.5~1촌

【구법】 구 : 3~5장, 온구 : 10~20분

4) 참고 : 금침혈로 되어 있으므로 신중히 자침 요함

※소아천식→[영대+신주]에 뜸

제4·5흉추 극돌기 사이(혈이 없음)
제4흉추 극돌기 하(×) - (궐음수) - (고항)

11. 신도(神道 : GV 11)

1) 위치 : 제5흉추 극돌기 하
[신도→심수→신당] 동일횡선 상 위치
2) 주치 : 열성질환, 심질환, 늑간신경통, 실면, 심계
3) 치법 : 【침법】 사자 : 0.5~1촌
【구법】 구 : 3~7장, 온구 : 5~10분
4) 참고 : 중풍예방 명구혈(名灸穴)
※간열을 치하고 순환기계 질환 협심증에 주효

제2·3흉추 극돌기 사이(혈이 없음)
제2흉추 극돌기 하(×) - (폐수) - (부분)

12. 신주(神柱 : GV 12)

1) 위치 : 제3 · 4흉추 극돌기 사이
[신주→폐수→백호] 동일횡선 상 위치
2) 주치 : 폐염, 효천, 기관지염, 흉배통, 정신병, 흉열
중풍불어, 요척강통, 전광타인(癲狂打人), 폐결핵
3) 치법 : 【침법】 사자 : 0.7~1촌(상방사자)
【구법】 구 : 3~5장, 온구 : 10~20분
4) 효능 : 소기통락(疏氣通絡), 면역강화, 피로회복
5) 참고 : 유아의 발육촉진혈
질병예방 및 건강관리혈
※백일해 →[신주+대추+풍문]

13. 도도(陶道 : GV 13)

1) 위치 : 제1 · 2흉추 극돌기 사이
[도도→대저→견외수] 동일횡선 상 위치
2) 주치 : 발열, 한열, 두통, 한불출, 두중
전간, 정신분열증, 두항부근경련
허로, 목현, 폐결핵, 요척강통, 흉배통
3) 치법 : 【침법】 사자 : 1~1.5촌(상 방향 사자)
【구법】 구 : 3~7장, 온구 : 5~10분
4) 참고 : 독맥+족태양방광경의 교회혈

14. 대추(大椎 : GV 14)

1) 위치 : 제7경추 · 제1흉추 극돌기 사이
(대추)←2촌→(견중수)
2) 주치 : 위장장해, 유행성감기, 경항강급
육혈부자, 정신분열증, 기관지염
혈액질환, 간염, 폐기종, 폐결핵
상한발열, 견배통, 중서, 전간, 학질
3) 치법 : 【침법】 직자 : 1~1.5촌(상 방향 사자)
【구법】 구 : 3~7장, 온구 : 5~10분
4) 효능 : 해표통양(解表通陽), 청뇌영신(淸腦寧神)
5) 참고 : 위, 대장, 소장, 방광, 담, 삼초 등의 삼양락(三陽絡)과 독맥(督脈)의 회혈
※모든 양경락은 독맥의 대추혈에서 만난다.
유행성감기→[대추+풍지+풍문+곡지]
허증의 풍사로 냉한(冷寒)이 그치지 않을 때 대추혈에 뜸하면 즉시 효과가 나타난다.

15. 아문(瘂門 : GV 15)

1) 위치 : 후발제 정중 직상 제1 · 2경추 극돌기 사이
2) 주치 : 설근마비 · 중풍으로 인한 언어장애, 후두통

대뇌발육부전, 농아, 정신분열증, 뇌성마비
육혈, 육혈부자, 뇌졸중후유증, 동맥경화증
고혈압으로 인한 관련증, 경항강급, 설급중설

3) 치법 : 【침법】 직자 : 1~2촌(제삽 염전은 하지 않음)
【구법】 구 : 3~7장, 온구 : 5~10분

4) 효능 : 통규락(通竅絡), 청신지(淸神志)

5) 참고 : 아문혈은 내상방을 향하여 심자하지 않음
수기법으로 작탁이나 염전은 절대 금함

※모든 양열의 상항 육혈(衄血) 척강(脊强) 중풍 폭사(暴死)를 치함.

16. 풍부(風府 : GV 16)

1) 위치 : 후발제 정중 직상 1촌(후두융기 직하 함요처)

2) 주치 : 경항강통, 설근마비, 중풍으로 인한 언어장애
사지마목, 고혈압증, 반신불수, 두통, 후두통
설급중설, 신중오한, 인후종통, 정신질환

3) 치법 : 【침법】 직자 : 0.5~1촌

17. 뇌호(腦戶 : GV 17)

1) 위치 : 풍부혈의 직상 1.5촌, 외후두융기의 상련

2) 주치 : 경항강직, 불면, 두통

3) 치법 : 【침법】 사자 : 0.5~0.8촌
【구법】 온구 : 2~3분

18. 강간(强間 : GV 18)

1) 위치 : 뇌호혈의 직상 1.5촌

2) 주치 : 경항강직, 불면, 두통, 전간

3) 치법 : 【침법】 사자 : 0.5~0.1촌

【구법】 구 : 3장, 온열 : 5~20분

19. 후정(後庭 : GV 19)

1) 위치 : 백회혈 후방 1.5촌
2) 주치 : 편두통, 감모, 불면, 전간
3) 치법 : 【침법】 사자 : 1~1.5촌
【구법】 구 : 3장, 온열 : 5~20분

20. 백회(百會 : GV 20)

1) 위치 : 두정중선과 양 이첨을 이은 선의 교차점
전발제－후발제간 12촌의 전발제 상 5/12촌
2) 주치 : 두통, 중풍, 구금, 건망, 탈항, 비색, 치병(痔病)
이농, 이명, 자궁하수, 구금불개, 반신불수
3) 치법 : 【침법】 횡자 : 0.5~1.5촌 전후/좌우로 횡자
【구법】 구 : 3~7장, 온구 : 5~20분
4) 효능 : 개규영신(開竅寧神), 평간식풍(平肝息風), 승양고탈(昇陽固脫)
5) 참고 : 수족 삼양경과 독맥 교회혈

※유행성B형(일본)뇌염 →[백회＋풍부＋대추＋곡지]
탈항 →[백회＋구미＋장강]
쇼크 →[백회＋인중＋내관]
자궁하수 →[백회＋기해＋유포(維胞)＋족삼리]
*유포(維胞, 기혈)는 상전장골극 내하방 오추혈 내측

21. 전정(前頂 : GV 21)

1) 위치 : 백회전 1.5촌, 신회 직상 1.5촌
2) 주치 : 부종, 소아경풍, 두풍, 비색다체(鼻塞多涕)
골이 깨질듯 심한 두통, 정두통, 목현
3) 치법 : 【침법】 횡자 : 0.5~1.5촌
【구법】 구 : 3장, 온구 : 5~20분

4) 참고 : 농체(膿涕)는 한사가 열로 변한 증상
비연(鼻淵)은 다량의 농체가 나오는 증상

22. 신회(顖會 : GV 22)

1) 위치 : 전발제 직상 2촌, 백회전 3촌
2) 주치 : 두통, 현운비염, 소아경풍, 비농
3) 치법 : 【침법】 사자 : 0.5~1촌
【구법】 구 : 3~5장, 온구 : 2~5분
4) 참고 : 두정골의 대천문이 굳어지지 않는 8세 미만의 소아는 금침함

23. 상성(上星 : GV 23)

1) 위치 : 전발제 직상 1촌, 신정 직상 0.5촌
2) 주치 : 비염, 육혈, 현운, 전간, 면적종(面赤腫)
정신불안, 정신과질환, 구비(口鼻) 출혈부지
3) 치법 : 【침법】 사자 : 0.5~0.8촌
【구법】 구 : 3~5장, 온구 : 10분
4) 효능 : 산풍열(散風熱), 통비규(通鼻竅)
※축농증에 효과
코피 지혈 효과
코피 → 견중(肩中), 상성(上星) 특효
*견중(肩中)-신혈 견봉직하(관상면) 3촌

24. 신정(神庭 : GV 24)

1) 위치 : 전발제 직상 0.5촌입, 백회 직하 4.5촌
2) 주치 : 두통, 비염, 비농, 근시, 비출혈
축농증, 열성질환, 목현, 안통, 현운
3) 치법 : 【침법】 사자 : 0.5~1촌
【구법】 구 : 3~5장, 온구 : 5~10분

4) 참고 : 독맥+족태양+족양명의 회혈

25. 소료(素髎 : GV 25)

1) 위치 : 비첨단의 정중
2) 주치 : 비농, 쇼크, 저혈압, 심박동 느림
주사비(朱鰖鼻), 비염, 비출혈
3) 치법 : 【침법】 사자 : 0.5~1촌, 점자 : 사혈요법
4) 효능 : 역기이설(逆氣而泄), 개규설열(開竅泄熱)

※주사비(朱鰖鼻) → 딸기코[소료+영향+합곡] 사혈
저혈압(低血壓) → [소료+흥분+내관] 침뜸
감전응급처치 → [소료+내관+용천] 점자사혈
육혈(코피)부지 → [소료+상성+영향] 점자출혈

26. 수구(水溝 : GV 26)

1) 위치 : 인중구(人中溝) 상에서 1/3 지점
2) 주치 : 쇼크, 중풍구금, 중서, 구안와사, 정신분열증
전간, 인사불성, 소갈음수무한, 급성요부염좌
3) 치법 : 【침법】 사자 : 0.5~1촌
【구법】 구 : 5장, 온열 : 5~10분
4) 효능 : 개규청열(開竅淸熱), 영신지, 이요척(利腰脊)
5) 참고 : 독맥+수양명+족양명의 회혈

※중독성쇼크 → [수구+내관+용천+족삼리]
요부염좌 → [수구+위중]
중서(中暑) → [수구+십선+위중+용천]

27. 태단(兌端 : GV 27)

1) 위치 : 구순중앙 인중구 하단
2) 주치 : 치내염, 황달, 당뇨, 비색, 구토, 구내염
3) 치법 : 【침법】 사자 : 0.2~0.3촌

28. 은교(齦交 : GV 28)

1) 위치 : 윗입술을 들어 올릴 때 나타나는 점막(粘膜) 형태의 실같은 세근(細筋)이 잇몸에 부착된 점

2) 주치 : 급성요부염좌, 비농, 치통출혈, 두항강직 목내자적양통(目內眥赤痒痛), 비색, 구토

3) 치법 : 【침법】 사자 : 0.2~0.3촌

※은교(齦交)의 『은(齦)』자는 "잇몸 은"과 "깨물 간"의 두 가지 방법으로 읽는다. 그러나 『齦交』는 동작을 뜻하는 것이 아니고 잇몸의 한 부위를 뜻하므로 "간교"가 아니라 "은교"라고 읽어야 옳다.

독맥암기법(督脈暗記法)

[치료점 찾기 편한 순서(역순)]

은교	태단	수구	소료	齦交	兌端	水溝	素髎
신정	상성	신회	전정	神庭	上星	顖會	前頂
백회	후정	강간	뇌호	百會	後頂	强間	腦戶
풍부	아문	대추	도도	風府	啞門	大椎	陶道
신주	신도	영대	지양	身柱	神道	靈臺	至陽
근축	중추	척중	현추	筋縮	中樞	脊中	懸樞
명문	(요)양관	요수	장강	命門	(腰)陽關	腰兪	長强

[穴名번호 순서]

장강	요수	(요)양관	명문	長强	腰兪	(腰)陽關	命門
현추	척중	중추	근축	懸樞	脊中	中樞	筋縮
지양	영대	신도	신주	至陽	靈臺	神道	身柱
도도	대추	아문	풍부	陶道	大椎	啞門	風府
뇌호	강간	후정	백회	腦戶	强間	後庭	百會
전정	신회	상성	신정	前頂	顖會	上星	神庭
소료	수구	태단	은교	素髎	水溝	兌端	齦交

제2절 임맥(任脈) 24혈

The Conception Vessel

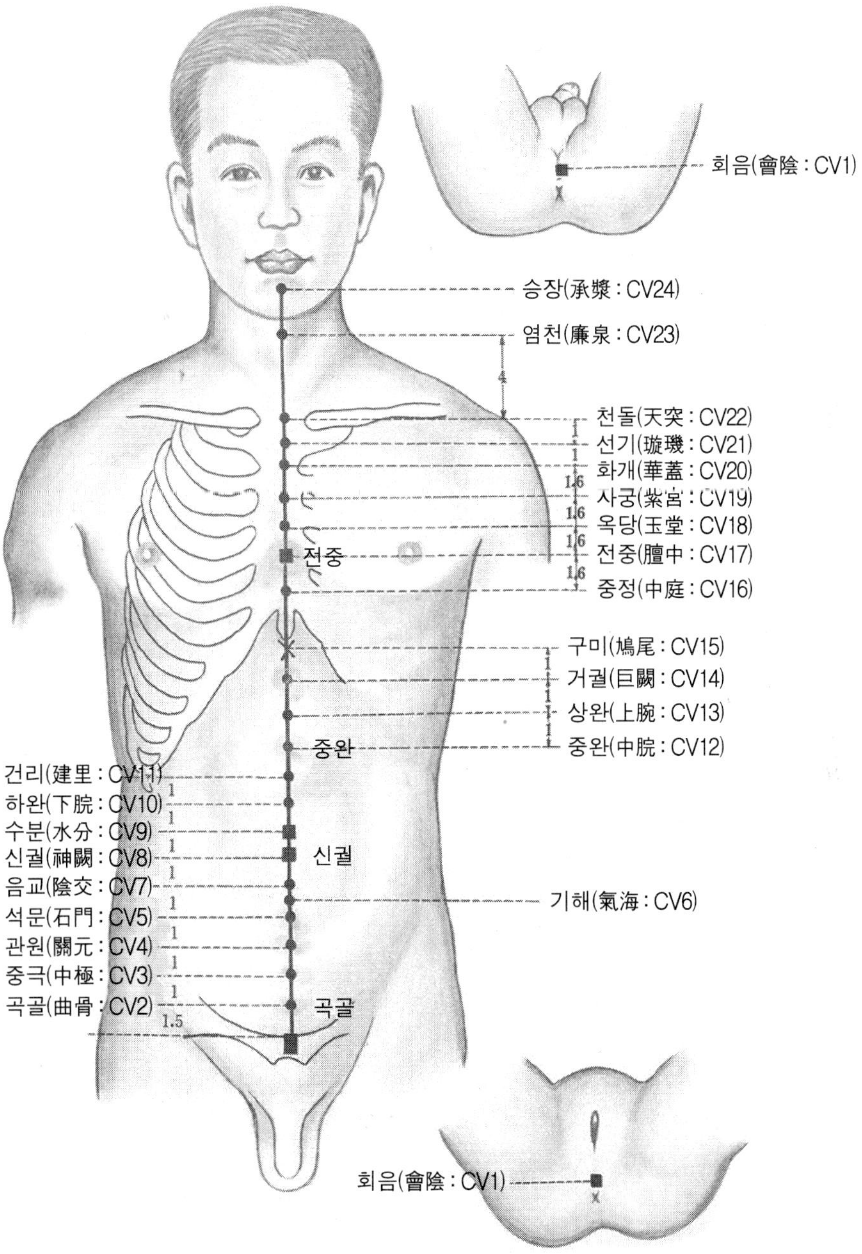

1. 회음(會陰 : CV 1)

1) 위치 : 전음과 후음의 중간

2) 주치 : 치질, 음부소양증, 복상시(腹上屍), 졸사자
요도염, 전립선염, 생리불순, 양위증, 익사자

3) 치법 : 【침법】 직자 : 1~1.5촌
【구법】 구 : 5장, 온열 : 5~15분

4) 참고 : 긴급시 구급혈로 사용함

※졸사자(卒死者) → 1촌 침 자입 소생(甦生)
익사자(溺死者) → 거꾸로 물을 토해내고 자침하여 소변이 나오면 살아남

2. 곡골(曲骨 : CV 2)

1) 위치 : 복부정중선 [백선(白線)]상 치골상연 제하 5촌
[곡골－횡골－기충－충문] 동일횡선 상에 위치

2) 주치 : 자궁탈,　생리불순, 방광염, 고환염, 전립선비대
소변불리, 적백대하, 야뇨증, 붕루

3) 치법 : 【침법】 직자 : 1~1.5촌
【구법】 구 : 3~7장, 온열 : 10~20분

4) 참고 : 임맥＋족궐음간경의 교회혈

※부인병에 효과
전립선비대증에 효과

3. 중극(中極 : CV 3)

1) 위치 : 전정중선상(前正中線上) 제하(臍下) 4촌
[중극－대혁－귀래－(자궁)－부사] 동일횡선

2) 주치 : 유정, 유뇨, 조루, 음위, 생리불순, 불잉, 대하과다
소변불리, 여자성기질환, 좌골신경통, 무월경

3) 치법 : 【침법】 직자 : 1~2촌
【구법】 구 : 3~7장, 온열 : 10~20분

4) 효능 : 이습열(利濕熱), 조기화(調氣化), 調胞宮)

5) 참고 : 족삼음(간 · 비 · 신)과 임맥의 회혈

방광의 모혈

부인과 질병에 효과

※무사(無嗣=無子) →[중극+외능+대거]
무월경 →[중극+신수+합곡+삼음교]
생리불순 →[중극+자궁+삼음교]
유정·음위·조루 →[중극+횡골+음능천]

4. 관원(關元 : CV 4)

1) 위치 : 전정중선상(前正中線上) 제하(臍下) 3촌

[관원→기혈→수도] 동일횡선

2) 주치 : 정력감퇴, 신체허약, 고혈압, 불면증

중풍탈증, 유정, 유뇨, 조루, 음위

소변불리, 생리불순, 냉증, 여드름

3) 치법 : 【침법】 직자 : 1.5~2촌

【구법】 구 : 3~7장, 온열 : 10~20분

4) 효능 : 배신고본(培腎固本), 조기회양(調氣回陽)

정력강화(精力强化), 건강증진(健康增進)

5) 참고 : 족삼음(간 · 비 · 신)과 임맥의 회혈

소장의 모혈

생식기관계 최고혈

관원을 하단전(下丹田)이라 함.

인체의 삼단전(三丹田)

상단전(上丹田) → 뇌(腦) <기(氣)>
중단전(中丹田) → 심장(心臟) <신(神)>
하단전(下丹田) → 신장(腎臟) <정(精)>
※하단전을 침구에서는 관원이라고 함.

5. 석문(石門 : CV 5)

1) 위치 : 전정중선상(前正中線上) 제하(臍下) 2촌
[석문→사만→대거] 동일횡선
2) 주치 : 붕루, 무월경, 생리불순, 부종, 뇨폐
비뇨생식기병, 소변불리, 대하과다
3) 치법 : 【침법】 직자 : 1~1.5촌
【구법】 구 : 3~7장, 온열 : 10~20분
4) 참고 : 삼초의 모혈
※여자는 절대 금침혈(영구불임가능)

6. 기해(氣海 : CV 6)

1) 위치 : 전정중선상(前正中線上) 제하(臍下) 1.5촌(음교혈과 석문혈 중간)
[기해→(×)→(×)→(×)] 기해 외방에는 혈(穴)이 없음
2) 주치 : 원기부족, 신경쇠약, 하초허냉
생리불순, 적백대하, 붕루, 무월경
소변불리, 비뇨생식기병, 뇨폐
3) 치법 : 【침법】 사자 : 2~3촌
【구법】 구 : 3~7장, 溫熱 : 10~20분
4) 참고 : 원기가 발생하고 모이는 곳을 기해(氣海) 즉 기의 바다라 한다. 제하(臍下) 1.5촌에 기해혈이 있고 상체의 유두와 유두 사이에도 기해가 있다. 유두와 유두사이에 있는 전중(膻中)혈을 말하는데 이를 상기해(上氣海)라고 한다.

7. 음교(陰交 : CV 7)

1) 위치 : 전정중선상(前正中線上) 제하(臍下) 1촌
[음교→중주→외능→복결(비경락)] 동일횡선
2) 주치 : 요슬구마, 산후출혈, 음부소양증, 요도염

월경부지, 생리불순, 자궁내막염, 대하, 부종

3) 치법 : 【침법】 사자 : 1~1.5촌

【구법】 구 : 3~5장, 온열 : 10~20분

8. 신궐(神闕 : CV 8)

1) 위치 : 배꼽의 정중앙

[신궐 → 황수 → 천추 → 대횡 → 대맥]

2) 주치 : 급·만성장염, 수종탈항, 중풍탈증, 중서

인사불성, 하리부지, 사지궐냉, 복명복통

3) 치법 : 【침법】 금침혈

【구법】 구 : 7~14장(격염구), 온열 : 20~30분

4) 효능 : 회양고탈(回陽固脫), 脾·胃·腎의 기능 향상

5) 참고 : 소금을 이용한 격염구(隔鹽灸)를 많이 한다.

9. 수분(水分 : CV 9)

1) 위치 : 제중직상 1촌

[수분 → (×) → 활육문 → 장문(章門)]

2) 주치 : 복수, 구토, 복통, 설사, 신염, 하리, 소변분리

요배급강, 청탁분리, 위내정수(胃內停水)

3) 치법 : 【침법】 고서(古書) - 금침혈

【구법】 구 : 7~14장(격염구), 온열 : 20~30분

4) 참고 : 수분은 이수(利水)를 주관한다.

수(水)병에는 구법(灸法)이 효과적임

복수(腹水)에 침자 효과

10. 하완(下脘 : CV 10)

1) 위치 : 제중 직상 2촌

[하완→상곡→태을문] 동일횡선

2) 주치 : 소화불량, 위통, 위하수, 설사, 남녀생식기 질환

3) 치법 : 【침법】 침자 : 1~1.5촌

【구법】 구 : 3~3장, 온열 : 10~20분

4) 참고 : 위상구부(胃上口部)→상완(上脘, 분문부)

위중앙부(胃中央部)→중완(中脘, 위체부)

위하구부(胃下口部)→하완(下脘, 유문부)

11. 건리(建里 : CV 11)

1) 위치 : 제중 직상 3촌

[건리→석관→관문] 동일횡선

2) 주치 : 급·만성위염, 심교통(心絞痛), 복수복명, 복통

위하수증, 위궤양, 신경위염, 식욕부진

3) 치법 : 【침법】 1~1.5촌

【구법】 구 : 3~7장, 온열 : 10~20분

12. 중완(中脘 : CV 12)

1) 위치 : 제중 직상 4촌

[중완→음도→양문→복애] 동일횡선

2) 주치 : 급·만성위염, 심교통(心絞痛), 복수복명, 복통

위하수증, 위궤양, 신경위염, 식욕부진

3) 치법 : 【침법】 1~2촌

【구법】 구 : 3~7장, 온열 : 10~20분

4) 효능 : 조기이기(調氣理氣), 화습강역(化濕降逆)

5) 참고 : 위경의 모혈

부회(腑會)

최고 건강관리혈

사통팔달(四通八達)혈

위병치료의 대표혈

소장경, 삼초경, 위경, 임맥 교회혈

※궤양, 천공 →[중완+양문+천추+내관+족삼리]
급성 장협착, 폐색 →[중완+천추+내관+기해]
황달(黃疸) →[중완+양지+담수]
위통(胃痛) →[중완+내관+공손]

13. 상완(上脘 : CV 13)

1) 위치 : 제중 직상 5촌
[상완→통곡→승만→월일] 동일횡선

2) 주치 : 급·만성위염, 위확장, 분문경련, 위경련
신열한불출, 심교통, 식욕부진, 복통
위하수증, 위궤양, 신경위염, 복장복명

3) 치법 : 【침법】 1.5~2촌
【구법】 구 : 3~5장, 온열 : 5~10분

4) 참고 : 소장경, 위경, 임맥 교회혈
※급성위염 →[상완+내관+족삼리+수삼리]

14. 거궐(巨闕 : CV 14)

1) 위치 : 상완혈상 1촌, 구미혈 하방 1촌, 신궐상 6촌
[거궐→유문→불용→기문→대포] 동일횡선

2) 주치 : 심교통, 천급, 정신과질환, 딸국질(애역)

3) 치법 : 【침법】 사자 : 1.5~2촌(침첨하향 사자)
【구법】 구 : 3~5장, 온열 : 10~30분

4) 참고 : 심(心)의 모혈(募穴)
※심교통(心絞痛 : 협심증) →[거궐+심수+극문+통리]

15. 구미(鳩尾 : CV 15)

1) 위치 : 거궐상 1촌, 신궐상 7촌, 검상돌기 하 0.5촌
[구미혈 동일횡선 상에는 혈이 없음]
2) 주치 : 심교통, 천급, 정신과질환, 전간
3) 치법 : 【침법】 사자 : 1.5~2촌(침첨 하향 사자)
【구법】 구 : 3~5장, 온열 : 10~30분
4) 참고 : 임맥의 낙혈(絡穴)

16. 중정(中庭 : CV 16)

1) 위치 : 전중혈 하 1.6촌(5늑간 수평 위)
[중정→보랑→유근→식두] 동일횡선
2) 주치 : 식도염, 식도협착, 위산과다, 구토
3) 치법 : 【침법】 사자 : 0.5~1촌
【구법】 구 : 3~5장, 온열 : 5~20분

17. 전중(膻中 : CV 17)

1) 위치 : 양 유두(乳頭)간의 중점
[전중→신봉→유중→천지→천계] 동일횡선 상
2) 주치 : 기관지천식, 기관지염, 흉통, 유즙분비부전
갑상선비대, 효천단기, 토혈, 객혈(喀血)
3) 치법 : 【침법】 횡자 : 0.5~1.5촌(양방을 향하여 횡자)
【구법】 구 : 3~5장, 온열 : 5~15분
4) 효능 : 조기강역(調氣降逆), 관흉이격(寬胸利隔)
5) 참고 : 심포의 모혈
비경, 신경, 소장경, 삼초경, 임맥 교회혈
기회(氣會) [상기해(上氣海)]
전중(상기해)은 호흡기계통의 질병에 효과적이고 제하 1.5촌의 기해혈은

뇌신경계의 기능에 관한 질병치료에 관계가 있다.

※유즙부족→[전중+소택+족삼리]

18. 옥당(玉堂 : CV 18)

1) 위치 : 전중혈 상 1.6촌
[옥당→영허→응창→흉향] 동일횡선
2) 주치 : 기관지천식, 기관지염, 구토, 폐기종, 음식불하
3) 치법 : 【침법】 횡자 : 0.5~1촌
【구법】 구 : 3~5장, 온열 : 5~15분

19. 자궁(紫宮 : CV 19)

1) 위치 : 옥당혈 상 1.6촌
[자궁→신장→옥예→주영] 동일횡선
2) 주치 : 기관지확장증, 천식, 폐결핵, 기관지염, 토혈
3) 치법 : 【침법】 피하자 : 0.5~1.5촌
【구법】 구 : 3~5장, 온열 : 5~15분

20. 화개(華蓋 : CV 20)

1) 위치 : 선기혈 하방 1촌
[화계→욱중→고방→중부] 동일횡선
2) 주치 : 기관지염, 천식, 인후염, 늑간신경통 토혈
3) 치법 : 【침법】 피하자 : 하방을 향하여 0.5~1.5촌
【구법】 구 : 3~5장, 온열 : 5~15분

21. 선기(璇璣 : CV 21)

1) 위치 : 천돌(天突)혈 하방 1촌
[선기→수부→기호→운문] 동일횡선

2) 주치 : 기관지천식, 만성기관지염, 식도경련
기관지경련, 수계성후명(코고는 소리)

3) 치법 : 【침법】 피하자 : 하방을 향하여 0.5~1.5촌
【구법】 구 : 3~5장, 온열 : 5~15분

22. 천돌(天突 : CV 22)

1) 위치 : 후두돌기 상방 함요처

2) 주치 : 실성증(失聲症), 편도선염, 인후염, 설근축
연음곤란(涎飮困難), 기관지염, 설골근마비

3) 치법 : 【침법】 사자 : 설근부를 향하여 1~1.5촌 자입

4) 참고 : 음유맥+임맥 교회혈

※기관지병, 인후병, 목쉰데 효과
해수, 천식, 기관지염, 담이 얽힌 증상에 특효

23. 염천(廉泉 : CV 23)

1) 위치 : 후두융기 상방 설골하연의 함요처

2) 주치 : 기관지염, 편도선염, 인후염, 실성증, 설골근마비

3) 치법 : 【침법】 사자 : 설근부를 향하여 1~1.5촌 자입

24. 승장(承漿 : CV 24)

1) 위치 : 하순정중선상 하순연하방의 함요처

2) 주치 : 반신불수, 구안와사, 치통, 편마비
궤양성구내염, 구치폭통, 소갈, 뇌졸중

3) 치법 : 【침법】 사자 : 하방을 향하여 0.3~0.5촌
【구법】 구 : 3~5장, 온열 : 5~15분

4) 효능 : 양기조절강화, 안면풍사해소

5) 참고 : 족양명위경, 임맥, 독맥의 교회혈

임맥암기법(任脈暗記法)

[치료점 찾기 편한 순서(역순)]

승장	염천	천돌	선기	承將	廉泉	天突	璇璣
화개	자궁	옥당	전중	花蓋	紫宮	玉堂	膻中
중정	구미	거궐	상완	中庭	鳩尾	巨闕	上脘
중완	건리	하완	수분	中脘	建里	下脘	水分
신궐	음교	기해	석문	神闕	陰交	氣海	石門
관원	중극	곡골	회음	關元	中極	曲骨	會陰

[穴名번호 순서]

회음	곡골	중극	관원	會陰	曲骨	中極	關元
석문	기해	음교	신궐	石門	氣海	陰交	神闕
수분	하완	건리	중완	水分	下脘	建里	中脘
상완	거궐	구미	중정	上脘	巨闕	鳩尾	中庭
전중	옥당	자궁	화개	膻中	玉堂	紫宮	華蓋
선기	천돌	염천	승장	璇璣	天突	廉泉	承將

제3절 충맥(衝脈)

The Penetrating Meridian Vessel

좌우 각 12혈 합 24혈

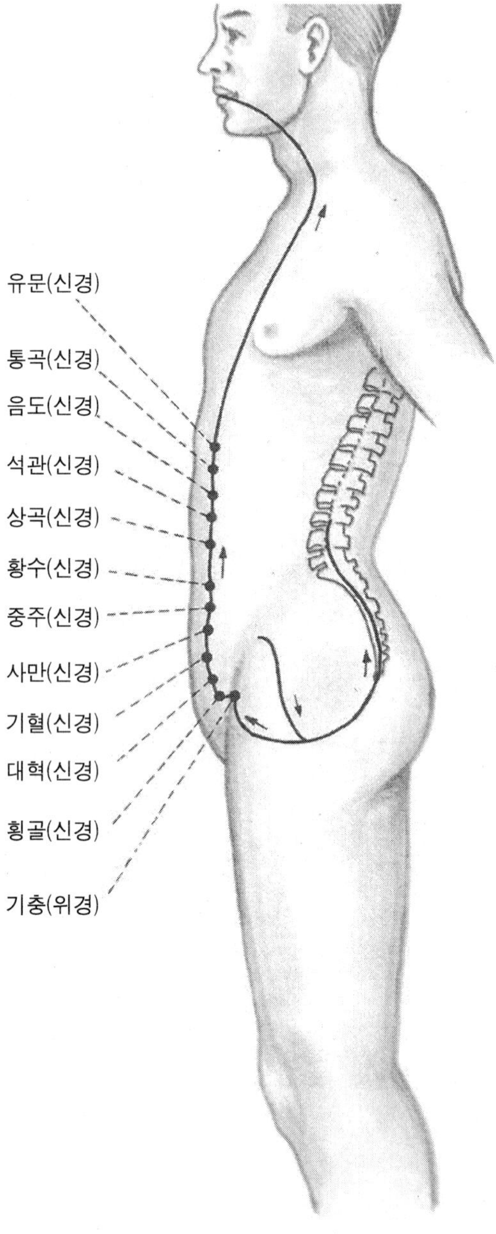

1. 경맥(經脈)의 흐름

충맥의 맥기(脈氣)는 임맥과 같이 아랫배 속 포중(胞中, 생식기)에서 시작하여 아래로 회음부(會陰部)로 나오고 척주(脊柱) 안을 통하여 위로 오른다. 외부로 순행하는 기는 서경구(鼠經溝) 중앙의 기충(氣衝)혈로 나와 족소음신경(足小陰腎經)과 만나고 신경의 맥로(脈路)로 복부의 양쪽을 따라 인후에 도달한 다음 입술을 돈다. 충맥은 모든 맥과 만나는 요충(要衝) 부위이기 때문에 충맥(衝脈)이라고 하며 12경맥의 바다(十二經脈之海)라 한다.

충맥(衝脈) : 십이경맥의 바다(十二經脈之海)

포중(胞中)〈회음〉→배꼽좌우→척주(脊柱)→구순(口脣)

[족소음신경 순행로(循行路)]

2. 해설(解說)

『소문』에서는 충맥(衝脈)이 왕성해야 월경(月經)이 시작되고 자녀를 생산하게 된다고 하였으며 이 맥의 작용은 생식기능 및 내분비 기능과 밀접한 관계를 가지고 있으며 모든 맥과 교회한다. 충맥에 병변이 발생하면 가슴과 배의 기가 역상(逆上)하여 구급(拘急), 조열(躁熱), 불잉(不孕), 위증(痿症) 천식 등의 병증이 나타난다. 이 맥을 다스리는 혈은 공손(公孫)혈을 활용한다.

3. 소속 경혈(經穴)

충맥은 족양명위경(足陽明胃經)과 족소음신경(腎經)의 경혈로 구성되어 있고 기타 경락과도 간접적으로 연관되어 있다. 충맥은 12혈, 좌우 24혈로 구성된다.

기충(氣衝), 횡골(橫骨), 대혁(大赫), 기혈(氣穴), 사만(四滿), 중주(中注), 황수(黃兪), 상곡(商曲), 석관(石關), 음도(陰都), (복)통곡(通谷), 유문(幽門)과 그 외 관충(關衝), 소충(小衝), 중충(中衝), 태충(太衝) 등과도 연관된다.

족양명위경(足陽明胃經) : 기충(氣衝)

족소음신경(足少陰腎經) : 횡골(橫骨), 대혁(大赫), 기혈(氣穴), 사만(四滿)

중주(中注), 황수(黃俞), 상곡(商曲), 석관(石關)
음도(陰都), (복)통곡(通谷), 유문(幽門)

충맥 구성혈

기충(氣衝위경)	횡골(橫骨)	대혁(大赫)	기혈(氣穴)
사만(四滿)	중주(中注)	황수(黃兪)	상곡(商曲)
석관(石關)	음도(陰都)	(복)통곡(通谷)	유문(幽門)

제4절 대맥(帶脈)

The Girdle Meridian Vessel

3혈 좌우 6혈

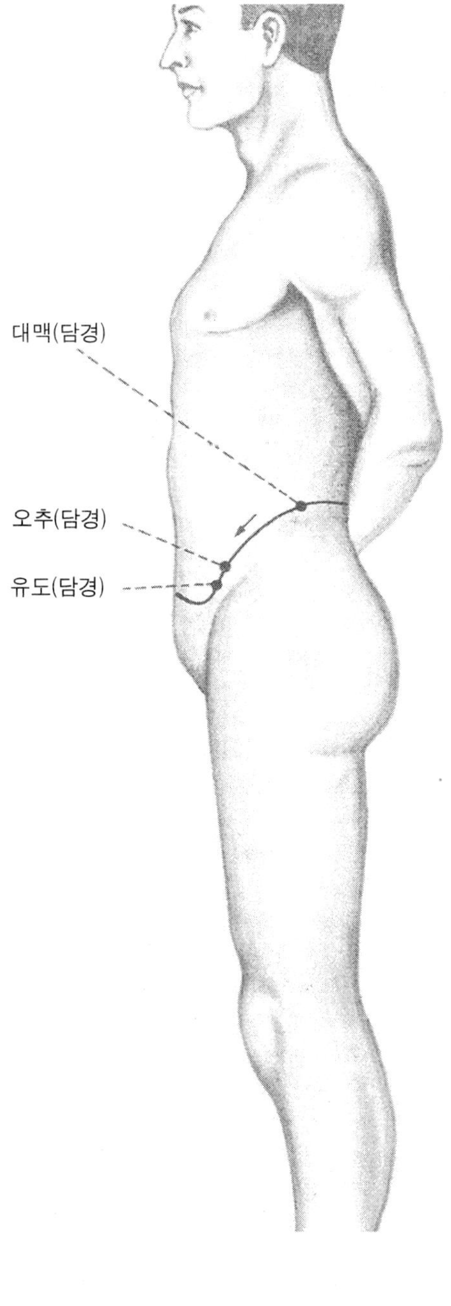

1. 경맥(經脈)의 흐름

『난경 : 이십팔난』에 의하면 충맥은 계협(季脇, 옆구리)에서 시작하여 몸을 한 바퀴 돈다고 하였다. 계협(季脇)은 마지막 갈비뼈를 끝 장문혈(章門穴)을 말한다. 즉 요추 2번 높이의 옆구리 제11늑골 끝 장문혈(章門穴)에서 시작해 비스듬히 담경을 타고 내려와 대맥(帶脈), 오추(五樞), 유도(維道)를 거쳐 혁대처럼 몸을 한 바퀴 돌며 모든 맥을 혁대처럼 묶어준다.

12경맥 결속(結束)

장문(章門) → 대맥(帶脈) → 오추(五樞) → 유도(維道)
[몸 둘레 일회주행(一回週行)]

2. 해설(解說)

『소문 : 위론(痿論)』에서 양명경이 허하면 종근(宗筋)이 늘어져 대맥을 거두어들일 수 없으므로 발이 오므라들어 발을 쓸 수 없다고 하였으며, 『맥경 : 2권』에서는 대맥증상은 배꼽 부위 배가 아프고 허리 부위가 아프며 서경구(鼠經溝) 부위까지 통증이 파급된다고 하였다. 양이 승하지 못하면 복부의 천추를 지키지 못하여 음기가 침입하여 좌측 배꼽 부위와 허리가 아프고 가슴부위도 아프게 된다. 사기가 태음경에 들어가게 되면 허리와 아랫배가 아파 바로 눕기가 힘들게 된다. 이 맥에 병변이 발생하면 담경의 대맥혈(帶脈穴)을 취혈한다. 대맥혈(帶脈穴)은 월경통, 생리불순, 적백배하, 산기(疝氣), 요통(腰痛), 자궁탈수(子宮脫垂) 등을 치료한다.

3. 소속 경혈(經穴)

대맥은 족소양담경의 3개혈로 구성되고 좌우 6개혈이다. 대맥(帶脈), 오추(五樞), 유도(維道)이며 장문(章門)혈을 포함하여 4개혈로 보기도 한다.

대맥 구성혈

1. 대맥 오추 유도
2. 장문 대맥 오추 유도

제5절 양교맥(陽蹻脈)

The Yang Heel Vessel

좌우 각 14혈 합 28혈

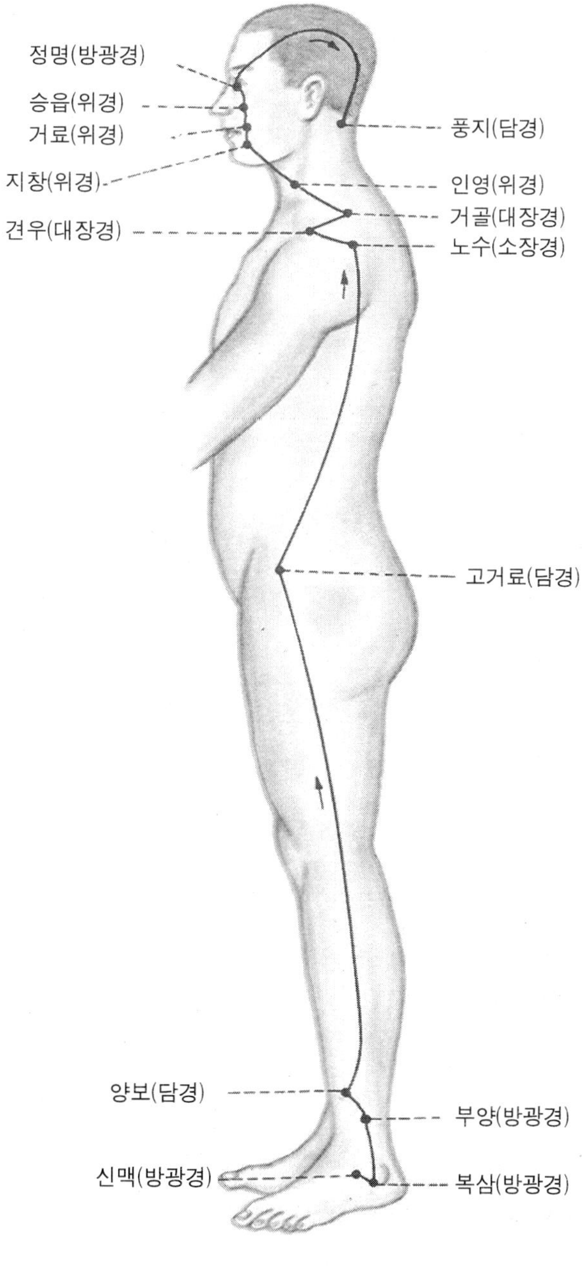

1. 경맥(經脈)의 흐름

『난경 : 이십팔난』에 의하면 발꿈치에서 시작하여 바깥쪽 복숭아뼈를 따라 위로 올라가 풍지(風池)혈로 들어간다고 하였다.

양교혈은 발꿈치 바깥쪽 신맥혈(申脈穴)에서 비골(腓骨) 뒤쪽을 따라 올라가고 허벅지 바깥쪽과 옆 허리를 거쳐 어깨 외부를 지나고 목을 따라 올라가서 입모서리로 상행하여 안쪽 눈 꼬리 정명(睛明)혈에서 족태양방광경, 음교맥과 만나고 풍지(風池)혈에서 담경과 만난다. 양교맥은 인체 3양의 기를 고양하며 조절한다.

3양의 기(氣) 조절

족근[足跟 : 신맥혈(申脈穴)] → 외과(外踝) → 비골후면 → 고거료(股居髎) → 흉협(胸脇) → 어깨(肩髃 巨骨) → 얼굴(승읍 · 거료 · 지창 · 정명) → 풍지(風池)

2. 해설(解說)

『소문』에 의하면 사기가 발의 양교맥에 침입하면 눈의 통증이 목내자(目內眥) 즉 눈 안쪽 모서리에서 시작된다고 하였다. 『난경 : 이십구난』에는 양교맥이 병들면 인체의 음(陰 : 음경락이 흐르는 부위)의 근육이 이완되고 양(陽 : 햇빛을 많이 받는 부위)의 근육이 당긴다. 양(陽)이 병들면 한증이 나타나는데 풍지(風池) 풍부(風府)혈을 이용하여 치료한다.

극혈은 부양(跗陽)이며, 다스리는 혈은 신맥(申脈)이다.

3. 소속 경혈(經穴)

양교맥(陽蹻脈)은 족태양방광경, 족소양담경, 수태양소장경, 수양명대장경, 족양명위경 등 정경(正經)의 14혈로 구성되었으며 좌우 합하여 28혈이 된다.

신맥(申脈)	복삼(僕參)	부양(跗陽)	양보(陽輔)
고거료(股居髎)	노수(臑俞)	견우(肩髃)	거골(巨骨)
인영(人迎)	지창(地倉)	거료(居髎)(얼굴)	
승읍(承泣)	정명(睛明)	풍지(風池)	

족양명위경　: 승읍(承泣), 거료(居髎), 지창(地倉), 인영(人迎)

족태양방광경 : 정명(睛明), 부양(跗陽) 복삼(僕參), 신맥(申脈)

수양명대장경 : 견우(肩髃), 거골(巨骨)

족소양담경　: 풍지(風池), 고거료(股居髎), 양보(陽輔)

수태양소장경 : 노수(臑兪) 1혈 등이다.

양교맥의 구성혈

신맥	복삼	부양	양보	고거료
노유	견우	거골	인영	지창
거료(얼굴)	승읍	정명	풍지	

제6절 음교맥(陰蹻脈)

The Eum Heel Vessel

좌우 각 7혈 합 14혈

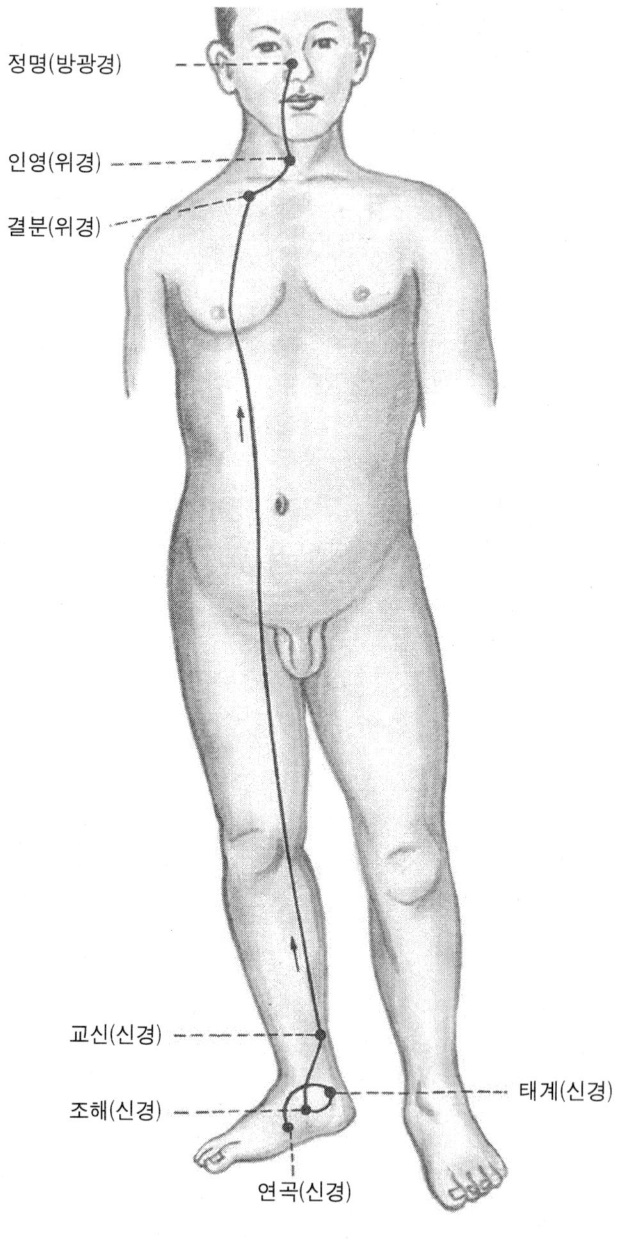

1. 경맥(經脈)의 흐름

음교맥(陰蹻脈)은 연곡혈(然谷穴)에서 시작하여 정명혈(睛明穴)에서 끝나는데 삼음경의 기를 삼양경에 연결하여 삼음경의 기를 조절하는 역할을 한다. 『난경 : 이십팔난』에 발뒤꿈치 연곡(然谷)혈에서 시작하여 안쪽 복숭아 뼈(內踝)를 따라 올라가 인후에서 충맥과 만난다고 정명(睛明)에서 끝난다 하였고 『영추 : 맥도』에서는 족소음신경의 별맥으로 조해(照海)혈에서 시작하여 안쪽복숭아 뼈(內踝)를 따라 올라가 음기(성기)로 들어가며 가슴으로 올라가 결분(缺盆)으로 들어가서 인영(人迎) 앞쪽으로 나온 후 얼굴 광대뼈 부위로 들어가고 눈 안쪽모서리 목내자(目內眥)에 연결되고 족태양방광경, 양교맥과 만나 위로 올라간 다음 다시 내려와 눈 부위를 자양한다고 하였다. 극혈(隙穴)은 교신(交信)이다. [혈수(穴數)는 문헌마다 차이가 있음]

족근[足跟 : 조해(照海) 또는 연곡(然谷)] → 내과(內踝)
→ 음기(陰器 ; 성기) → 흉중(胸中) → 목내자(目內眥, 睛明)

2. 해설(解說)

음교맥은 발뒤꿈치에서 시작하여 안쪽 복숭아뼈를 따라 올라가 음부 복부를 거쳐 코의 양옆을 지나 눈에 이르는데 음교맥에 병변이 발생하면 바깥쪽은 근육이 늘어나고 안쪽은 근육이 당기며 목구멍에 통증이 있고 잠이 많아지는 증상이 발생한다. 『난경 : 십구경』에서는 음교맥이 병이 들면 양의 지체굴근(肢體屈筋)이 이완되고 음의 신근(伸筋)이 당긴다고 하였다.

이 맥에 병변이 발생하면 음교맥의 기시점인 조해(照海)혈에 침을 놓는다. 음기편성(陰氣偏盛)과 다면(多眠), 기면증(嗜眠症)에 유효하다.

3. 소속 경혈(經穴)

음교맥은 신경 4혈과 위경 2혈, 담경 1혈의 7개 혈로 구성되었으며 좌우 합하여 14혈이다. 연곡(然谷), 태계(太谿), 조해(照海), 교신(交信), 결분(缺盆), 인영(人迎), 정명(睛明) 등이다.

족소음신경　: 연곡(然谷), 태계(太谿), 조해(照海), 교신(交信)

족양명위경　: 결분(缺盆), 인영(人迎)

족태양방광경 : 정명(睛明)

음교맥의 구성혈

연곡　태계　조해　교신　결분　인영　정명

제7절 양유맥(陽維脈) 38혈

The Yang Linking Vessel

독맥 2혈 좌우 각 18혈 합 38혈

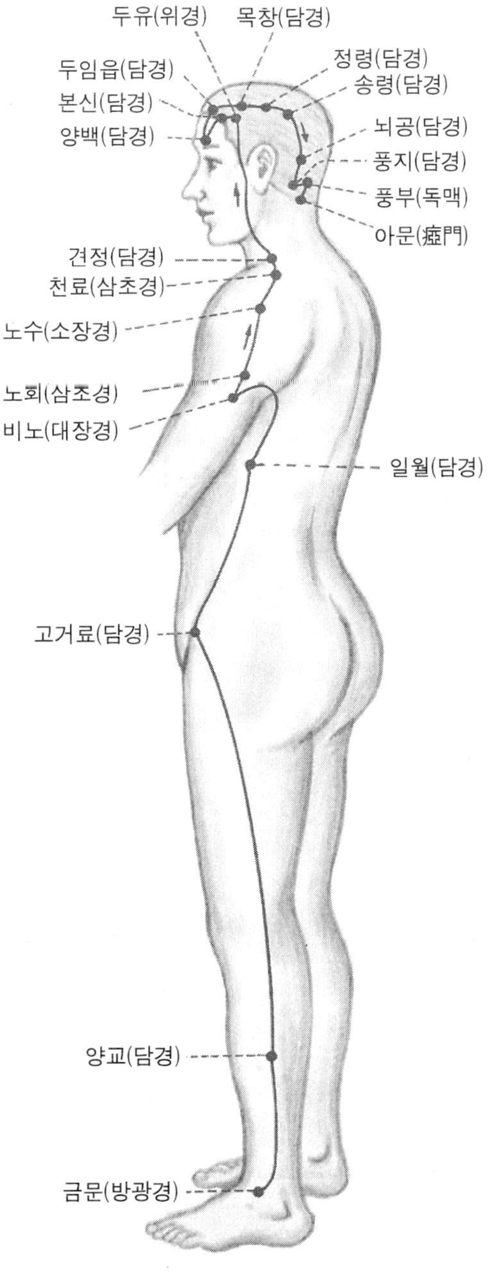

1. 경맥(經脈)의 흐름

양유맥(陽維脈)은 방광경의 금문혈(金門穴)에서 시작하여 아문혈(瘂門穴)에서 끝난다. 『소문 : 刺腰痛論』〈기경팔맥고〉에서 양유맥은 양경이 교회하는 곳에서 시작하므로 족태양방광경의 금문(金門)혈에서 시작하여 하지(下肢) 외측을 따라 상행하여 옆구리 늑골후면을 따라 순행하여 겨드랑이 뒤에서 어깨 부위로 올라가 앞 얼굴에 도달하고 다시 뒷머리에 이르러 독맥과 만나 아문혈(瘂門穴)에서 끝난다.

금문혈(金門穴) → 하지외측 → 고거료(股居髎) → 협늑부위
→ 어깨 부위 → 안면부 양백(陽白) → 아문혈(瘂門穴)

2. 해설(解說)

『난경 : 이십구난』에서 양유맥은 삼양경 상호간의 기를 연결하고 음유맥은 음경을 연결하는데 양유맥과 음유맥이 서로 연결하지 못하면 정신이 몽롱하고 기력이 없어 물건을 잡지 못하고 양유맥이 병이 들면 오한발열(惡寒發熱)로 고통을 받는다고 하였다. 극혈(郄穴)은 양교혈이다.

3. 소속 경혈(經穴)

양유맥은 금문혈(金門穴)에서 시작하여 20혈로 아문혈과 풍부혈이 독맥상의 중심에 있으므로 좌우 합이 모두 38혈로 구성되어 있다.

금문(金門)	양교(陽交)	고거료(股居髎)	일월(日月)	비노(臂臑)
노회(臑會)	노수(臑俞)	천료(天髎)	견정(肩井)	두유(頭維)
본신(本神)	양백(陽白)	두임읍(頭臨泣)	목창(目窓)	정령(正靈)
승령(承令)	뇌공(腦空)	풍지(風池)	풍부(風府)	아문(瘂門)

족양명위경 : 두유(頭維)
족소양담경 : 본신(本神), 양백(陽白)

족태양방광경 : 금문(金門)

수양명대장경 : 비노(臂臑)

수소양삼초경 : 노회(臑會), 천료(天髎)

수태양소장경 : 노수(臑俞)

두임읍(頭臨泣), 목창(目窓), 정령(正靈)

승령(承令), 뇌공(腦空), 풍지(風池), 견정(肩井)

일월(日月), 고거료(股居髎), 양교(陽交)

독맥 : 풍부(風府), 아문(瘂門)

양유맥 구성혈

금문	양교	고거료	일월	비노
노회	노수	천료	견정(肩井)	두유
본신	양백	두임읍	목창	정령
승령	뇌공	풍지	풍부	아문

제8절 음유맥(陰維脈) 12혈

The Eum Linking Vessel

임맥 2혈 좌우 각 5혈 합 12혈

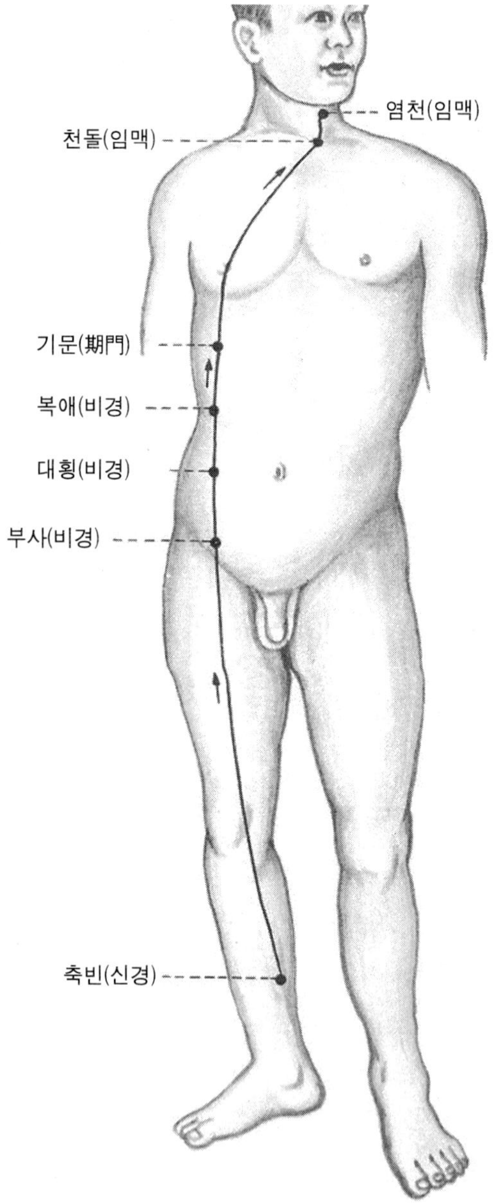

1. 경맥(經脈)의 흐름

음유맥(陰維脈)은 음맥이 모두 교회하는 지점에서 시작하므로 족소음신경의 축빈혈에서 기시(起始)하여 다리 안쪽을 상행하여 아랫배로 들어가고 부사(府舍)혈에서 태음, 궐음, 소음의 삼음경(三陰經)이 족양명위경과 만나서 족태음비경의 대횡(大橫), 복애(腹哀)를 거쳐 간경의 기문(期門)혈을 순행하고 횡격막을 상행하여 천돌(天突), 염천(廉泉)에서 임맥과 만난다.

음유맥(陰維脈)은 하지 내측 신경의 축빈혈에서 시작하여 복부, 흉부, 목구멍을 통해 독맥과 만나고 천돌(天突)을 지나 염천(廉泉)에서 끝난다.

축빈혈 → 다리내측상행 → 소복부상행 →
복흉부 → 목[천돌(天突) → 염천(廉泉)]

2. 해설(解說)

음유맥이 병이 들면 심통(心痛)이 발생한다. 음유맥(陰維脈)은 축빈(築賓)혈에서 시작하여 안쪽 복사뼈[內踝]에서 다리 내측 배 옆구리[側腹], 옆 가슴[側脇], 속가슴[胸中]을 지나 염천(廉泉)혈에서 끝나는데 심통과 정신병에 효과적이며 인신의 음(陰)을 보호하고 삼음경의 기(氣)를 조절한다. 극혈은 축빈혈이다.

3. 소속 경혈(經穴)

음유맥(陰維脈)은 정경인 족소음신경, 족태음비경, 족궐음간경 등의 5개혈로 좌우 합하여 10혈과 기경인 임맥경의 천돌(天突), 염천(廉泉) 2개 혈을 합하여 모두 12혈로 구성되었다.

축빈(築賓) 부사(府舍) 대횡(大橫) 복애(腹哀)
기문(期門) 천돌(天突) 염천(廉泉)

족태음비경 : 부사(府舍) 대횡(大橫) 복애(腹哀)

족궐음간경 : 기문(期門)

족소음신경 : 축빈(築賓)

임맥(任脈) : 천돌(天突), 염천(廉泉)

음유맥 구성혈

축빈 부사 대횡 복애
기문 천돌 염천

제9절 기혈(奇穴) · 신혈(新穴)

1. 기혈(奇穴)

1) 견내능(肩內陵＝肩前)

(1) 위치 : 견전액와횡문단과 견우혈의 중간

(2) 주치 : 견관절통, 견관절주위염, 중풍편마비

(3) 치법 : 【침법】 직자 : 1~1.5촌, 투자 : 하방 2~3촌

【구법】 구 : 3~7장, 온구 : 5~20분

(4) 참고 : 견관절주위염 → [견내능＋견우＋견료＋아시혈]

2) 견정(牽正)

(1) 위치 : 이수 전방 0.5촌

(2) 주치 : 안면신경마비, 이하선염, 궤양성구내염

(3) 치법 : 【침법】 사자 : 0.5~1촌

3) 구후(球後)

(1) 위치 : 정시하고 안와하연 목외자에서 내측으로 1/4
승읍외방 1/4 지점

(2) 주치 : 근시, 녹내장, 시신경위축, 시신경염
안면신경마비, 막막색소성변증, 내사시(內斜視)

(3) 치법 : 【침법】 횡자 : 1.5~2촌

※녹내장 → [구후＋풍지＋곡지＋합곡＋태충]
시신경염 → [구후＋풍지＋정명＋양노＋태충＋광명]

4) 근평(跟平)

(1) 위치 : 내과(內踝)와 외과(外踝)를 잇는 선이 아킬레스건과 만나는 중앙

(2) 주치 : 소아마비의 후유증

(3) 치법 : 【침법】 직자 : 0.5~0.8촌, 횡자 : 상에서 하로 1~2촌 투자

【구법】 온구 : 5~15분

5) 금진(金津) · 옥액(玉液)

(1) 위치 : 설근부 정맥상 청색이 나는 부위
(혀를 말아 입천정에 대고 입벌려 취혈)

(2) 주치 : 궤양성구내염, 편도선염, 급성위장염설염, 소갈

(3) 치법 : 【침법】 점자 : 사혈

(4) 참고 : 左→금진(金津), 右→옥액(玉液)

6) 낙침(落枕=項强)

(1) 위치 : 손등 제2 · 제3중수골 사이 골두 후방 0.5촌

(2) 주치 : 낙침, 회고불능, 편두통, 견비통, 두항강통

(3) 치법 : 【침법】 직자 : 0.5~1촌

7) 난미혈(闌尾穴)

(1) 위치 : 족삼리 하방 2촌

(2) 주치 : 급 · 만성충수염, 소화불량, 하지탄탄(下肢癱瘓), 족하수

(3) 치법 : 【침법】 직자 : 1.5~2.5촌
【구법】 구 : 3~7장, 온구 : 5~15분

8) 뇌청(腦淸)

(1) 위치 : 해계혈 상방 2촌

(2) 주치 : 치매, 뇌염후유증, 두훈, 건망증
소아마비후유증의 족하수 기수(嗜睡)

(3) 치법 : 【침법】 직자 : 1.5~2.5촌
【구법】 구 : 3~7장, 온구 : 5~15분

9) 담낭혈(膽囊穴)

(1) 위치 : 양능천의 하방 1~2촌

(2) 주치 : 담도질환, 하지마비

(3) 치법 : 【침법】 직자 : 1~2촌

【구법】 구 : 3~7장, 온구 : 5~15분

10) 사봉(四縫)

(1) 위치 : 2지부터 5지까지 손바닥 쪽

기절골 · 중절골 횡문 정중앙

(2) 주치 : 백일해, 소아(小兒)의 소화불량

(3) 치법 : 【침법】 점자 : 소량의 황백점액 배출

11) 상팔사(上八邪)

(1) 위치 : 주먹을 쥐고 손등의 중수골 골두 사이

팔사혈 후방 1촌 함요처

(2) 주치 : 수지관절질환, 수지마비, 쇼크, 두항통, 치통

(3) 치법 : 【침법】 직자 : 0.3~0.5촌

【구법】 구 : 1~5장, 온구 : 5~15분

(4) 참고 : 무지와 식지 사이(合谷)

제1지와 제2지 사이(外勞宮=落枕)

제2지와 제3지 사이(外少府)

제3지와 제4지 사이(中渚)

12) 상팔풍(上八風)

(1) 위치 : 중족골 골두 후방 0.5~1촌

(2) 주치 : 하지(下肢) · 족지(足趾) 마목, 독사교상, 치통

말초신경염, 두통, 두항통위완통, 생리불순

(3) 치법 : 【침법】 사자 : 0.5~1.5촌

【구법】 구 : 3~5장, 온구 : 5~15분

(4) 참고 : 제1 · 제2중족골과 지절골 접합부 사이에 간경의 행간(行間)이 있고 제4 · 제5중족골과 지절골 접합부 사이에는 담경의 협계(俠谿)가 있다.

13) 십선(十宣)

(1) 위치 : 양손 열손가락 끝 0.1촌 내측

(2) 주치 : 쇼크, 졸도, 혼수, 고열, 중사, 지단마목

(3) 치법 : 【침법】 점자 : 사혈

(4) 효능 : 구급처치

※고열, 중서 → [10선혈+이첨+대추]

14) 십칠추하(十七椎下)

(1) 위치 : 제5요추 극돌기 양방 3~4촌 함요처

(2) 주치 : 요천부통, 좌골신경통, 생리통
외상성척수손상, 기능성자궁출혈

(3) 치법 : 【침법】 직자 : 1~2촌
【구법】 구 : 3~5장, 온구 : 3~15분

15) 외상명(外上明)

(1) 위치 : 외안각상 동자료 내상방 0.3촌

(2) 주치 : 굴절이상, 각막백반, 시신경위축

(3) 치법 : 【침법】 직자 : 1.5~2촌 안와상연을 향하여 직자

※녹내장 → [구후+풍지+곡지+합곡+태충]
시신경염 → [구후+풍지+정명+양노+태충+광명]

16) 안면(安眠)

(1) 위치 : 예풍과 풍지를 잇는 선의 중점

(2) 주치 : 불면, 현운, 두통, 심계, 정신증, 히스테리

(3) 치법 : 【침법】 직자 : 1.5~2촌

17) 어요(魚腰)

(1) 위치 : 미모 중앙 정시했을 때 동자 직상

(2) 주치 : 근시, 급성결막염, 안면신견마비

(3) 치법 : 【침법】 횡자 : 0.5~1촌

18) 요안(腰眼)

(1) 위치 : 제3요추 극돌기 양방 3~4촌 함요처

(2) 주치 : 요부연골조직손, 요관절유상, 상요통, 고환염, 신하수, 부인과질환

(3) 치법 : 【침법】 직자 : 0.5 척추방향 자입

【구법】 구 : 3~5장, 온구 : 3~15분

19) 용문(龍門)

(1) 위치 : 치골결합부 중앙하련

(2) 주치 : 불임증, 붕루(崩漏), 유뇨(遺尿)

(3) 치법 : 【침법】 직자 : 0.5~1촌

20) 유포(維胞)

(1) 위치 : 상전장골근 내하방 함요처

(2) 주치 : 자궁탈수, 장산통, 장기능부전

(3) 치법 : 【침법】 사자 : 1~2촌 서경인대를 연해 자침

21) 의롱(醫聾)

(1) 위치 : 예풍혈 상 0.3촌 함요처

(2) 주치 : 이명, 이농, 농아

(3) 치법 : 【침법】 사자 : 1.5~2촌 안와상연을 향하여 직자

※이명, 이농 → [의롱 + 예명 + (이문 ↔ 청궁 ↔ 청회)]

22) 인당(印堂)

(1) 위치 : 양 눈썹사이 중앙

(2) 주치 : 두통, 현훈비염, 감모, 고혈압, 불면, 소아경풍

(3) 치법 : 【침법】 횡자 : 0.5~1촌 상 → 하로자침(제날진침)

【구법】 구 : 3~7장, 온구 : 15~30분

(4) 효능 : 거풍열(祛風熱), 영신지(寧神志)

23) 자궁(子宮)

(1) 위치 : 제하 4촌, 중극혈 외방 3촌

(2) 주치 : 불임증, 생리통, 생리불순, 자궁탈수, 신우신염

(3) 치법 : 【침법】 직자 : 1.5~2.5촌

24) 정천(定喘)

(1) 위치 : 제7경추극돌기 양방 0.5~1촌

(2) 주치 : 해천, 기관지염, 낙침

(3) 치법 : 【침법】 직자 : 0.5~1촌 척추방향 자입
【구법】 구 : 3~5장, 온구 : 3~15분

25) 지양(止痒)

(1) 위치 : 주료혈 상 1촌

(2) 주치 : 소양증, 과민성피부염

(3) 치법 : 【침법】 사자 : 어깨를 향하여 2촌
【구법】 구 : 3~7장, 온구 : 5~20분

26) 태양(太陽)

(1) 위치 : 미모외측단과 외안각의 중앙
(사죽공과 동자료 사이)에서 귀 방향 1촌 함요처

(2) 주치 : 두통, 급성결막염안근마비, 안와상신경통

(3) 치법 : 【침법】 횡자 : 0.5~1촌

(4) 효능 : 소풍두풍(疏風頭風), 청열명목(淸熱明目)

※편두통 →[태양↔솔곡] 투자
※안면신경마비 →[태양↔협거] 투자

27) 팔사(八邪)

(1) 위치 : 주먹을 쥐고 손등의 중수골 골두(骨頭)가 만드는 지봉(指峰) 사이 적백육제처

(2) 주치 : 수지관절질환, 수지마비, 쇼크, 두항통, 치통

(3) 치법 : 【침법】 직자 : 1~1.5촌

(4) 효능 : 구급처치

(5) 참고 : 대도(大都)－무지와 식지 사이 적백제처
상도(上都)－제1지와 제2지 사이 적백제처
중도(中都)－제2지와 제3지 사이 적백제처
하도(下都)－제3지와 제4지 사이 적백제처
하도(下都)는 삼초경의 액문(液門)혈과 같다.

※주먹을 쥐고 중수골간을 따라 1~1.5촌 자입

28) 팔풍(八風)

(1) 위치 : 발가락과 발가락사이 접합부 중간

(2) 주치 : 하지(下肢)·족지(足趾) 마목, 독사교상, 치통
말초신경염, 두통, 두항통, 위완통, 생리불순

(3) 치법 : 【침법】 사자 : 0.5~1.5촌
【구법】 구 : 3~5장, 온구 : 5~15분

29) 편도(扁桃)

(1) 위치 : 하악각 하련 천용 외하방

(2) 주치 : 편도선염, 인후염

(3) 치법 : 【침법】 직자 : 0.5~1촌

30) 협척(夾脊)

(1) 위치 : 제1경추에서 제5요추 극돌기 양방 0.5~1촌

(2) 주치 : 두부질환, 경부질환, 흉부·흉강·내장질환, 지질환,
복강내장질환, 요척부천골부질환, 골반부질환, 하지질환

(3) 치법 : 【침법】 부위별 자침 심도 참고(직자, 사자, 횡자별로 다름)

【구법】 구 : 3~7장, 온구 : 5~20분

(4) 참고 : 협척혈은 좌우 48혈

제1천추~제4천추까지 협척혈은 8요혈로 대용

〈경추1~경추4번〉 두부질환 직 · 횡자 1~1.5촌

〈경추1~경추7번〉 경부질환 직 · 횡자 1~1.5촌

〈경추4~흉추1번〉 상지질환 직 · 횡자 1~1.5촌

〈경추3~흉추9번〉 흉부 · 흉강 · 내장질환 1~1.5촌

〈흉추5~요추5번〉 복강내장질환 횡자 2~3촌

〈흉추11~천추2번〉 요추, 천골부질환 1~1.5촌

〈요추1~천추4번〉 골반부질환 직 · 횡자 1~1.5촌

〈요추2~천추2번〉 하지질환

2. 신혈(新穴)

1) 경비(頸臂)

(1) 위치 : 쇄골내측 1/3, 상방 1촌

(2) 주치 : 수비마목, 상지마비, 거비무력(擧臂無力)

(3) 치법 : 【침법】 직자 : 1~1.5촌

2) 굉중(肱中)

(1) 위치 : 천천(天泉) 하방 2.5촌(액와횡문 주횡문 중간)

(2) 주치 : 상지마비, 견비통

(3) 치법 : 【침법】 직자 : 1~2촌

3) 노상(臑上)

(1) 위치 : 삼각근의 중앙

(2) 주치 : 상지마비, 견비통

(3) 치법 : 【침법】 직자 : 1~2촌

※견비통 → [노상+견우+견정(肩貞)+곡지]

4) 비통(鼻通)

(1) 위치 : 비골하 함요처 비순구 상단

(2) 주치 : 알레르기성비염, 비후성비염, 부비공염, 축농증

(3) 치법 : 【침법】 횡자 : 0.5~0.8촌

※축농증 → [비통╳비통] 1.5~2촌 대각선 자입
만선비염 → [비통+상성+인당+합곡]
부비공염 → [비통+찬죽+열결]

5) 상명(上明)

(1) 위치 : 미궁중앙의 직하 동자직상 안와상령

(2) 주치 : 굴절이상, 각막백반, 시신경위축

(3) 치법 : 【침법】 직자 : 1.5~2촌 안와상연을 향하여 직자

※녹내장 →[구후+풍지+곡지+합곡+태충]
시신경염 →[구후+풍지+정명+양노+태충+광명]

6) 상염천(上廉泉)

(1) 위치 : 하악골하 정중 1촌 설골과 하악골사이 함요처

(2) 주치 : 언어장애, 유연증(流涎症), 구내염

(3) 치법 : 【침법】 사자 : 설골그을 향하여 1~1.5촌 자입

7) 예명(翳明)

(1) 위치 : 예풍혈 후방 1촌

(2) 주치 : 근시, 원시, 야맹증, 이명, 이농, 농아
시신경위축, 백내장, 불면, 정신질환

(3) 치법 : 【침법】 직자 : 1~1.5촌
※이명, 이농 →[의롱+예명+(이문↔청궁↔청회)]

8) 응상(應上)

(1) 위치 : 척골주두(尺骨肘頭) 상 4촌

(2) 주치 : 상지마비, 견비통, 심계항진

(3) 치법 : 【침법】 직자 : 1~2촌
※주관절신장무력증 →[응상+견료+노회]

9) 청총(聽聰)

(1) 위치 : 청회혈 하 0.2촌

(2) 주치 : 난청

(3) 치법 : 【침법】 직자 : 1.5~2촌
【구법】 구 : 3~5촌, 온구 : 5~15분

10) 청혈(聽穴)

(1) 위치 : 청궁혈과 청회혈을 잇는 선의 중점

(2) 주치 : 농아(聾啞), 난청(難聽)

(3) 치법 : 【침법】 직자 : 입을 벌리고 1~2촌

【구법】 구 : 3~5촌, 온구 : 5~15분

11) 흥분(興奮)

(1) 위치 : 안면혈사 상방 0.5촌

(2) 주치 : 서맥, 뇌질환의 후유증

(3) 치법 : 【침법】 직자 : 1~2촌

【구법】 구 : 3~7장, 온구 : 5~15분

배부혈위표(背部穴位表)

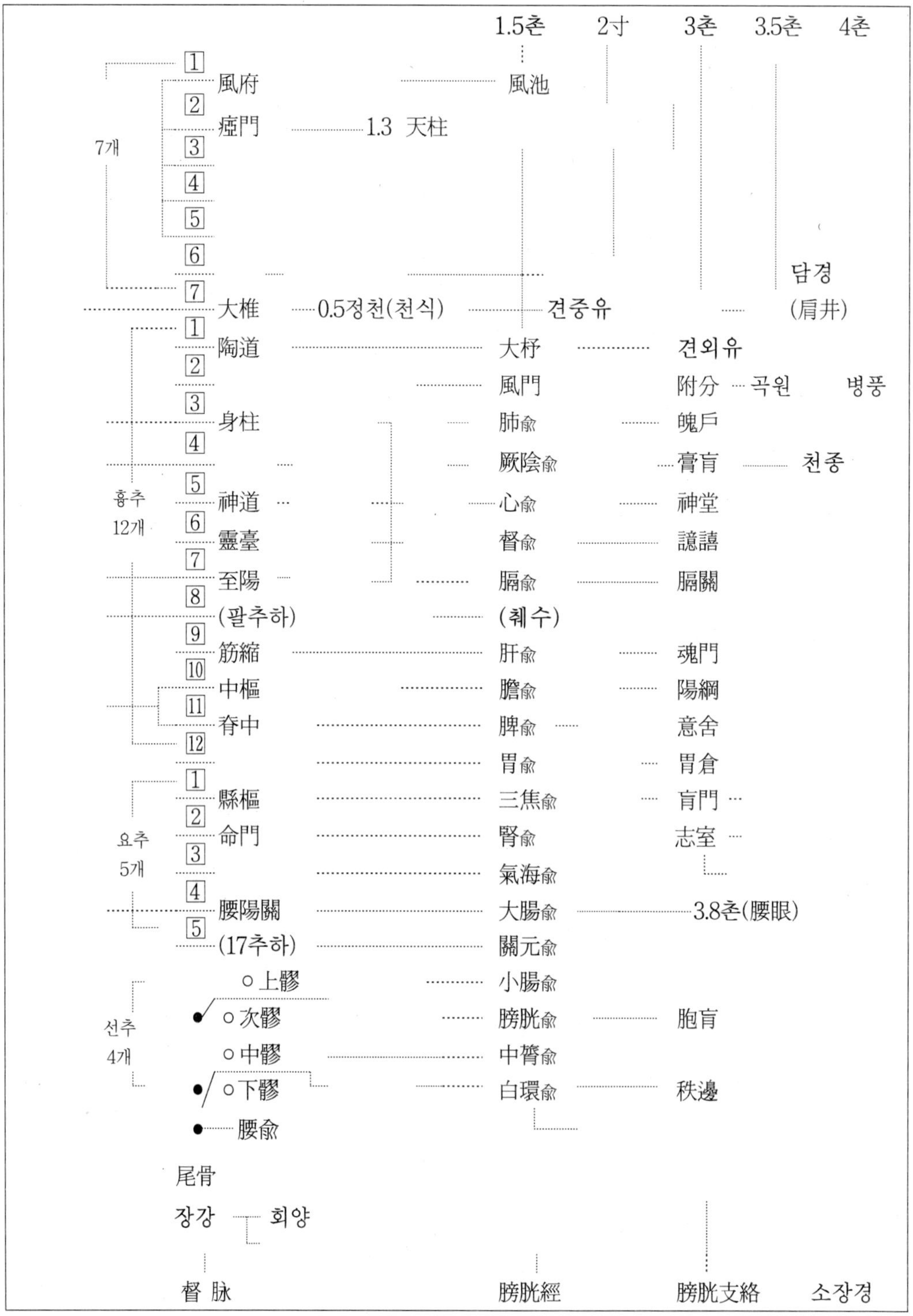
1.5촌 2寸 3촌 3.5촌 4촌
1 風府 風池
2 瘂門 1.3 天柱
7개
3
4
5
6
담경
7 大椎 0.5정천(천식) 견중유 (肩井)
1 陶道 大杼 견외유
2 風門 附分 곡원 병풍
3 身柱 肺兪 魄戶
4 厥陰兪 膏肓 천종
5 神道 心兪 神堂
흉추 12개
6 靈臺 督兪 譩譆
7 至陽 膈兪 膈關
8 (팔추하) (췌수)
9 筋縮 肝兪 魂門
10 中樞 膽兪 陽綱
11 脊中 脾兪 意舍
12 胃兪 胃倉
1 懸樞 三焦兪 肓門
2 命門 腎兪 志室
요추 5개
3 氣海兪
4 腰陽關 大腸兪 3.8촌(腰眼)
5 (17추하) 關元兪
上髎 小腸兪
次髎 膀胱兪 胞肓
선추 4개
中髎 中膂兪
下髎 白環兪 秩邊
腰兪
尾骨
장강 회양
督 脉 膀胱經 膀胱支絡 소장경

복부혈위표(腹部穴位表)

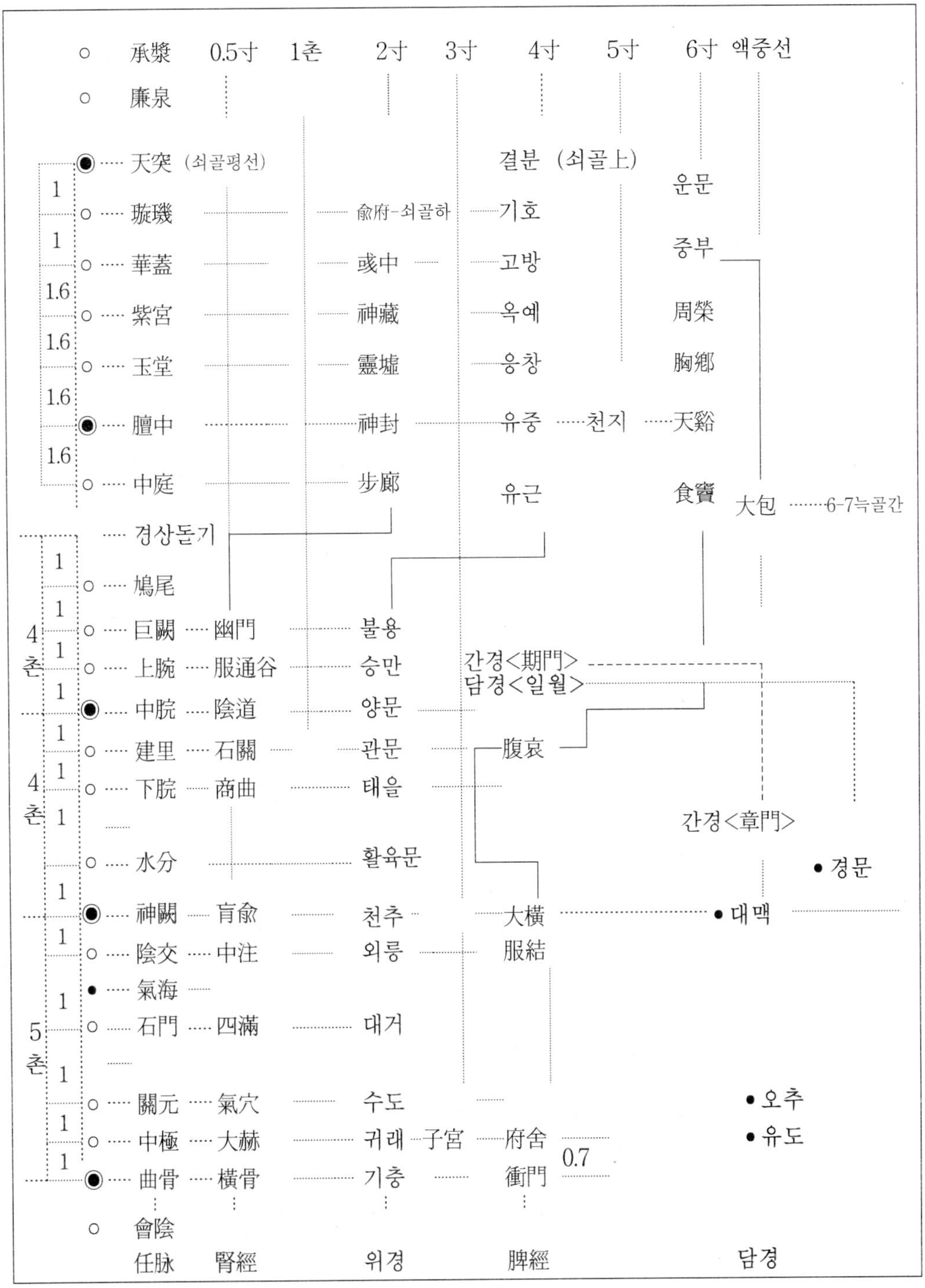
○ 承漿 0.5寸 1촌 2寸 3寸 4寸 5寸 6寸 액중선
○ 廉泉
◉ 天突 (쇠골평선) 결분 (쇠골上) 운문
1
○ 璇璣 兪府-쇠골하 기호
1
○ 華蓋 彧中 고방 중부
1.6
○ 紫宮 神藏 옥예 周榮
1.6
○ 玉堂 靈墟 응창 胸鄉
1.6
◉ 膻中 神封 유중 천지 天谿
1.6
○ 中庭 步廊 유근 食竇 大包 6-7늑골간
경상돌기
1
○ 鳩尾
1
○ 巨闕 幽門 불용
4촌 1
○ 上脘 服通谷 승만 간경<期門>
1
◉ 中脘 陰道 양문 담경<일월>
1
○ 建里 石關 관문 腹哀
1
○ 下脘 商曲 태을
4촌 1
간경<章門>
○ 水分 활육문 경문
1
◉ 神闕 盲兪 천추 大橫 대맥
1
○ 陰交 中注 외릉 腹結
● 氣海
1
○ 石門 四滿 대거
5촌 1
○ 關元 氣穴 수도 오추
1
○ 中極 大赫 귀래 子宮 府舍 유도
1 0.7
◉ 曲骨 橫骨 기충 衝門
○ 會陰
任脉 腎經 위경 脾經 담경

제4편

부 록

1. 침·뜸 낱말찾기

기타

2. 경혈명 찾기

ㄱ

ㅈ

3. 진료분야별 치료혈

1) 소화기과병 치료혈

1	간수	19	명문	37	위수
2	거궐	20	백회	38	위창
3	상거허	21	결	39	이내정
4	격수	22	불용	40	전중
5	견외수	23	비수	41	족삼리
6	견정	24	수삼리	42	중극
7	경문	25	삼음교	43	중완
8	고황	26	삼초수	44	지기
9	곡지	27	소장수	45	지실
10	공손	28	수도	46	지양
11	관원	29	수분	47	천추
12	구미	30	신문	48	태거
13	근축	31	신수	49	태돈
14	기문	32	신주	50	폐수
15	기해	33	양구	51	하완
16	내정	34	양능천	52	활육문
17	담수	35	양문	53	해계
18	대장수	36	요안	54	황수

2) 비뇨기과병 치료혈

1	간수	20	대장수	39	음교
2	거궐	21	대혁	40	자궁(奇)
3	격수	22	명문	41	중극
4	경골	23	방광수	42	중료
5	경문	24	백회	43	중봉
6	고황	25	부류	44	중완
7	곡골	26	비수	45	지실
8	곡지	27	족삼리	46	지음
9	곡천	28	삼음교	47	차료
10	기해	29	상료	48	척택
11	관원	30	소장수	49	천료
12	내관	31	수도	50	천추
13	귀래	32	수분	51	태계
14	근축	33	신문	52	태돈
15	기문	34	신수	53	태충
16	기해	35	신주	54	폐수
17	담수	36	양관	55	혈해
18	대거	37	양문	56	황수
19	대맥	38	용천	57	회음

3) 순환기과병 치료혈

1	간수	10	백회	19	중부
2	거궐	11	족삼리	20	중완
3	격수	12	신문	21	지양
4	견외수	13	신수	22	천료
5	고황	14	신주	23	천종
6	곡지	15	심수	24	천주
7	관원	16	영대	25	천추
8	궐음수	17	이내정	26	폐수
9	기해	18	전중	27	현종

4) 호흡기과병 치료혈

1 간수
2 거궐
3 격수
4 견외수
5 견정
6 고황
7 곡지
8 관원
9 극문
10 기문
11 기해
12 대추
13 도도
14 부류
15 비수
16 족삼리
17 삼음교
18 소상
19 수도
20 신수
21 신주
22 심수
23 연액
24 염천
25 영대
26 예풍
27 음교
28 전중
29 조해
30 중극
31 중부
32 중완
33 전돌
34 천종
35 태계
36 태연
37 폐수
38 풍문
39 현종

5) 신경과병 치료혈

1 간수
2 거궐
3 격수
4 견외수
5 견우
6 견정
7 견중수
8 고황
9 곡빈
10 곡지
11 곡천
12 곤륜
13 공최
14 관원
15 구미
16 구허
17 극문
18 근축
19 기문
20 기해
21 내관
22 노수
23 담수
24 대추
25 두유
26 백회
27 복토
28 불용
29 비수
30 사독
31 삼리
32 삼음교
33 상료
34 소상
35 소해
36 소해
37 수도
38 승근
39 승산
40 신도
41 신문
42 신주
43 신회
44 심수
45 양관
46 양능천
47 양지
48 영대
49 예풍
50 오리
51 완골
52 외관
53 요수
54 위수
55 은문
56 일월
57 전중
58 전견우
59 정영
60 중극
61 중봉
62 중완
63 지양
64 지정
65 차료
66 천료
67 천종
68 천주
69 천추
70 충문
71 태능
72 통천
73 폐유
74 포황
75 풍문
76 풍지
77 하관
78 해계
79 현노
80 현종
81 혈해
82 환도

6) 운동기과병 치료혈

1	간수	10	독비	19	양구
2	견우	11	비수	20	양능천
3	경거	12	족삼리	21	양지
4	고황	13	슬안	22	열결
5	곡지	14	승산	23	요양관
6	곤륜	15	신맥	24	중완
7	관원	16	신수	25	태계
8	대연	17	양계	26	폐수
9	대추	18	양관	27	혈해

7) 외과병 치료혈

1 간수
2 거궐
3 격수
4 견외수
5 견정
6 고황
7 곡지
8 관원
9 기해
10 내관
11 노궁
12 대장수
13 백회
14 비수
15 족삼리
16 삼음교
17 상료
18 소장수
19 수도
20 신맥
21 신수
22 신주
23 양관
24 용천
24 은백
25 조해
26 중완
27 천추
28 축빈
29 태거
30 태돈
31 태계
32 폐수
33 풍문
34 합곡
35 해계

8) 생식기과병 치료혈

1	간수	8	삼음교	15	중완
2	고황	9	상료	16	차료
3	곡골	10	수도	17	천추
4	곡지	11	신수	18	태계
5	관원	12	양관	19	태돈
6	비수	13	음교	20	폐수
7	족삼리	14	중극	21	회음

9) 부인과병 치료혈

1 간수
2 거궐
3 격수
4 견외수
5 고황
6 곡골
7 곡지
8 관원
9 근축
10 기해
11 노궁
12 대맥
13 대혁
14 명문
15 백회
16 복결
17 비수
18 삼리
20 삼음교
21 삼초수
22 상료
23 수도
24 신수
25 신주
26 심수
27 양관
28 양문
29 양지
30 연곡
31 요수
32 용천
33 우활육문
34 위수
35 음교
36 음시
37 전중
38 자궁(奇)
39 중극
40 중완
41 지양
42 지음
43 차료
44 천료
45 천종
46 천추
47 축빈
48 태거
49 태돈
50 폐수
51 포황
52 풍문
53 하료
54 혈해
55 회음

10) 소아과병 치료혈

1	각손	15	상성	29	지양
2	간수	16	수도	30	천돌
3	격수	17	신수	31	천료
4	견우	18	신주	32	천종
5	고황	19	양능천	33	천주
6	곡지	20	영대	34	천추
7	근축	21	예풍	35	폐수
8	대장수	22	오처	36	풍문
9	대추	23	완골	37	풍시
10	명문	24	이간	38	해계
11	백회	25	이첨	39	현종
12	비수	26	전중	40	환도
13	삼리	27	중극	41	활육문
14	삼음교	28	중완	42	후계

11) 안과병 치료혈

1	각손	15	백회	29	우활육문
2	간수	16	비수	30	위창
3	격수	17	삼리	31	이간
4	견외수	18	상성	32	정명
5	견정	19	신수	33	중완
6	고황	20	신주	34	찬죽
7	곡지	21	심수	35	천료
8	곡차	22	양노	36	천주
9	관원	23	양문	37	천추
10	기해	24	어요(奇)	38	폐수
11	대골공	25	영대	39	풍지
12	대추	26	예풍	40	해계
13	두임읍	27	오처	41	화료
14	목창	28	완골	42	후계

12) 귓병 치료혈(耳病治療穴)

1 고항
2 곡지
3 관원
4 규음
5 기해
6 삼리
7 신수
8 신회
9 양노
10 예풍
11 완골
12 이문
13 중완
14 청궁
15 청회
16 폐수
17 풍문
18 협계

13) 콧병 치료혈(鼻病治療穴)

1 고황
2 곡지
3 공최
4 관원
5 백회
6 비수
7 비통
8 삼리
9 상성
10 신수
11 신주
12 신회
13 예풍
14 중완
15 천주
16 폐수
17 풍문
18 풍시<사마>

14) 인후과병 치료혈

1 견정
2 고황
3 곡지
4 공최
5 삼상혈
6 신수
7 신주
8 예풍
9 조해
10 중완
11 족삼리
12 지양
13 천용
14 폐수
15 풍문

15) 치병 치료혈(齒病治療穴)

1 간수
2 고황
3 곡지
4 관원
5 백회
6 삼리
7 신수
8 양계
9 열결
10 예풍
11 중완
12 지양
13 폐수
14 합곡
15 해계

4. 경락암기방법

1) 수태음폐경(手太陰肺經)

중부 운문 천부 협백	中府 雲門 天府 俠白
척택 공최 열결 경거	尺澤 孔最 列缺 經渠
태연 어제 소상 (혈)	太淵 魚際 少商 (穴)
(수태음에 폐경락)	(手太陰에 肺經絡)

(폐경은 일일이 살펴보아야 11혈뿐임)

2) 수양명대장경(手陽明大腸經)

상양 이간 삼간 합곡	商陽 二間 三間 合谷
양계 편력 온유 (3촌)	陽谿 偏歷 溫溜 (3촌)
하렴 상렴 (수)삼리 곡지	下廉 上廉 (手)三里 曲池
주료 (수)오리 비노 견우	肘髎 (手)五里 臂臑 肩髃
거골 천정 부돌 화료	巨骨 天鼎 扶突 禾髎
영향 (대장 수양명)	迎香 (大腸 手陽明)

(대장은 20명 소장은19명)

3) 족양명위경(足陽明胃經)

승읍 사백 거료 지창	承泣 四白 巨髎 地倉
대영 협거 하관 두유	大迎 頰車 下關 頭維
인영 수돌 기사 결분	人迎 水突 氣舍 缺盆
기호 고방 옥예 응창	氣戶 庫房 屋翳 膺窗
유중 유근 불용 승만	乳中 乳根 不容 承滿
양·관·태을·활육문	梁·關·太乙·滑肉門
천추 외릉 대거 수도	天樞 外陵 大巨 水道
귀래 기충 비관 복토	歸來 氣衝 脾關 伏兎
음시 양구 독비 (족)삼리	陰市 梁丘 犢鼻 (足)三里
상거 조구 하거 풍륭	上巨 條口 下巨 豊隆

해계 충양 함곡 내정 解谿 衝陽 陷谷 內庭
여태 (위경 족양명) 厲兌 (胃經 足陽明)

[위경 덕(德)에 잘 먹고 잘 사오(45)]

4) 족태음비경(足太陰脾經)

은백 대도 태백 공손 隱白 大都 太白 公孫
상구 (위에) 삼음교 商丘 (위에) 三陰交
누곡 지기 음릉천 漏谷 地機 陰陵泉
혈해 기문 충문 부사 血海 箕門 衝門 府舍
복결 대횡 복애 식두 腹結 大橫 腹哀 食竇
천계 흉향 주영 대포 天谿 胸鄉 周榮 大包

(21혈 비경락)

(국경일에 銀白色 大砲로 祝砲를 21발 發射한다)

5) 수소음심경(手少陰心經)

극천 청령 소해 (밑에) 極泉 青靈 少海 (밑에)
영도 통리 음극 신문 靈道 通里 陰郄 神門
소부 소충 (심경락) 少府 少衝 (心經絡)
(아홉혈에 수소음) (아홉穴에 手少陰)

6) 수태양소장경(手太陽小腸經)

소택 전곡 후계 완골 少澤 前谷 後谿 腕骨
양곡 양노 지정 소해 陽谷 養老 支正 小海
견정 노수 천종 병풍 肩貞 臑兪 天宗 秉風
곡원 견외(수) 견중수 曲垣 肩外 肩中兪
천창 천용 권료 청궁 天窓 天容 顴髎 聽宮
(19穴에 小腸經) (19혈에 소장경)

(소장 19명이 천궁을 했음)

7) 족태양방광경(足太陽膀胱經)

정명　찬죽　미충　곡차	睛明　攢竹　眉衝　曲差
오처　승광　통천　락각	五處　承光　通天　絡却
옥침　천주　대저　풍문	玉枕　天柱　大杼　風門
폐・궐・음・심・독・격	肺・厥・陰・心・督・膈(俞)
간・담・비・위・삼초・신	肝・膽・脾・胃・三焦・腎(俞)
기해・대장・관원・소장	氣海　大腸　關元　小腸(俞)
방광・중려・백환(수)	膀胱　中膂　白環俞
상료　차료　중・하(료)	上髎　次髎　中・下髎
회양(에서 내려가고)	會陽(에서 내려가고)
승부　은문　부극　위양	承扶　殷門　浮隙　委陽
위중(에서 올라가서)	委中(에서 올라가서)
부분　백호　고황　신당	附分　魄戶　膏肓　神堂
의희　격관　혼문　양강	譩譆　膈關　魂門　陽綱
의사　위창　황문　지실	意舍　胃倉　肓門　志室
포황　질변 (두혈에서)	胞肓　秩邊 (두혈에서)
합양(으로 내려가네)	合陽(으로 내려가네)
승근　승산　비양　부양	承筋　承山　飛揚　跗陽
(3촌밑에) 곤륜　복삼	(3촌밑에) 崑崙　僕參
신맥　금문　경골　속골	申脈　金門　京骨　束骨
통곡　지음 (방광경)	通谷　至陰 (膀胱經)

[이십칠(27)혈 신경락 육십칠(67)穴 방광경]

8) 족소음신경(足少陰腎經)

용천　연곡　태계　대종	湧泉 然谷 太谿 大鍾
수천　조해　복류　교신	水泉 照海 腹溜 交信
축빈　음곡　횡골 (위에)	築賓 陰谷 橫骨 (위에)
대혁　기혈　사만　중주	大赫 氣穴 四滿 中注
황수(혈은 배꼽옆)	肓俞(穴은 배꼽옆)

상곡 석관 음도 통곡	商曲 石關 陰都 通谷
유문 보랑 신봉 영허	幽門 步廊 神封 靈墟
신장 욱중 수부(혈은)	神臧 彧中 俞府(穴은)
[이칠(27)돛대 신경락	[이칠(27)돛대 腎經絡
육십칠(67)은 방광경]	육십칠(67)은 膀胱經]

9) 수궐음심포경(手厥陰心包經)

천지 천천 곡택 (아래)	天池 天泉 曲澤 (아래)
극문 간사 내관 대능	郄門 間使 內關 大陵
노궁 중충 (심포경)	勞宮 中衝 (心包經)

10) 수소양삼초경(手少陽三焦經)

관충 액문 중저 양지	關衝 液門 中渚 陽池
외관 (위에) 지구 회종	外關 (위에) 支溝 會宗
삼양락(과) 사독(혈)	三陽絡(과) 四瀆(穴)
천정(혈과) 청냉연(은)	天井(穴과) 淸冷淵(은)
소락 노회 (밑에 있고)	消濼 臑會 (밑에 있고)
견료 천료 천유 예풍	肩髎 天髎 天牖 翳風
계맥 노식 각손 이문	瘈脈 顱息 角孫 耳門
화료 (지나) 사죽공	和髎 (지나) 絲竹空

[관충(關衝)으로 2 · 3초에 사죽공(絲竹空)을 명중하니
수소양에 삼초경 하 · 하 · 하 · 하 , 하 · 하 · 해]

11) 족소양담경(足少陽膽經)

동자(료) 청회 객주인	瞳子(髎) 聽會 客主人
함염 현로 현리 곡빈	頷厭 懸顱 懸釐 曲鬢
솔곡 천충 부백 (두)규음	率谷 天衝 浮白 (頭)竅陰
완골 본신 양백 (두)임읍	完骨 本神 陽白 (頭)臨泣
목창 정영 승영 뇌공	目窓 正營 承靈 腦空

풍지 견정 연액 첩근	風池 肩井 淵腋 輒筋
일월 경문 대맥 오추	日月 京門 帶脈 五樞
유도 (고)거료 환도(밑에)	維道 (股)居髎 環跳(밑에)
풍시 중독 (슬)양관(하고)	風市 中瀆 (膝)陽關(하고)
양능천(에) 양교 외구	陽陵泉(에) 陽交 外丘
광명 양보 현종 구허	光明 陽輔 懸鍾 丘墟
족임읍(과) 지오회(는)	足臨泣(과) 地五會(는)
협계 (족)규음 (담경락)	俠谿 (足)竅陰 (膽經絡)

[一死, 一死(14), 死死(44)하면 肝膽이 서늘하네]

12) 족궐음간경(足厥陰肝經)

대돈 행간 태충 중봉	大敦 行間 太衝 中封
여구 중도 슬관 곡천	蠡溝 中都 膝關 曲泉
음포 (족)오리 음렴 급맥	陰包 (足)五里 陰廉 急脈
장문(위에) 기문(혈은)	章門(위에) 期門(穴은)
족궐음(에) (간경락)	足厥陰(에) (肝經絡)

13) 임맥(任脈)

승장 염천 천돌 선기	承漿 廉泉 天突 璇璣
화개 자궁 옥당 전중	花蓋 紫宮 玉堂 膻中
중정 구미 거궐 상완	中庭 鳩尾 巨闕 上脘
중완 건리 하완 수분	中脘 建里 下脘 水分
신궐 음교 기해 석문	神闕 陰交 氣海 石門
관원 중극 곡골 회음	關元 中極 曲骨 會陰

[치료점 찾기 편한 순서(역순)]

회음 곡골 중극 관원	會陰 曲骨 中極 關元
석문 기해 음교 신궐	石門 氣海 陰交 神闕
수분 하완 건리 중완	水分 下脘 建里 中脘

상완 거궐 구미 중정　　上脘 巨闕 鳩尾 中庭
전중 옥당 자궁 화개　　膻中 玉堂 紫宮 華蓋
선기 천돌 염천 승장　　璇璣 天突 廉泉 承將

[穴名 번호 순서]

14) 독맥(督脈)

은교 태단 수구 소료　　齦交 兌端 水溝 素髎
신정 상성 신회 전정　　神庭 上星 顖會 前頂
백회 후정 강간 뇌호　　百會 後頂 强間 腦戶
풍부 아문 대추 도도　　風府 啞門 大椎 陶道
신주 신도 영대 지양　　身柱 神道 靈臺 至陽
근축 중추 척중 현추　　筋縮 中樞 脊中 懸樞
명문 (요)양관 요수 장강　　命門 (腰)陽關 腰兪 長强

[치료점 찾기 편한 순서(역순)]

장강 요수 (요)양관 명문　　長强 腰兪 (腰)陽關 命門
현추 척중 중추 근축　　懸樞 脊中 中樞 筋縮
지양 영대 신도 신주　　至陽 靈臺 神道 身柱
도도 대추 아문 풍부　　陶道 大椎 啞門 風府
뇌호 강간 후정 백회　　腦戶 强間 後庭 百會
전정 신회 상성 신정　　前頂 顖會 上星 神庭
소료 수구 태단 은교　　素髎 水溝 兌端 齦交

[穴名 번호 순서]

저 자

임 득 춘

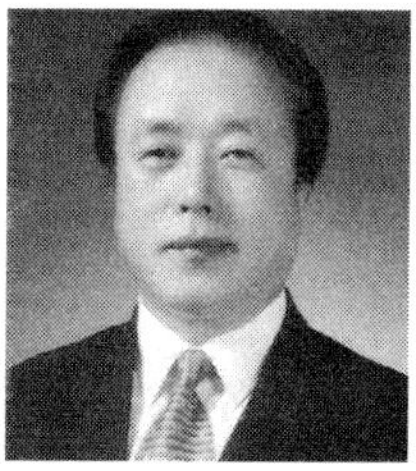

1961년 서울문리사범대학 영어과 졸업
남부대학교 대체의학과 대학원 졸업(석사)
전남외국어고등학교 교장 정년
보건학 석사
전 남부대학교 대체의학과 외래교수
국선도요가대학 · 국선도기문화연구원 원장
국선도풍암수련원 원장
홍조근정훈장 수훈
현대문예 시 등단(2010)
한국지역문학인협회 운영위원
현대문예작가회 운영이사
광주 시인협회 이사
저서〉『대체의학과 국선도』, 시집『청자부』
논문〉 국선도 단전호흡 수련이 고등학생 정신건강에 미치는 효과

침구사 시험 대비를 위한
정통침구의학

2015년 10월 10일 초판 1쇄 인쇄
2015년 10월 15일 초판 1쇄 발행

지은이 | 임 득 춘
발행인 | 김 병 계
발행처 | 도서출판 보문당
등 록 | 1990년 6월 15일(제1-1066호)
주 소 | 서울시 마포구 신수동 313-2
전 화 | 704-7025 / 704-0635
팩 스 | 704-2324
홈페이지 | http://www.bomoondang.co.kr
전자우편 | bmdpub@naver.com

값 25,000원

ISBN : 978-89-8413-205-4